宁夏主产药材生产与现代应用

主编　牛　阳　赵云生

科学出版社

北京

内 容 简 介

宁夏中药材产业发展历史悠久，是我国西北地区著名的"天然药库"，目前已形成南部六盘山区、中部干旱风沙区和北部引黄灌区 3 个特色鲜明的中药材种植带，形成了以枸杞子、黄芪、甘草、银柴胡、小茴香、菟丝子、麻黄、柴胡、秦艽、板蓝根等为主的中药材产业链，本书选择这 10 种药材，从品种来源、栽培要点、质量评价与饮片生产、临床应用、中成药生产与产品开发五个方面对这些药材进行了系统介绍，从药材生产、使用与产品开发的实际需要出发，力求能够解决这 10 种宁夏主产药材栽培、开发中的实际问题，以期能够从整体上把每一种药材产业链各环节的关键技术与应用现状展现给读者，为药材从业者提供一个系统了解宁夏主产药材生产与现代应用的窗口，为宁夏主产药材的物种鉴定、栽培、产地加工、饮片生产、质量评价、临床应用、产品开发等研究提供参考。

本书可供从事药材鉴定、种植、饮片生产、临床应用与产品开发的从业人员与科研工作者参考，也可作为高等院校中药学、药用植物学、中草药栽培与鉴定、中药资源学等相关专业学生的学习资料使用。

图书在版编目（CIP）数据

宁夏主产药材生产与现代应用/牛阳，赵云生主编. —北京：科学出版社，2023.7

ISBN 978-7-03-075600-8

Ⅰ. ①宁… Ⅱ. ①牛… ②赵… Ⅲ. ①中药材–介绍–宁夏 Ⅳ. ①R282

中国国家版本馆 CIP 数据核字（2023）第 091762 号

责任编辑：李 杰 刘 亚/责任校对：刘 芳

责任印制：赵 博/封面设计：北京十样花文化有限公司

科 学 出 版 社 出版

北京东黄城根北街 16 号
邮政编码：100717
http://www.sciencep.com

河北鑫玉鸿程印刷有限公司 印刷
科学出版社发行 各地新华书店经销

*

2023 年 7 月第 一 版 开本：787×1092 1/16
2023 年 7 月第一次印刷 印张：14 1/4 插页：4
字数：360 000

定价：98.00 元
（如有印装质量问题，我社负责调换）

编 委 会

前　言

　　宁夏位于北纬 35°14′～39°23′，东经 104°17′～107°39′，处于我国东部季风区、西北干旱区和青藏高原区域的交汇地带，地理环境和气候条件丰富多样，天然植物呈现过渡性分布，种类繁多，蕴藏量大，是西北干旱地区药用植物种质资源的典型代表区域，宁夏枸杞、西正甘草、原州黄芪、宁夏茴香等产品驰名中外。2000 年和 2010 年，宁夏先后被国家认定为"国家中药现代化科技产业（宁夏）中药材基地"和"国家中药现代化科技产业（宁夏）基地"。随着中药产业的发展，宁夏已形成南部六盘山区、中部干旱风沙区和北部引黄灌区 3 个特色鲜明的中药材种植带，建立了一批优质大宗特色中药材规模化种植基地与健康产品综合开发基地，正在形成基地建设规模化、规范化，经营格局多元化的中药产业链。目前，宁夏中药材种植面积超过 1260 平方千米，中药材产业总产值近 123 亿元，建成 8 个中药材产业示范基地，同心银柴胡、隆德黄芪、隆德秦艽等获批"国家地理标志产品"。"中宁枸杞"注册成为全国唯一以原产地命名的枸杞产品证明商标，宁夏全区注册中药材种植企业接近 260 家，中药材加工流通企业 40 余家。宁夏中药材产业已获得长足发展，然而关于宁夏主产药材生产与现代应用的知识缺少总结。本书选择在宁夏种植历史长、面积大的枸杞子、黄芪、甘草、银柴胡、小茴香、菟丝子、麻黄、柴胡、秦艽、板蓝根共 10 种药材，从品种来源、栽培要点、质量评价与饮片生产、临床应用、中成药生产与产品开发五个方面对这些药材进行系统介绍，以期为药材从业者提供一个系统了解宁夏主产药材生产与现代应用的窗口，为宁夏主产药材的栽培、质量控制、产地加工、饮片生产、临床应用、产品开发与综合利用等提供参考。本书共 10 章，枸杞子、黄芪、甘草、银柴胡、小茴香、菟丝子、麻黄、柴胡、秦艽、板蓝根每个药分别单列为一章，每章均为五节，每一章的第一节由赵云生、李斯琦、李林霏、林丽珍、马燕、王琳撰写，第二节由张新慧、崔高畅、李小康、张文晋撰写，第三节由付雪艳、董琳撰写，第四节由李卫强、牛阳、王丽玮、茆春阳撰写，第五节由赵启鹏、孟金妮、张佳妮撰写，全书由牛阳教授组织撰写与审稿，赵云生教授进行文字校正，由于我们的水平有限，书中难免有不足之处，敬请读者批评指正。

编者

2023 年 3 月

目　录

第一章 枸杞子的生产与现代应用

枸杞子为"宁夏五宝"之首，是宁夏最响亮的地域符号之一，被称为"红宝"，获得"中国驰名商标""中国地理标志农产品""道地药材认证"等多项荣誉，2019 年国家认证认可监督管理委员会发布新版《有机产品认证目录》公告（公告〔2019〕22 号），宁夏枸杞首次被列入国家有机产品认证目录。宁夏也被称为"中国枸杞之乡"，经过多年探索，枸杞果干、枸杞果酒等系列产品远销美国、欧盟、巴西、俄罗斯、澳大利亚、日本、东南亚等 40 多个国家和地区，平均年出口枸杞 5000 吨，创汇 6000 万美元，仅中宁县枸杞出口量就占全国出口量的40%。2019 年，仅中宁县，枸杞种植面积就为 $1.33 \times 10^4 hm^2$，干果产量 4.1 万吨，2020 年宁夏枸杞在册面积接近 $6.67 \times 10^4 hm^2$，枸杞产业已成为宁夏全区增绿、农民增收的特色优势产业，"中宁枸杞"区域品牌价值达 172.88 亿元。

第一节　品 种 来 源

一、基原

枸杞子为茄科植物宁夏枸杞 *Lycium barbarum* L.的干燥成熟果实。

宁夏枸杞原产于我国北部，宁夏、甘肃、内蒙古和新疆等地有野生，目前枸杞子生产已实现规模化栽培，其栽培基原均为宁夏枸杞 *L. barbarum*，农业生产中宁夏枸杞现已筛选出系列品种，如'宁杞 1 号''宁杞 2 号''宁杞 5 号''宁杞 7 号'等，这些品种在宁夏均有栽培。此外，还培育出适合茎叶开发的菜用型枸杞新品种'宁杞菜 1 号''宁杞 9 号'等。

二、形态特征

1. 物种特征

宁夏枸杞（*Lycium barbarum* L.）：灌木，栽培时因人工整枝而成小乔木，株高 0.8～2m，栽培植株茎粗达 10～20cm；分枝细密，野生时多开展而略斜升或弓曲（彩图 1），栽培时小枝弓状弯曲而树冠多呈圆形，有纵棱纹，灰白色或灰黄色，无毛而微有光泽，有不生叶的短棘刺或生叶、花的长棘刺。叶互生或簇生，披针形或长椭圆状披针形，顶端短渐尖或急尖，基部楔形，长 2～3cm，宽 4～6mm，栽培时长达 12cm，宽 1.5～2cm，略带肉质，叶脉不明显。花在长枝上单生或双生于叶腋，在短枝上 2～6 朵同叶簇生；花梗长 1～2cm，向顶端渐增粗。花萼钟状，长 4～5mm，通常 2 中裂，裂片有小尖头或顶端有 2～3 齿裂；花冠漏斗状，紫堇色，筒部长 8～10mm，自下部向上逐渐扩大，明显长于檐部裂片，裂片长 5～6mm，卵形，顶端圆钝，基部有耳，边无缘毛，花开放时平展；雄蕊的花丝基部稍上处及花冠筒内壁生一圈密绒毛；花柱像雄蕊一样由于花冠裂片平展而稍伸出花冠。浆果红色或在栽培品中也有橙色，果皮肉质，多汁液，形状及大小由于经长期人工培育或植株年龄、生境的不同而多变，长椭圆状、矩圆状、卵状或近球状，顶端有短尖头或平截，有时稍凹陷，长 8～20mm，直径 5～10mm。种子常 20 余粒，多呈扁肾形，棕黄色，长约 2mm。花果期较长，一般从 5 月到 10 月边开花边结果，果熟时成熟一批采摘一批。

2. 主要栽培品种

（1）'大麻叶'枸杞：宁夏枸杞的传统栽培品种。株高 1.7～1.8m，冠幅 1～1.7m，基茎粗 5～12cm。当年生枝青灰色，多年生枝灰褐色。叶色深绿，质地厚，多为条状披针形，叶长 6～12cm，宽 0.8～1.5cm，叶面略向叶背反卷。成熟果实红色，果先端具一短尖，果身棒状而略方，纵径 1.89cm，横径 0.95cm；果肉厚 0.11cm。花果期 5～10 月，鲜果千粒重 548g，叶果比 1.1：1。

（2）'宁杞 1 号'枸杞（彩图 2）：从大麻叶中通过自然选优单株培育而成。小乔木状，6 年生植株树高 1.59m，根茎粗 5.30cm，树冠直径 1.70m。当年生枝青灰色，多年生枝灰褐色。叶色深绿，披针形或条状披针形，叶长 4.65～8.00cm，宽 1.23～2.30cm，嫩叶中脉基部及叶中下部边缘紫红色。花萼 2～3 裂；花丝近基部有圈稀疏绒毛。鲜果平均纵径 1.68cm，横径 0.97cm，果肉厚 0.11cm，鲜果千粒重 587g，叶果比 0.94：1，种子占鲜果重 5.08%，果实鲜干比 4.37：1，干果含维生素 C 19.06mg/100g，胡萝卜素 6.35mg/100g，人体必需的 8 种氨基酸 1.49mg/100g，枸杞多糖 1.117%，栽后第 6 年特级果率 83.80%，甲级果率 9.7%，乙级果率 4.30%，丙级果率 2.2%。

（3）'宁杞 2 号'枸杞：从'大麻叶'枸杞中选育而成，树形开张，生长快，发枝多，萌芽率高，开始结果节位低，坐果率高，叶果比小，枝长 45.80cm，节间长 1.41cm，树皮灰褐色，嫩枝梢端淡黄色，具有红色小点。叶长 5.35cm，宽 1.06cm，厚 0.12cm，平均单叶面积 3.78cm²，深绿色。花大，花瓣绽开直径 1.57cm，花长 1.67cm，花丝基部有一圈特别稠密的绒毛。果实大，纵径 2.43cm、横径 0.98cm，鲜果千粒重 588.9g，梭形，先端具一长渐尖。

（4）'宁杞 4 号'枸杞：从大麻叶有性单株中选育而成，具有早产、丰产、稳产、果实均匀、个大优质、适应性强、易修剪、好管理和经济性状稳定等优点。4 年生植株平均亩产干果 486.2kg，比对照大麻叶平均增产 35.1%，比对照宁杞 2 号增产 14.2%。鲜果千粒重 589.2g。鲜果平均纵径 1.83cm，横径 0.94cm。干果含维生素 C 19.40mg/100g，胡萝卜素 7.38mg/100g，人体必需 8 种氨基酸 1.62mg/100g，枸杞多糖 3% 以上，各种营养成分与宁杞 1 号相当。

（5）'宁杞 5 号'枸杞：异花授粉，常与'宁杞 1 号'等其他品种间作。树体较大，树势强健，成枝力强，青果尖端平，无果尖。鲜果橙红色，果皮光亮；果粒大，最长 3.80cm，直径 1.25cm，平均单果质量 1.1g，最大单果质量 3.2g，特大果粒率达 90% 以上；果实鲜干比 4.3：1。干果色泽红润，含枸杞多糖 34.9mg/g，类胡萝卜素 1.20mg/g，甜菜碱 9.80mg/g。5 年生树产量 3600～3900kg/hm²，混等干果 5.38 粒/g。

（6）'宁杞 6 号'枸杞：与宁杞 1 号等（授粉树）合理混栽。生长旺盛，发枝力强，产量高，果粒大，果肉厚，含籽量少，甘甜无异味，适宜鲜食。幼果细长弯曲，长大后渐直呈长矩形。鲜果平均单果重 1.29g，单果平均横径 0.93cm，纵径 2.27cm，果肉厚 0.20cm，含籽数 20.96

个；果实含枸杞多糖 12.6mg/kg、氨基酸 89.1mg/kg、胡萝卜素 1.5mg/kg。

（7）'宁杞 7 号'枸杞：自交亲和性强，树体健壮，树姿半开张。平均鲜果单果质量 0.72g，鲜干比（4.1～4.6）∶1。鲜果深红色，口感甜，味淡，易制干，干果药香浓郁，口感好。种植当年挂果，第 4 年达到盛果期，抗逆性和适应性较强，喜光照，耐寒，耐旱，不耐阴、湿，抗黑果病能力强，对蓟马、白粉病抗性较弱。

（8）'宁杞 8 号'枸杞（彩图 3）：异花授粉，自交亲和性差，与宁杞 6 号等（授粉树）按 2∶1 或 1∶1 混植，为大果枸杞新品种。茎直立，灰褐色，长势中庸，冠形紧凑。老眼枝现蕾开花量少，多在老眼枝顶端或长针刺枝上结果，幼果细长弯曲，长大后渐直，成熟后呈长纺锤形，两端钝尖，果粒大，果肉厚，最大果长 4.3cm，平均鲜果千粒重 1211.5g、平均纵径 2.73cm、平均横径 1.14cm，成龄树平均单株干果产量 1.07kg；鲜果中枸杞多糖、胡萝卜素、氨基酸、甜菜碱含量分别为 0.78%、0.21%、2.18mg/100g、0.19mg/100g。

（9）'蒙杞 1 号'枸杞：树体开张，平均枝长 47.8cm，节间长 1.45cm；成熟叶片平均长 6.45cm，宽 1.42cm，厚 1.12mm；花瓣展开直径 1.48cm，长 1.86cm；平均结果部位在第 6 个节处。果实比宁杞 1 号增大 1 倍以上，产量与宁杞 1 号相当，3 年生产量可达 1475.9kg/hm²。果实特优果率 95% 以上，特级果率 100%，采摘期长，受损率低，总糖含量 65.9%、还原糖含量 64.0%、胡萝卜素含量 41.7mg/100g、维生素 B_1 含量 10.36mg/100g、维生素 B_2 含量 0.34mg/100g、维生素 C 含量 92.20mg/100g、钙含量 908mg/kg、铁含量 85.3mg/kg、氨基酸含量 7.82%、可滴定酸 2.38%、灰分 3.76%、水分 15.4%。

（10）'宁杞菜 1 号'枸杞：为菜用枸杞新品种，抗干旱、耐瘠薄，抗病虫性强，物候期早，产菜 1695kg/亩①、生产周期长、易繁殖、好栽培、管理方便，富含 18 种氨基酸，粗蛋白含量 351.6g/kg，脂肪含量 26.3g/kg，氨基酸总量 244.7g/kg，维生素 C 含量 1345mg/kg，含钙 0.56%，此外还含锌、铁、硒等微量元素，且纤维含量低，药食价值高。

（11）'宁杞 9 号'枸杞（彩图 4）：为叶用枸杞新品种，生长旺盛，抽枝量大。当年生枝条灰白色，枝梢深绿色，枝条长而弓形下垂，刺少，枝长 40～50cm，最长 80cm。叶片肥厚，长椭圆形，叶长 5.2～8.4cm，宽 1.7～2.4cm，厚 0.95～1.5mm。当年枝单叶互生，两年或多年生枝条三叶簇生，少互生。可开花结果，但果实不易晾干，果实内种子少。叶芽含有 17 种氨基酸，氨基酸总量 45.7mg/g，是枸杞鲜果（21.0mg/g）的 2.18 倍。叶芽中胡萝卜素、维生素 B_1、维生素 B_2、维生素 C 的含量分别为 150.6mg/kg、0.2mg/kg、2.4mg/kg 和 320mg/kg，锌、铁、钙矿质元素含量分别为 12.3mg/kg、73.5mg/kg 和 1565.0mg/kg。定植后第 3 年枸杞鲜芽产量达到 22.5t/hm² 以上。

三、枸杞资源及原植物检索表

1. 枸杞资源

枸杞属植物约 80 种，是一个世界性分布物种，我国产 7 种 3 变种，主要分布于中国北部地区。

（1）宁夏枸杞：宁夏枸杞（*Lycium barbarum* L.）原分布于西北，现引种至北方各省区和

---

① 1 亩 ≈ 666.7m²

南方部分省区，自 1977 年起，历版《中国药典》均仅收载该种为枸杞子的基原植物种。

（2）枸杞：枸杞（*Lycium chinense* Mill.）分布于我国东北、河北、山西、陕西、宁夏、甘肃南部以及西南、华中、华南和华东各省区。常生于山坡、荒地、丘陵地、盐碱地、路旁及村边宅旁。南方有少量人工种植。在我国除普遍野生外，各地也有作药用、蔬菜或绿化栽培。1963 年版《中国药典》收载该种与宁夏枸杞 *L. barbarum* 均为枸杞子基原植物种，地骨皮为茄科植物枸杞 *L. chinense* 的干燥根皮，但自 1977 年版起，《中国药典》"枸杞子"项下不再收载该种，而"地骨皮"项下药材的来源则变为宁夏枸杞 *L. barbarum* 或枸杞 *L. chinense* 的干燥根皮。

（3）北方枸杞：北方枸杞（*Lycium chinense* Mill. var. *potaninii*（Pojark.）A. M. Lu）为枸杞的变种，分布在河北北部、山西北部、陕西北部、内蒙古、宁夏、甘肃西部、青海东部和新疆。常生于向阳山坡、沟旁。河北地区有人工种植。

（4）黑果枸杞：黑果枸杞（*Lycium ruthenicum* Murr.）分布于陕西北部、宁夏、甘肃、青海、新疆和西藏；中亚和欧洲也有。耐干旱，常生于盐碱土荒地、沙地或路旁。可作为水土保持的灌木。

（5）截萼枸杞：截萼枸杞（*Lycium truncatum* Y. C. Wang）产我国山西、陕西北部、内蒙古和甘肃。常生于海拔 800～1500m 的山坡、路旁或田边。宁夏中卫有分布。

（6）新疆枸杞：新疆枸杞（*Lycium dasystemum* Pojark.）分布于新疆、甘肃和青海，以及中亚。生于海拔 1200～2700m 的山坡、沙滩或绿洲。

（7）柱筒枸杞：柱筒枸杞（*Lycium cylindricum* Kuang et A. M. Lu）分布于新疆戈壁滩，自然丛生。

（8）云南枸杞：云南枸杞（*Lycium yunnanense* Kuang et A. M. Lu）分布于云南，生于海拔1360～1450m 的河旁沙地潮湿处或丛林中。

（9）红枝枸杞：红枝枸杞（*Lycium dasystemum* Pojark. var. *rubricaulium* A. M. Lu）分布于新疆、甘肃和青海，生于海拔 1200～2700m 的山坡、沙滩或绿洲。

（10）黄果枸杞：黄果枸杞（*Lycium barbarum* L. var. *auranticarpum* K. F. Ching）为宁夏枸杞的变种，产于宁夏银川、中宁、中卫等地，生于田边、田间或村庄附近，荒滩盐碱地多有分布。

2. 原植物检索表

1. 果实成熟后紫黑色；叶条形或几乎圆柱形、稀倒狭披针形，肉质；花冠筒部长为檐部裂片长的 2～3 倍 ……………………………………………………………… 黑果枸杞（*L. ruthenicum* Murr.）

1. 果实成熟后红色或橙黄色；叶狭披针形、披针形、倒披针形、卵形或椭圆形；花冠筒长为檐部裂片长的 2 倍，或稍长或者稍短于裂片 ……………………………………………………… 2

2. 花冠筒长约为檐部裂片长的 2 倍；花丝基部稍上处仅生极稀疏的绒毛 …………………… 3

2. 花冠筒长于檐部裂片但不达到 2 倍，或者稍长或稍短于裂片；花丝基部稍上处密生一圈绒毛 …… 5

3. 枝条柔弱；叶一般中部较宽，狭披针形或披针形；花萼有时因裂片断裂成截头 ……………………………………………………………………………… 截萼枸杞（*L. truncatum* Y. C. Wang）

3. 枝条坚硬；叶通常前端较宽，倒披针形或椭圆状倒披针形，有时为宽披针形；花萼裂片不断裂 …… 4

4. 茎和枝灰白色或灰黄色；花冠裂片边缘有稀疏缘毛 ………………… 新疆枸杞（*L. dasystemum* Pojark.）

4. 茎和枝暗红色；花冠裂片边缘无缘毛 …红枝枸杞（*L. dasystemum* Pojark. var. *rubricaulium* A. M. Lu）

5. 花较小，花冠长 5～7mm；雄蕊显著长于花冠；种子小，长仅 1mm

　　………………………………………… 云南枸杞（*L. yunnanense* Kuang et A. M. Lu）

5. 花较大，花冠长 9～15mm；雄蕊短于花冠或稍长于花冠；种子较大，长 2～3mm …………… 6
6. 花萼通常 2 中裂；花冠裂片边缘无缘毛，筒部明显较裂片长但呈漏斗状 ………………… 7
6. 花萼通常 3 中裂或 4～5 齿裂；花冠裂片边缘有缘毛，筒部稍短于裂片或长于裂片但呈圆柱状 …… 8
7. 果实卵状、矩圆状或稀近球状，红色（栽培品种中也有橙色），长至少为 6mm；叶通常为披针形或椭圆状披针形；种子较多 ………………………… 宁夏枸杞（*L. barbarum* L.）
7. 果实球状，橙色，直径约 4mm；叶条状披针形；种子仅 2～3 枚
　　……………………… 黄果枸杞（*L. barbarum* L. var. *auranticarpum* K. F. Ching）
8. 花冠筒圆柱状，明显长于檐部裂片；叶披针形 ……… 柱筒枸杞（*L. cylindricum* Kuang et A. M. Lu）
8. 花冠筒漏斗状，明显短于檐部裂片；叶卵形、卵状菱形、长椭圆形、卵状披针形或披针形 ……… 9
9. 叶卵形、卵状菱形、长椭圆形或卵状披针形；花冠裂片边缘缘毛浓密；雄蕊稍短于花冠 …………
　　………………………………………………………… 枸杞（*L. chinense* Mill.）
9. 叶披针形或条状披针形；花冠裂片边缘缘毛稀疏；雄蕊稍长于花冠
　　……………… 北方枸杞（*L. chinense* Mill. var. *potaninii*（Pojark.）A. M. Lu）

（赵云生　李斯琦　王　琳）

第二节　栽培要点

一、生物学特性

　　宁夏枸杞（*L. barbarum* L.）为茄科多年生灌木，以干燥成熟果实入药，药材名枸杞子，宁夏栽培历史悠久，为著名道地产区，青海、内蒙古和新疆也大量引种。

1. 对环境的适应性

　　枸杞喜冷凉气候，耐寒，−25℃越冬无冻害。当气温稳定在 7℃左右时，种子即可萌发，幼苗可抵抗−3℃低温。春季气温在 6℃以上时，春芽开始萌动。枸杞根系发达，抗旱能力强，在干旱荒漠地仍能生长。生产上为获高产，仍需保证水分供给，特别是花果期必须有充足的水分。光照充足则枸杞枝条生长健壮，花果多，果粒大，产量高，品质好。枸杞多生长在碱性土和砂质壤土，最适合在土层深厚、肥沃的壤土上栽培。

2. 生长发育习性

　　枸杞为浅根系植物，主根由种子的胚芽发育而成，所以只有由实生苗发育的植株才有发达的主根，而扦插苗发育的植株无明显主根，只有侧根和须根。根系中水平根发育较旺，根系密集区分布在地表 20～40cm 处，是树冠的 3～4 倍。在开春后土层处温度达到 0℃时，枸杞根系开始活动。8～14℃新生根生长出现第一次高峰。秋季地温达 20～23℃时，出现第二次高峰。10 月下旬地温低于 10℃时基本停止生长。气温达 6℃以上时，冬芽开始萌动。花芽在 1 年生和 2 年生的长枝及在其上分生的短枝上均有分化，即同一叶腋内的几朵花的分化发育表现出不同时性。各部分分化的顺序是花萼、花冠-雄蕊及雌蕊。花冠与雄蕊原基同时出现，即无间隔期，均属向心分化。春夏开花期以 16～23℃为最适，秋季花果期一般为 11～20℃，18℃时有利于开花。枸杞是连续花果植物，花期 5～9 月，从开花到果实成熟约 35d。果期 6～10 月。

二、选地整地

枸杞对土壤要求不严，土壤有机质含量 1% 以上，含盐量 0.5% 以下，pH 8 左右，有效土层 30cm 以上均可。但以地势平坦、有排灌条件、地下水位 1.0～1.5m、土壤较肥沃的砂壤、轻壤或中壤为好。建园时依据园地大小和地势，水渠灌溉能力划分地条，设置农机路，必须于前一年秋季平整土地，平整高差小于 5cm，深耕 25cm。定植前按一定的株行距挖坑，每穴施腐熟的有机肥 1kg，与土拌匀后栽苗。栽植完毕及时灌水。

三、繁殖方法

传统繁殖方式为种子繁殖，植株生长旺盛，结果晚，后代变异率大，达 73% 以上。目前生产中多采用无性繁殖，可保持优良的遗传性状。

1. 硬枝扦插育苗

3 月下旬～4 月上旬进行。苗圃地应选择向阳地，于冬前深翻冻垡，每亩施充分腐熟厩肥 1500～2000kg 作基肥，深翻 25cm，育苗前，细耙整平。春季树液流动至萌芽前采集树冠中、上部着生的 1～2 年生的徒长枝和中间枝，粗度为 0.5～0.8cm，截成 15～18cm 长的插条，上端留好饱满芽，经生根剂处理后按宽窄行距 40cm 和 20cm，株距 10cm 插入苗圃踏实，地上部留 1cm 外露一个饱满芽，上面覆一层细土。苗圃注意除草保墒，待幼苗长至 15cm 以上时灌第一水。苗高 20cm 以上时，选一健壮枝作主干，将其余萌生的枝条剪除。苗高 40cm 以上时剪顶，促发侧枝。次年出圃。

2. 绿枝扦插育苗

5～6 月进行。具体操作如下：①苗床准备。苗床应选择向阳地，每亩施充分腐熟厩肥 3000～4000kg 作基肥，深翻 25cm，育苗前，细耙整平，铺 3～5cm 厚细砂做成宽 1.0～1.5cm、长 4～10m 的苗床并消毒处理。②扦插方法。选择无病斑、无虫口、无破伤、无冻害、壮实，直径在 0.3～0.4cm 粗的春发半木质化嫩茎作为种茎。将所选种茎切取 10cm 长，去除下部 1/2 的叶片，同时保证上部留有 2～3 片叶的嫩茎作为扦插穗，经生根剂处理，随切随插。按 3cm×10cm 的行株距插入土 3cm，插后立即浇足水分。③苗床管理。扦插后，在苗床上应搭建 40cm 高的荫棚遮阴，育苗期间要保持苗床土壤湿润，浇水宜用喷淋。10～15d 后待插枝生根即可拆去荫棚，以利壮苗。苗高 40cm 以上时剪顶，促发侧枝。次年出圃。

3. 分株繁育

在枸杞树冠下，由水平根的不定芽萌发形成植株，待苗高生长至 50cm 时，剪顶促发侧枝，当年秋季即可起苗。此苗多带有一段母根，呈"丁"字形。

四、田间管理

苗木定植：春季栽植应在苗木发芽前的 3 月下旬到 4 月中旬进行。秋季栽植在苗木停止生长后落叶时进行。定植时按株行距 1m×2m（或 1m×3m）划行定点挖穴，定植穴规格为 40cm×40cm×40cm。穴内先施入厩肥加复合肥，将心土填入，混合均匀后盖表土 5cm，最后放入苗木，栽植后要及时整园灌水一次。

土、肥、水管理：3月下旬浅翻春园，翻晒深度为8～13cm。既提高土温，疏松土壤，保墒减少水分蒸发，又能把早春生长的杂草全部翻压在下面。初夏5月上旬中翻，翻晒深度比春翻要深一点。这次中翻以除草为主要目的，兼有改善通气条件，减少水分蒸发，促使养分缓缓吸收，保证春枝生长壮、开花多、不落花。初秋8月中下旬深翻秋园，翻晒深度20～23cm。要求树冠下10～15cm，以防伤害根系。要保证枸杞的正常"有效失水"和果实成熟，只有靠灌溉解决。在生产中，一般砂壤地、壤土地多在5月、6月、9月各灌水一次，7～8月灌水4次，全年灌水7次。沙土地全年灌水8次。植物生长离不开肥料，施基肥一般在10月至第一年的3月，以秋施为宜，施肥量占全年施肥量的40%左右。追肥在6月中旬，施肥要求以磷为主，磷肥要占施肥量的50%以上，这有利于春七寸枝花芽的分化，施肥量占全年施肥量的30%左右。7月中下旬，施用时应以氮肥和钾肥为主，占全年施肥量的20%左右。8月下旬至9月上旬，应多施氮肥和钾肥，以保证叶片的良好发育，为树体制造养分，占全年施肥量的10%左右。

整形修剪：目前较常用的树形结构是三层楼树形，树高1.6～1.7m，冠幅1.3～1.6m，分三层结果的三层楼树形。这种树形容易根据栽植密度，修剪出适合的冠幅。修剪方法：①短截，剪去一个枝条的一部分。枸杞的剪截程度划分为轻、中、重三级，截剪程度愈重，对枸杞树体的刺激就愈大。正确运用短截，可以根据需要促进分枝，复壮树势。②疏剪，把一个枝全部剪除。修剪时期：①休眠期修剪，在冬季枸杞落叶以后至春芽萌动前进行，也叫冬剪，通过修剪达到均衡树势，调节生长和结果的关系；改善通风透光条件，培养稳固、圆满的优质高产树形。②生长期修剪，首要任务就是及时疏除徒长枝，保证留下的枝条能获得较多的养分。一般相隔8～10d进行一次。另外，对于生长季节前期生长的位置相对居中的徒长枝，如果需要再培养新树冠，可以通过短截的方法，培育出新的冠层。

五、病虫害防治

宁夏枸杞因其叶、枝梢鲜嫩，果汁甘甜，常遭受20多种病虫害危害。防治工作中优先采用农业防治措施：统一清园，将树冠下部及沟渠路边的枯枝落叶及时清除销毁，早春土壤浅耕、中耕除草、挖坑施肥、灌水封闭和秋季翻晒园地，均能杀灭土层中羽化虫体，降低虫口密度。通过加强栽培管理、中耕除草、清洁田园等一系列措施起到防治病虫的作用，能降低越冬虫口基数。

1. 枸杞黑果病

一般于6月下旬后进入雨季发生，枸杞青果感病后，开始出现小黑点或黑斑或黑色网状纹。阴雨天，病斑迅速扩大，使果变黑，花感病后，首先花瓣出现黑斑，轻者花冠脱落后仍能结果，重者成为黑色花，子房干瘪，不能结果。花蕾感病后，初期出现小黑点或黑斑，严重时为黑蕾，不能开放。枝和叶感病后出现小黑点或黑斑。6～9月雨水较多时，发病严重。

防治方法：注意天气预报，有连续阴雨时，提前喷施50%托布津1000倍液，全园预防；雨后开沟排水，降低田间湿度，减轻危害；发病初期，摘除病叶、病果，再喷洒一遍百菌清或绿得保800倍液。

2. 枸杞流胶病

尚未分离出致病菌。此病多在夏季发生，秋季停止流出胶液。受害植株，树干皮层开裂，从中流出泡沫状白色液体，有腥臭味，常有黑色金龟子和苍蝇吮吸。树干被害处皮层呈黑色，同木质部分离，树体生长逐渐衰弱，然后死亡。一般发病率为1%左右。

防治方法：田间作业避免碰伤枝、干皮层，修剪时剪口平整。一旦发现皮层破裂或伤口，立即涂刷石硫合剂。

3. 枸杞根腐病

发生普遍，危害严重，因病死亡植株数量每年在3%～5%，给枸杞生产造成很大损失。分两种类型：

（1）根朽型：根颈部发生不同程度腐朽、剥落现象，茎秆维管束变褐色，潮湿时在病部长出白色或粉红色霉层。造成落叶，严重时全株枯死。多发生在春季。

（2）腐烂型：根茎或枝干的皮层变褐色或黑色腐烂，维管束变为褐色。叶尖开始时黄色，逐渐枯焦，向上反卷，当腐烂皮层环绕树干时，病部以上叶全脱落，树干枯死，有的则是叶片突然萎蔫枯死，枯叶仍挂在树上。多发生在夏季的高温季节。田间积水是增加发病率的重要原因。

防治方法：保持园地平整，不积水、不漏灌，发现病斑立即用灭病威500倍液灌根，同时用三唑酮100倍液涂抹病斑。

4. 枸杞蚜虫

每年4月枸杞发芽时开始为害枸杞嫩梢叶，严重时每一枝条均有蚜虫密集，使叶片变形萎缩，树势衰弱。可持续危害至10月上旬，一年发生20代。

防治方法：枸杞展叶、抽梢期使用2.5%扑虱蚜3500倍液树冠喷雾防治，开花坐果期使用1.5%苦参素1200倍液树冠喷雾防治。

5. 枸杞木虱

每年3～4代，以成虫在杞园土块、树干上及附近墙缝间、树上枯叶中越冬。4月初产卵于枝条、叶片上，卵黄色，6～7月盛发危害枸杞枝叶成虫、若虫均以吸收口器插入叶组织内吮吸汁液，使树势衰弱。

防治方法：成虫出蛰期，使用40%辛硫磷乳油500倍液喷洒园地后浅耙，喷洒时，连同园地周围的沟渠路一并喷施；若虫发生期使用1.5%苦参素1200倍液树冠喷雾防治；秋末冬初及春季4月以前，灌水翻土以消灭越冬成虫。

6. 枸杞瘿螨

以成虫在冬芽的鳞片内或枝干皮缝中越冬。4月中、下旬芽苞开放时，越冬虫即从越冬场所迁移到新展嫩叶上，6月上旬和8月下旬～9月间达到为害高峰，在叶片反面刺伤表皮吮吸汁液，损毁组织，使之渐呈凹陷，以后表面愈合，成虫潜居其内，产卵发育，繁殖为害，此时在叶的正面隆起如一痣，痣由绿色转赤褐渐变紫色。形成瘤痣或畸形，使树势衰弱，早期脱果落叶，严重影响生产。

防治方法：成虫转移期虫体暴露，选用40%乐果1000倍液或40%毒死蜱800倍液树冠及地面喷雾防治。

7. 枸杞锈螨

枸杞锈螨又名枸杞刺皮瘿螨。1年发生17代，以成螨在枝条皮缝、芽眼、叶痕等隐蔽处越冬，常数虫至更多的虫体挤在一起。枸杞发芽后出蛰爬到新芽上为害并产卵繁殖。使叶面密布螨体呈锈粉状。被害叶片变厚质脆，呈锈褐色而早落。

防治方法：成虫期选用硫黄胶悬剂 600～800 倍，若虫期使用 20% 牵牛星可湿性粉剂 3000～4000 倍液树冠喷雾防治。

8. 枸杞红瘿蚊

每年发生 6 代，以老熟幼虫在土中作土茧越冬。次年春化蛹，约 5 月间成虫羽化。羽化时，蛹壳拖出土表外，此时枸杞幼蕾正陆续出现，成虫用较长的产卵管从幼蕾端部插入，产卵于直径为 1.5～2mm 的幼蕾内，每蕾中可产 10 余粒；幼虫孵化后，钻蛀到子房基部周围，蛀食正在发育的子房，形成虫瘿，造成花蕾和幼果脱落。

防治方法：4 月中旬，40% 辛硫磷微胶囊 500 倍液拌毒土均匀地撒入树冠下及园地后耙地，灌头水土壤封闭。成虫发生期喷洒乐果 1000 倍液防治。

9. 枸杞负泥虫

枸杞负泥虫别名十点页甲。每年夏秋季成虫幼虫均为害叶片。成虫常栖息于树叶上，卵产于叶面或叶背排列成"人"字形。幼虫背负着自己的排泄物，故称负泥虫。被害叶在边缘形成大缺刻或叶面成孔洞，严重时，全叶被吃光。幼虫老熟后入土吐白丝黏和土粒结成土茧，化蛹其中。

防治方法：成虫期选用 40% 乐果 1000 倍液，若虫期用 3% 乐果粉全园喷粉防治。

六、采收加工

（一）鲜果采收

果实膨大后果皮红色、发亮、果蒂松时即可采摘。春果：9～10d 采一蓬；夏果：5～6d 采一蓬；秋果：10～12d 采一蓬最为适宜。枸杞鲜果为浆果，且皮薄多汁。为防止压破，同时也为了采摘方便，采摘所用的果筐不宜过大，容量以 10kg 左右为宜。

（二）产地加工

枸杞鲜果含水量 78%～82%，必须经过脱水制干后方能成为成品枸杞子。

1. 传统的鲜果制干方式多采用日光晒干的方式（彩图 5）

将采收后的鲜果均匀地摊在架空的竹帘或芦席上，厚 2～3cm，进行晾晒，晴朗天气需 5～6d，脱水后果实含水量 13% 左右。晒枸杞时要注意卫生，烟灰、尘土飞扬的场所，牲畜棚旁等均不宜晒枸杞。

2. 现代工艺热风烘干方法

（1）冷浸：将采收后的鲜果经冷浸液（食用植物油、氢氧化钾、碳酸钾、乙醇、水配制成，起破坏鲜果表面的蜡质层的作用）处理 1～2min 后均匀摊在果栈上，厚 2～3cm，送入烘道。

（2）烘干：在热风炉中，烘道内鲜果在 45～65℃ 递变的流动热风作用下，经过 55～60h 的脱水过程，果实含水量达到 13% 以下时，即可出炉。

（3）脱把（脱果柄）：干燥后的果实，装入布袋中来回轻揉数次，使果柄与果实分离，倒出用风车扬去果柄或采用机械脱果柄即可。

（三）分级

脱把后的果实，经人工选果去杂（拣除青果、破皮果、黑色变质果及其他杂质），使用国家标准分级筛，手工分级或机械分级。

七、贮藏与养护

1. 包装

将分级的枸杞子再次检查干燥度并除杂后，即可用纸盒或食品包装袋（聚乙烯塑料袋）密封包装。在每件包装上，应注明品名、规格、产地、批号、包装日期、保质期及生产单位，并附有质量合格的标志。

2. 贮藏

分级后的枸杞子如不马上出售，包装后或放在密封的聚乙烯塑料袋中，置于干燥、清洁、阴凉、通风、无异味的专用仓库中贮藏。有条件的采用低温冷藏法，温度控制在5℃以下。同时应防止仓储害虫及老鼠的危害，并定期检查。

3. 运输

运输工具或容器要清洁、整齐、干燥、防潮、防晒，并尽可能地缩短运输时间。同时不应与其他有毒、有害、易串味物品混装混运。

（张新慧　李小康）

第三节　质量评价与饮片生产

一、药材鉴定

（一）性状鉴定

果实长卵形或椭圆形，略扁，长0.6~2cm，直径3~8mm。表面鲜红色或暗红色，微有光泽，具不规则皱纹，顶端略尖，有小凸起状的花柱痕，基部有白色的果柄痕。果皮柔韧，皱缩；果肉厚，柔润而有黏性，内有种子多数。种子扁肾形，长约1.5~2mm，直径约1mm。气微味甜、微酸。以粒大、色红、肉厚、质柔润、籽少、味甜者为佳。

（二）理化鉴定

取本品0.5g，加水煮沸15分钟，放冷，滤过，滤液用适量乙酸乙酯振摇提取，提取液浓缩，作为供试品溶液。另取枸杞子对照药材0.5g，同法制成对照药材溶液。照薄层色谱法试验，吸取上述两种溶液，分别点于同一硅胶G薄层板上，以乙酸乙酯-氯仿-甲酸（3:2:1）为展开剂，展开，取出，晾干，置紫外光灯（365nm）下检视。供试品色谱中，在与对照药材色谱相应的位置上，显相同颜色的荧光斑点。

（三）显微鉴定

1. 果皮横切面

外果皮1列细胞，切壁微增厚，非木化或微木化，外被角质层，外缘不规则细齿状。中果皮为 10 列木化或微木化细胞，外被角质层，外缘不规则细齿状。中果皮为 10 余列细胞，最外层细胞略切向延长，其下细胞类圆形、长圆形、类长方形，向内细胞渐增大，最内侧有的细胞较小，壁稍增厚；细胞含众多橙红色素颗粒，有的含草酸钙砂晶；维管束双韧型，多数，散列，导管细小。内果皮 1 列细胞，细胞壁全面增厚，木化。

2. 粉末特征

黄橙色或暗红色。①种皮石细胞表面观不规则多角形或长多角形，垂周壁深波状弯曲或微波状弯曲，直径 37～117μm，长至 196μm，壁厚 5～27μm；断面观类方形或扁方形；侧壁及内壁增厚，内壁稍弯曲，外壁黏液化。②外果皮细胞表面观类多角形或长多角形，垂周壁细波状弯曲或平直，外平周壁表面有较细密平行角质条纹。③中果皮薄壁细胞类多角形，胞腔内含橙红色或红棕色色素颗粒；有的含草酸钙砂晶。另有内胚乳细胞，含脂肪油滴及糊粉粒。

二、化学成分

1. 多糖类成分

枸杞多糖是枸杞子中的重要组成成分，枸杞多糖的糖苷部分大多数情况下 90%～95% 由树胶醛糖、葡萄糖、半乳糖、甘露糖、鼠李糖、木糖以及半乳糖醛酸组成。

2. 类胡萝卜素

类胡萝卜素是枸杞子中另一重要成分，二棕榈酸（1）作为其主要成分占据了所有枸杞类胡萝卜素中 56% 的含量，同时还包括 β-隐黄质棕榈酸酯（2）、玉米黄质甘油—棕榈酸酯（3）、少量的玉米黄质（4）及 β-类胡萝卜素（5）。具体结构见图 1-1。

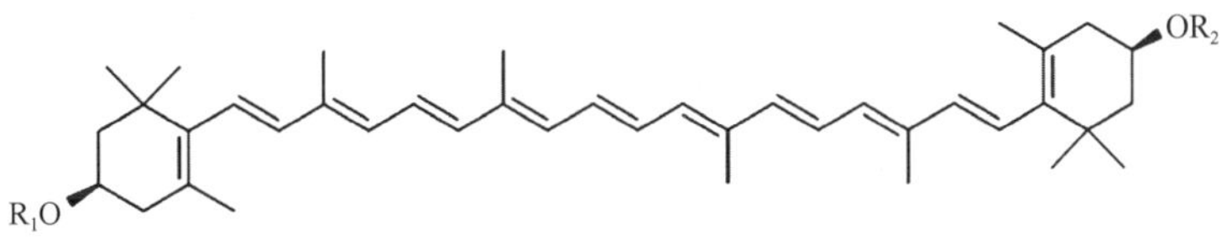

1 R_1 = R_2 = 棕榈酰
3 R_1 = 棕榈酰 R_2 = H
4 R_1 = R_2 = H

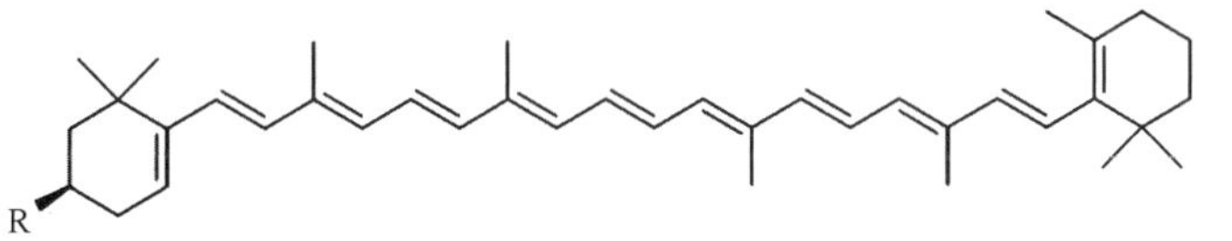

2 R = 棕榈酰氧
5 R = H

图 1-1 枸杞子中的类胡萝卜素成分

3. 黄酮类化合物

现代研究已经鉴定了枸杞子中的苷配基杨梅酮、槲皮素以及山奈酚、芹黄素、刺槐素、木犀草素、山奈酚以及槲皮素等黄酮类物质。

4. 挥发油类成分

通过气相色谱-质谱法（GC–MS）分析枸杞子中的挥发油类成分，棕榈酸、亚油酸、β-榄香烯、肉豆蔻酸以及十六酸乙酯被鉴定为主要的组成成分。

5. 其他类化合物

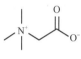

图 1-2　甜菜碱

枸杞子中含有 19 种氨基酸，其中以脯氨酸的含量尤为突出，同时还发现其含有氨基乙磺酸即牛磺酸，这是目前唯一一个被报道含有牛磺酸成分的植物体。甜菜碱（图 1-2）是枸杞果实、叶、柄中主要的生物碱类成分，被《中国药典》作为枸杞子质量控制的标志性成分。

三、含量测定

1. 枸杞多糖

对照品溶液的制备：取无水葡萄糖对照品 25mg，精密称定，置于 250ml 量瓶中，加水适量溶解，稀释至刻度，摇匀，即得（每 1ml 中含无水葡萄糖 0.1mg）。标准曲线的制备：精密量取对照品溶液 0.2ml、0.4ml、0.6ml、0.8ml、1.0ml，分别置于具塞试管中，分别加水补至 2.0ml，各精密加入 5%苯酚溶液 1ml，摇匀，迅速精密加入硫酸 5ml，摇匀，放置 10 分钟，置 40℃水浴中保温 15 分钟，取出，迅速冷却至室温，以相应的试剂为空白，照紫外-可见分光光度法，在 490nm 的波长处测定吸光度，以吸光度为纵坐标，浓度为横坐标，绘制标准曲线。测定方法：取本品粗粉约 0.5g，精密称定，加乙醚 100ml，加热回流 1h，静置放冷，弃去乙醚液，残渣置水浴上挥尽乙醚。加入 80%乙醇 100ml，加热回流 1h，趁热滤过，滤渣与滤器用热 80%乙醇 30ml 分次洗涤，滤渣连同滤纸置烧瓶中，加水 150ml，加热回流 2h。趁热滤过，用少量热水洗涤滤器，合并滤液与洗液，放冷，移至 250ml 量瓶中，用水稀释至刻度，摇匀，精密量取 1ml，置于具塞试管中，加水 1.0ml，照标准曲线的制备项下的方法，自"各精密加入 5%苯酚溶液 1ml"起，依法测定吸光度，从标准曲线上读出供试品溶液中含葡萄糖的重量（mg），计算，即得。本品按干燥品计算，含枸杞多糖以葡萄糖（$C_6H_{12}O_6$）计，不得少于 1.8%。

2. 甜菜碱

采用薄层色谱扫描法。取本品剪碎，取约 2g，精密称定，加 80%甲醇 50ml，加热回流 1h，放冷，滤过，用 80%甲醇 30ml 分次洗涤残渣和滤器，合并洗液与滤液，浓缩至 10ml，用盐酸调节 pH 值至 1，加入活性炭 1g，加热煮沸，放冷，滤过，用水 15ml 分次洗涤，合并洗液与滤液加入新配制的 2.5%硫氰酸铬铵溶液 20ml，搅匀，10℃以下放置 3h。用 G4 垂熔漏斗滤过，沉淀用少量冰水洗涤，抽干，残渣加丙酮溶解，转移至 5ml 量瓶中，加丙酮至刻度，摇匀，作为供试品溶液。另取甜菜碱对照品适量，精密称定，加盐酸甲醇溶液（0.5→100）制成每 1ml 含 4mg 的溶液，作为对照品溶液。照薄层色谱法试验，精密吸取供试品溶液 5μl、对照品溶液 3μl 与 6μl，分别交叉点于同一硅胶 G 薄层板上。以丙酮-无水乙醇-盐酸（10：6：1）为展开剂，预饱和 30 分钟，展开取出，挥干溶剂，立即喷以新配制的改良碘化铋钾试液，放置 1～3h 至斑点清晰，照薄层色谱法进行扫描，波长：$\lambda_S=515nm$，$\lambda_R=590nm$。测量供试品吸光度积分值与对照品吸光度积分值，计算，即得。

采用高效液相色谱法。精密称取甜菜碱对照品适量，置于 15ml 量瓶中，加入甲醇溶解、稀释并定容，制成对照品贮备液。精密量取上述对照品贮备液 1ml，置于 5ml 量瓶中，用甲醇稀释至刻度，摇匀，制成对照品溶液。取枸杞子样品，于 50℃烘干后，冷冻，粉碎，过二号筛，精密称取粉末 1.0g，按一定方法提取后，用 0.45μm 滤膜滤过，取续滤液作为供试品溶液。精密量取对照品贮备液 0.002ml、0.01ml、0.1ml、0.5ml、1.0ml、1.5ml、2.0ml，分别置于 5ml 量瓶中，加入甲醇稀释至刻度，得系列工作溶液。按色谱条件进样测定，记录峰面积。以甜菜碱的质量浓度（x，μg/ml）为横坐标、峰面积（y）为纵坐标进行线性回归，得回归方程。色谱柱：Waters Spherisorb NH$_2$（250mm×4.6mm，5μm）；流动相：乙腈-0.01mol/L 磷酸二氢钾水溶液（75∶25，V/V）；流速：0.7ml/min；检测波长：195nm；柱温：30℃；进样量：10μl。取对照品溶液、供试品溶液和空白溶剂（甲醇）各适量，进样测定，记录色谱图。

本品按干燥品计算，含甜菜碱（$C_5H_{11}NO_2$）不得少于 0.30%。

此外，利用高效液相色谱法，对不同产地枸杞子中有效成分进行分析测定，建立液相指纹图谱结合聚类分析法，能够准确地对枸杞产地进行识别、为枸杞的质量评价提供参考，高效液相色谱分析方法已被广泛用于测定枸杞子中部分化学物质的含量，并结合指纹图谱技术用于其品种鉴定和真伪鉴别。

四、炮制方法

古籍记载，枸杞子净制的方法主要有"去萼""去蒂及枯者""拣净枝梗，取鲜明者洗净"等；炮制方法包括酒制、药汁制、童便制，始见于元代，其中酒制为记载最多的炮制方法；干燥的方法有"阴干""焙""晒干"等。

现代枸杞炮制方法中，净制与古法相近，将生枸杞子原药用小眼筛，筛去灰尘，并拣去蒂和细梗，晒干即得。炮制方法主要有单炒、菟丝子炒、盐炒和酒蒸。《中药炮制》一书中提到"将生枸杞子原药筛去灰尘、并拣去蒂和细梗，晒干即得。若减其滋腻性，将拣净枸杞子投入锅内，用文火炒至黄色稍有焦点为度"；《中国药典》2015 年版七宝美髯颗粒中枸杞子的炮制方法为酒蒸。苏州炮制规范收载了单炒枸杞子，上海收载了菟丝子炒枸杞子，浙江收载了盐枸杞子；除此之外，历代《中国药典》和其他各地炮制规范收载的枸杞炮制方法大多只有净制。

五、商品规格

国务院商业部和卫生部主要根据 50g 粒度划分枸杞子等级并颁布了枸杞的 6 个验级标准：

贡果：180～200 粒/50g；

枸杞王：220 粒/50g；

特优：280 粒/50g；

特级：370 粒/50g；

甲级：580 粒/50g；

要求颗粒大小均匀，无干籽、油粒、杂质、虫蛀、霉变。

乙级：980 粒/50g；

油果不超过 15%，无杂质、青果、虫蛀、霉变等颗粒。

（①油果：成熟过度或雨后采摘的鲜果因烘干或晾晒不当，保管不好，颜色变深，明显与正常枸杞不同的颗粒。②不完善粒：破碎粒、未成熟粒尚有使用价值的枸杞子。③50g 粒数：

每50g枸杞子药材的粒数。)

（付雪艳　董　琳）

第四节　临　床　应　用

一、性能功效

1. 性味归经

甘、平。归肝、肾经。

2. 功效

滋补肝肾，益精明目。

二、现代药理作用

1. 调节机体免疫功能

枸杞子中含有枸杞多糖（LBP），能够促进免疫功能，激活T淋巴细胞和B淋巴细胞，其中以增强细胞免疫为主，同时也能增强体液免疫，枸杞多糖对T淋巴细胞具有选择性免疫效应，低剂量可促进T淋巴细胞的转化，高剂量则抑制T淋巴细胞的转化，枸杞多糖具有生物双向调节的作用。此外，枸杞子还具有润肺的作用，其作用机制与它提高呼吸系统的免疫功能有关，从而增强机体防御呼吸道疾病的能力。

2. 调节神经系统功能

枸杞子能够保护实验性动物学习和记忆能力，并能对抗理化因素所致的记忆损害。研究表明，补肾填精药具有促进智力发育的作用，其中含有枸杞子的补肾名方如左归丸、右归丸等是脑萎缩伴有智力障碍患者的主方。

3. 降血脂作用

枸杞子能够降低小鼠血清总胆固醇（TC）、三酰甘油（TG）、低密度脂蛋白胆固醇（LDL-C）及肝组织TC、TG的含量；枸杞子中含有的枸杞多糖可降低高脂血症小鼠的血脂水平。

4. 降血糖作用

枸杞子具有明显的降血糖作用，可修复受损胰岛B细胞并促进胰岛B细胞的再生。枸杞子提取物可降低大鼠血糖，提高糖耐量，这与枸杞子中含有胍的衍生物有关，枸杞多糖可降低正常动物血糖，对四氧嘧啶引起的动物糖尿病有明显的预防作用。此外，枸杞多糖对α-葡萄糖苷酶具有较强的非竞争性抑制作用。

5. 抗氧化、保肝作用

枸杞中含有枸杞多糖等物质，可以通过刺激人体内源性因子来增加抗氧化活性，还能提升抗氧化酶活性，减少脂质过氧化的发生，保护肝细胞膜，提高机体能量储备，有利于抵御外来物质对肝脏的损害。

三、临床主治

1. 肝肾亏虚证

治肝肾不足之两目干涩、视物昏花，常与熟地黄、山茱萸、山药等同用，如杞菊地黄丸；治疗经血亏虚、腰膝酸软、头晕眼花、须发早白、脱发及肾虚不育，与当归、制何首乌、菟丝子等配伍，如七宝美髯丹；治疗消渴，可单用嚼食或者熬膏服用，也可配伍养阴生精之品如麦冬、沙参、山药等。

2. 虚劳咳嗽

治疗阴虚劳嗽，常与麦冬、知母、贝母等养阴润肺止咳药配伍。

3. 补血

治疗血虚萎黄，失眠多梦，头昏耳鸣等，常与养血安神之品配伍，如杞圆膏。

四、用法用量及使用注意

1. 用法用量

煎服，6～12g；或熬膏、浸酒或入丸、散。

2. 使用注意

脾虚便溏者不宜用。

五、常用处方

1. 杞菊地黄丸

枸杞 9g，菊花 9g，熟地黄 24g，山萸肉 12g，山药 12g，泽泻 9g，牡丹皮 9g，茯苓 9g。

2. 右归丸

熟地黄 24g，山药（炒）12g，山茱萸（微炒）9g，枸杞子（微炒）12g，菟丝子（制）12g，鹿角胶（炒珠）12g，杜仲（姜汁炒）12g，肉桂 6g，当归 9g，制附子 6g。

六、名医临证用药经验

枸杞子治肝病齿衄、阴虚胃痛：枸杞子甘平，滑润多脂，为滋肾养肝、益精生津之妙品，其止血作用，方书记载甚少，仅《本草述》提及"诸见血证，咳嗽血"。朱良春名老中医通过大量的临床实践，认为此品具有止血之功，对慢性肝病所见牙齿出血尤为合适，每日用 30g 煎汤代茶，连服数日，齿衄常获控制，临床症状也随之改善。朱老常谓："血证病因，千头万绪，约言之，缘阴阳不相维系，若阴虚阳搏，宜损阳和阴；若阳离阴走，宜扶阳固阴，但肝肾精血交损所致之失血，非偏寒偏热所宜，枸杞则为当选之佳品。"不仅齿衄，凡鼻出血、咯血、崩漏等症见精血内夺、肝不藏血者，在辨证论治方药中可加用枸杞，以提高临床疗效。

此外，枸杞子不仅入肝、肾二经，《要药分剂》指出，还兼入肺、胃二经，同时，王好古说它："主心病嗌干、心痛。"此处之心痛，多指胃痛而言，这是枸杞子治胃痛之滥觞，因为本品善于滋肾补肝，润肺养胃，所以对胃阴不足或肝气横逆犯胃治胃痛，用之有益。朱老对溃疡病及慢性萎缩性胃炎而见口干、苔少舌红，脉弦细者，均加重枸杞子之用量，恒收佳效。有时单用本品，每次 10g，嚼服或烘干研磨吞服，每日 2 次，食前服，对萎缩性胃炎伴肠化者亦有佳效。对高脂血症、银屑病参用之，俱有助益。

（李卫强　牛　阳　王丽玮　茹春阳）

第五节　中成药生产与产品开发

一、中成药生产

在国家食品监督管理局官网中以检索因素"枸杞"查询，共查询到 17 条记录，其中包括枸杞药酒、枸杞膏、复方枸杞子颗粒、六味枸杞口服液、枸杞益元酒、复方枸杞子胶囊、枸杞消渴胶囊、枸杞益肾胶囊、桂茸枸杞酒、复方枸杞子膏，在这 10 种产品中以枸杞药酒的生产厂家最多。

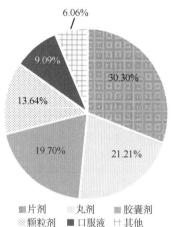

图 1-3　枸杞中成药剂型占比

《中药成方制剂》收录了枸杞药酒、枸杞膏、枸杞益元酒；《中华人民共和国卫生部药品标准（藏药分册）》收录了六味枸杞糖浆；1998 年卫生部曾批准西藏自治区藏医院藏药厂生产六味枸杞口服液；《吉林省药品标准》1977 年中收录了枸杞糖浆（旁巴来·扎得汤）；《国家中成药标准汇编内科气血津液分册》中收录了枸杞消渴胶囊；《国家中成药标准汇编内科肾系分册》中收录了枸杞益元酒。

《中国药典》2020 年版收录了枸杞子及枸杞相关中成药，中成药名称、复方组成、功效及应用见表 1-1，其剂型占比见图 1-3。总结发现，枸杞在中成药处方中的应用广泛，涉及到的剂型众多，其中以片剂、丸剂、胶囊剂为主，枸杞相关中成药多用于肝肾阴虚、气血不足、气阴两虚等疾病中。

表 1-1　枸杞相关中成药处方组成及其功效

名称	复方组成	功效	应用
十一味参芪片	人参（去芦）、黄芪、天麻、当归、熟地黄、泽泻、决明子、菟丝子、鹿角、枸杞子、细辛	补脾益气	用于脾气虚所致的体弱、四肢无力
七宝美髯颗粒	制何首乌、当归、补骨脂（黑芝麻炒）、枸杞子（酒蒸）、菟丝子（炒）、茯苓、牛膝（酒蒸）	滋补肝肾	用于肝肾不足，须发早白，遗精早泄，头晕耳鸣，腰酸背痛
山东阿胶膏	阿胶、党参、黄芪、白术、枸杞子、白芍、甘草	补益气血，润燥	用于气血两虚所致的虚劳咳嗽、吐血、妇女崩漏、胎动不安
小儿肺咳颗粒	人参、茯苓、白术、陈皮、鸡内金、酒大黄、鳖甲、地骨皮、北沙参、炙甘草、青蒿、麦冬、桂枝、干姜、淡附片、瓜蒌、款冬花、紫菀、桑白皮、胆南星、黄芪、枸杞子	健脾益肺，止咳平喘	用于肺脾不足，痰湿内壅所致咳嗽或痰多稠黄、咳吐不爽，气短，喘促，动辄汗出，食少纳呆，周身乏力，舌红苔厚，小儿支气管炎见以上证候者

名称	复方组成	功效	应用
五子衍宗丸	枸杞子、菟丝子(炒)、覆盆子、五味子(蒸)、盐车前子	补肾益精	用于肾虚精亏所致的阳痿不育、遗精早泄、腰痛、尿后余沥
心脑欣丸	红景天、枸杞子、沙棘鲜浆	益气活血	用于气虚血瘀所致的头晕、头痛、心悸、气喘、乏力;缺氧引起的红细胞增多症见上述证候者
心脑康胶囊	丹参、制何首乌、赤芍、枸杞子、葛根、川芎、红花、泽泻、牛膝、地龙、郁金、远志(蜜炙)、九节菖蒲、炒酸枣仁、鹿心粉、甘草	活血化瘀,通窍止痛	用于瘀血阻络所致的胸痹、眩晕,症见胸闷、心前区刺痛,眩晕、头痛;冠心病心绞痛、脑动脉硬化见上述证候者
古汉养生精口服液	人参、炙黄芪、金樱子、枸杞子、女贞子(制)、菟丝子、淫羊藿、白芍、炙甘草、炒麦芽、黄精(制)	补气,滋肾,益精	用于气阴亏虚、肾精不足所致的头晕、心悸、目眩、耳鸣、健忘、失眠、阳痿遗精、疲乏无力;脑动脉硬化、冠心病、前列腺增生、围绝经期综合征、病后体虚见上述证候者
石斛夜光丸	石斛、人参、山药、茯苓、甘草、肉苁蓉、枸杞子、菟丝子、地黄、熟地黄、五味子、天冬、麦冬、苦杏仁、防风、川芎、麸炒枳壳、黄连、牛膝、菊花、盐蒺藜、青葙子、决明子、水牛角浓缩粉、羚羊角	清热利尿,通淋排石	用于湿热下注所致的热淋、石淋,症见尿频、尿急、尿痛或尿有砂石;尿路结石、肾盂肾炎见上述证候者
右归丸	熟地黄、炮附子、肉桂、山药、酒萸肉、菟丝子、鹿角胶、枸杞子、当归、盐杜仲	温补肾阳,填精止遗	用于肾阳不足,命门火衰,腰膝酸冷,精神不振,怯寒畏冷,阳痿遗精,大便溏薄,尿频而清
生白合剂(生白口服液)	淫羊藿、补骨脂、附子(黑顺片)、枸杞子、黄芪、鸡血藤、茜草、当归、芦根、麦冬、甘草	温肾健脾,补益气血	用于癌症放、化疗引起的白细胞减少属脾肾阳虚,气血不足证候者,症见神疲乏力,少气懒言,畏寒肢冷,纳差便溏,腰膝酸软
孕康合剂(孕康口服液)	山药、续断、黄芪、当归、狗脊(去毛)、菟丝子、桑寄生、杜仲(炒)、补骨脂、党参、茯苓、白术(焦)、阿胶、地黄、山茱萸、枸杞子、乌梅、白芍、砂仁、益智、苎麻根、黄芩、艾叶	健脾固肾,养血安胎	用于肾虚型和气血虚弱型先兆流产和习惯性流产
再造生血片	菟丝子(酒制)、红参、鸡血藤、阿胶、当归、女贞子、黄芪、益母草、熟地黄、白芍、制何首乌、淫羊藿、黄精(酒制)、鹿茸(去毛)、党参、麦冬、仙鹤草、白术(炒)、补骨脂(盐制)、枸杞子、墨旱莲	补肝益肾,补气养血	用于肝肾不足,气血两虚所致的血虚虚劳,症见心悸气短,头晕目眩,倦怠乏力,腰膝酸软,面色苍白,唇甲色淡或伴出血;再生障碍性贫血,缺铁性贫血见上述证候者
西汉养生口服胶囊(滋肾健脑液)	覆盆子、菟丝子、枸杞子、金樱子、女贞子、黄芪、丹参、白芍、炙甘草、制何首乌、淫羊藿、肉桂	滋补肝肾,健脑安神	用于肝肾亏损所致的头晕头昏,健忘失眠,腰膝酸软,夜尿频作
全鹿丸	全鹿干、锁阳(酒炒)、党参、地黄、牛膝、熟地黄、楮实子、菟丝子、山药、盐补骨脂、枸杞子(盐水炒)、川芎(酒炒)、肉苁蓉、酒当归、巴戟天、炙甘草、天冬、五味子(蒸)、麦冬、炒白术、覆盆子、盐杜仲、芡实、花椒、茯苓、陈皮、炙黄芪、小茴香(酒炒)、盐续断、青盐、胡芦巴(酒炒)、沉香	补肾填精,健脾益气	用于脾肾两亏所致的老年腰膝酸软、神疲乏力、畏寒肢冷、尿次频数、崩漏带下

续表

名称	复方组成	功效	应用
安神宝颗粒	炒酸枣仁、枸杞子、藤合欢	补肾益精，养心安神	用于失眠健忘、眩晕耳鸣、腰膝酸软
如意定喘片	蛤蚧、制蟾酥、黄芪、地龙、麻黄、党参、苦杏仁、白果、枳实、天冬、南五味子（酒蒸）、麦冬、紫菀、百部、枸杞子、熟地黄、远志、葶苈子、洋金花、石膏、炙甘草	宣肺定喘，止咳化痰，益气养阴	用于气阴两虚所致的久咳气喘、体弱痰多；支气管哮喘、肺气肿、肺心病见上述证候者
芪明颗粒	黄芪、葛根、地黄、枸杞子、决明子、茺蔚子、蒲黄、水蛭	益气生津，滋养肝肾，通络明目	用于2型糖尿病视网膜病变单纯型，中医辨证属气阴亏虚、肝肾不足、目络瘀滞证，症见视物昏花、目睛干涩、神疲乏力、五心烦热、自汗盗汗、口渴喜饮、便秘、腰膝酸软、头晕、耳鸣
杞菊地黄丸	枸杞子、菊花、熟地黄、酒萸肉、牡丹皮、山药、茯苓、泽泻	滋肾养肝	用于肝肾阴亏，眩晕耳鸣，羞明畏光，迎风流泪，视物昏花
利脑心胶囊	丹参、川芎、粉葛、地龙、赤芍、红花、郁金、制何首乌、泽泻、枸杞子、炒酸枣仁、远志、九节菖蒲、牛膝、甘草	活血祛瘀，行气化痰，通络止痛	用于气滞血瘀，痰浊阻络所致的胸痹刺痛、绞痛，固定不移，入夜更甚，心悸不宁、头晕头痛；冠心病，心肌梗死，脑动脉硬化，脑血栓等见上述证候者
龟龄集	红参、鹿茸、海马、枸杞子、丁香、穿山甲、雀脑、牛膝、锁阳、熟地黄、补骨脂、菟丝子、杜仲、石燕、肉苁蓉、甘草、天冬、淫羊藿、大青盐、砂仁等	强身补脑，固肾补气，增进食欲	用于肾亏阳弱，记忆减退，夜梦精溢，腰酸腿软，气虚咳嗽，五更溏泻，食欲不振
补肾养血丸	何首乌、当归、黑豆、牛膝（盐制）、茯苓、菟丝子、盐补骨脂、枸杞子	补肝肾，益精血	用于身体虚弱，血气不足，遗精，须发早白
补肾益脑片	鹿茸（去毛）、红参、茯苓、山药（炒）、熟地黄、当归、川芎、盐补骨脂、牛膝、枸杞子、玄参、麦冬、五味子、炒酸枣仁、远志（蜜炙）、朱砂	补肾生精，益气养血	用于肾虚精亏、气血两虚所致的心悸、气短、失眠、健忘、遗精、盗汗、腰腿酸软、耳鸣耳聋
阿胶补血口服液	阿胶、熟地黄、党参、黄芪、枸杞子、白术	补益气血，滋阴润肺	用于气血两虚所致的久病体弱、目昏、虚劳咳嗽
软脉灵口服液	熟地黄、五味子、枸杞子、牛膝、茯苓、制何首乌、白芍、柏子仁、远志、炙黄芪、陈皮、淫羊藿、当归、川芎、丹参、人参	滋补肝肾，益气活血	用于肝肾阴虚，气虚血瘀所致的头晕、失眠、胸闷、胸痛、心悸、乏力；早期脑动脉硬化，冠心病，心肌炎，中风后遗症见上述证候者
肾炎舒片	苍术、茯苓、白茅根、防己、人参（去芦）、黄精、菟丝子、枸杞子、金银花、蒲公英	益肾健脾，利水消肿	用于脾肾阳虚、水湿内停所致的水肿，症见浮肿、腰痛、乏力、怕冷、夜尿多；慢性肾炎见上述证候者
肾宝糖浆	蛇床子、菟丝子、茯苓、小茴香、金樱子、当归、制何首乌、熟地黄、山药、胡芦巴、肉苁蓉、川芎、补骨脂、红参、五味子、白术、覆盆子、车前子、枸杞子、淫羊藿、黄芪、炙甘草	温补肾阳，固精益气	用于肾阳亏虚、精气不足所致的阳痿遗精、腰腿酸痛、精神不振、夜尿频多、畏寒怕冷、月经过多，白带清稀
国公酒	当归、羌活、牛膝、防风、独活、牡丹皮、广藿香、槟榔、麦冬、陈皮、五加皮、姜厚朴、红花、制天南星、枸杞子、白芷、白芍、紫草、盐补骨脂、醋青皮、炒白术、川芎、木瓜、栀子、麸炒苍术、麸炒枳壳、乌药、佛手、玉竹、红曲	散风祛湿，舒筋活络	用于风寒湿邪闭阻所致的痹病，症见关节疼痛、沉重、屈伸不利、手足麻木、腰腿疼痛；也用于经络不和所致的半身不遂、口眼歪斜、下肢痿软、行走无力

续表

名称	复方组成	功效	应用
明目地黄丸	熟地黄、酒萸肉、牡丹皮、山药、茯苓、泽泻、枸杞子、菊花、当归、白芍、蒺藜、煅石决明	滋肾，养肝，明目	用于肝肾阴虚，目涩畏光，视物模糊，迎风流泪
固本统血颗粒	锁阳、菟丝子、肉桂、巴戟天、黄芪、山药、附子、枸杞子、党参、淫羊藿	温肾健脾，填精益气	用于阳气虚损、血失固摄所致的紫斑，症见畏寒肢冷，腰酸乏力，尿清便溏，皮下紫斑，其色淡暗。亦可用于轻型原发性血小板减少性紫癜见上述证候者
金花明目丸	熟地黄、盐菟丝子、枸杞子、五味子、白芍、黄精、黄芪、党参、川芎、菊花、炒决明子、车前子（炒）、密蒙花、炒鸡内金、金荞麦、山楂、升麻	补肝、益肾、明目	用于老年性白内障早、中期属肝肾不足、阴血亏虚证，症见视物模糊、头晕、耳鸣、腰膝酸软
定坤丹	红参、鹿茸、西红花、三七、白芍、熟地黄、当归、白术、枸杞子、黄芩、香附、茺蔚子、川芎、鹿角霜、阿胶、延胡索、鸡血藤膏、红花、益母草、五灵脂、茯苓、柴胡、乌药、砂仁、杜仲、干姜、细辛、川牛膝、肉桂、炙甘草	滋补气血，调经舒郁	用于气血两虚、气滞血瘀所致的月经不调、行经腹痛、崩漏下血、赤白带下、血晕血脱、产后诸虚、骨蒸潮热
降脂灵片	制何首乌、枸杞子、黄精、山楂、决明子	补肝益肾，养血明目	用于肝肾不足型高脂血症，症见头晕、目眩、须发早白
参乌健脑胶囊	人参、制何首乌、党参、黄芪、熟地黄、山药、丹参、枸杞子、白芍、远志、茯神、石菖蒲、黄芩、葛根、粉葛、酸枣仁、麦冬、龙骨（粉）、香附、菊花、卵磷脂、维生素E	补肾填精，益气养血，强身健脑	用于肾精不足，肝气血亏所引起的精神疲惫、失眠多梦、头晕目眩、体乏无力、记忆力减退
参芪十一味颗粒	人参（去芦）、黄芪、当归、天麻、熟地黄、泽泻、决明子、鹿角、菟丝子、细辛、枸杞子	补脾益气	用于脾气虚所致的体弱、四肢无力
参芪降糖胶囊	人参茎叶皂苷、黄芪、地黄、山药、天花粉、覆盆子、麦冬、五味子、枸杞子、泽泻、茯苓	益气滋阴补肾	用于气阴不足肾虚消渴，用于2型糖尿病
参茸固本片	当归、山药（炒）、酒白芍、茯苓、山茱萸、杜仲炭、枸杞子、牡丹皮、鹿茸血、盐泽泻、熟地黄、五味子、鹿茸（去毛）、菟丝子（酒制）、红参	补气养血	用于气血两亏所致的四肢倦怠、面色无华、耳鸣目眩
骨仙片	熟地黄、枸杞子、女贞子、黑豆、菟丝子、骨碎补、仙茅、牛膝、防己	补益肝肾，强壮筋骨，通络止痛	用于肝肾不足所致的痹病，症见腰膝骨节疼痛、屈伸不利、手足麻木；骨质增生见上述证候者
复明片	羚羊角、蒺藜、木贼、菊花、车前子、夏枯草、决明子、人参、酒萸肉、石斛、枸杞子、菟丝子、女贞子、石决明、黄连、谷精草、木通、熟地黄、山药、泽泻、茯苓、牡丹皮、地黄、槟榔	滋补肝肾，养阴生津，清肝明目	用于肝肾阴虚所致的羞明畏光、视物模糊；青光眼，初、中期白内障见上述证候者
养阴降糖片	黄芪、党参、葛根、枸杞子、玄参、玉竹、地黄、知母、牡丹皮、川芎、虎杖、五味子	养阴益气，清热活血	用于气阴不足、内热消渴，症见烦热口渴、多食多饮、倦怠乏力；2型糖尿病见上述证候者

续表

名称	复方组成	功效	应用
前列欣胶囊	炒桃仁、没药（炒）、丹参、赤芍、红花、泽兰、炒王不留行、皂角刺、败酱草、蒲公英、川楝子、白芷、石韦、枸杞子	活血化瘀，清热利湿	用于瘀血凝聚，湿热下注所致的淋证，症见尿急、尿痛、排尿不畅、滴沥不净；慢性前列腺炎、前列腺增生见上述证候者
活力苏口服液	制何首乌、淫羊藿、黄精（制）、枸杞子、黄芪、丹参	益气补血，滋养肝肾	用于年老体弱、精神萎靡、失眠健忘、眼花耳聋、脱发或头发早白属气血不足、肝肾亏虚者
活血通脉片	鸡血藤、桃仁、丹参、赤芍、红花、降香、郁金、三七、川芎、陈皮、木香、石菖蒲、枸杞子、酒黄精、人参、麦冬、冰片	行气活血，通脉止痛	用于冠心病心绞痛气滞血瘀证
穿龙骨刺片	穿山龙、淫羊藿、狗脊、川牛膝、熟地黄、枸杞子	补肾健骨，活血止痛	用于肾虚血瘀所致的骨性关节炎，症见关节疼痛
蚕蛾公补片	雄蚕蛾（制）、人参、熟地黄、炒白术、当归、枸杞子、盐补骨脂、盐菟丝子、蛇床子、仙茅、肉苁蓉、淫羊藿	补肾壮阳，养血，填精	用于肾阳虚损，阳痿早泄，性功能衰退
健脑胶囊	当归、天竺黄、肉苁蓉（盐制）、龙齿（煅）、山药、琥珀、五味子（酒制）、天麻、柏子仁（炒）、丹参、益智仁（盐炒）、人参、制远志、菊花、九节菖蒲、赭石、胆南星、炒酸枣仁、枸杞子	补肾健脑，养血安神	用于心肾亏虚所致的记忆减退，头晕目眩，心悸失眠，腰膝酸软；老年轻度认知障碍见上述证候者
健脑安神片	酒黄精、淫羊藿、枸杞子、鹿茸、鹿角胶、鹿角霜、红参、大枣（去核）、茯苓、麦冬、龟甲、炒酸枣仁、南五味子、制远志、熟地黄、苍耳子	滋补强壮，镇静安神	用于神经衰弱，头痛，头晕，健忘失眠，耳鸣
脂康颗粒	决明子、枸杞子、桑椹、红花、山楂	滋阴清肝，活血通络	用于肝肾阴虚夹瘀之高脂血症，症见头晕或胀或痛，耳鸣眼花，腰膝酸软，手足心热，胸闷，口干，大便干结
益肾灵颗粒	枸杞子、女贞子、附子（制）、芡实（炒）、车前子（炒）、补骨脂（炒）、覆盆子、五味子、桑椹、沙苑子、韭菜子（炒）、淫羊藿、金樱子	温阳补肾	用于肾气亏虚，阳气不足所致的阳痿、早泄、遗精或弱精症
消渴平片	人参、黄连、天花粉、天冬、黄芪、丹参、枸杞子、沙苑子、葛根、知母、五倍子、五味子	滋肾养阴，益气生津	用于气阴两虚所致的消渴病，症见多饮、多尿、多食、消瘦、体倦乏力、眠差、腰痛；2型糖尿病见上述证候者
消渴灵片	地黄、五味子、麦冬、牡丹皮、黄芪、黄连、茯苓、红参、天花粉、石膏、枸杞子	益气养阴，清热泻火，生津止渴	用于气阴两虚所致的消渴病，症见多饮、多食、多尿、消瘦、气短乏力；2型轻型、中型糖尿病见上述证候者
调经促孕丸	鹿茸（去毛）、炙淫羊藿、仙茅、续断、桑寄生、菟丝子、枸杞子、覆盆子、山药、莲子（去心）、茯苓、黄芪、白芍、炒酸枣仁、钩藤、丹参、赤芍、鸡血藤	温肾健脾，活血调经	用于脾肾阳虚、瘀血阻滞所致的月经不调、闭经、痛经、不孕，症见月经后错、经水量少、有血块、行经小腹冷痛、经水日久不行、久不受孕、腰膝冷痛
甜梦胶囊	刺五加、黄精、蚕蛾、桑椹、党参、黄芪、砂仁、枸杞子、山楂、熟地黄、炙淫羊藿、陈皮、茯苓、制马钱子、法半夏、泽泻、山药	益气补肾，健脾和胃，养心安神	用于头晕耳鸣，视减听衰，失眠健忘，食欲不振，腰膝酸软，心慌气短，中风后遗症；对脑功能减退，冠状血管疾患，脑血管栓塞及脱发也有一定作用

名称	复方组成	功效	应用
康尔心胶囊	三七、人参、麦冬、丹参、枸杞子、何首乌、山楂	益气养阴，活血止痛	用于气阴两虚、瘀血阻络所致的胸痹，症见胸闷心痛、心悸气短、腰膝酸软、耳鸣眩晕；冠心病心绞痛见上述证候者
添精补肾膏	党参、制远志、淫羊藿、炙黄芪、茯苓、狗脊、酒肉苁蓉、熟地黄、当归、巴戟天（酒制）、盐杜仲、枸杞子、锁阳（酒蒸）、川牛膝、龟甲胶、鹿角胶	温肾助阳，补益精血	用于肾阳亏虚、精血不足所致腰膝酸软、精神萎靡、畏寒怕冷、阳痿遗精
琥珀还睛丸	琥珀、菊花、青葙子、黄连、黄柏、知母、石斛、地黄、麦冬、天冬、党参（去芦）、麸炒枳壳、茯苓、炙甘草、山药、炒苦杏仁、当归、川芎、熟地黄、枸杞子、沙苑子、菟丝子、酒肉苁蓉、杜仲（炭）、羚羊角粉、水牛角浓缩粉	补益肝肾，清热明目	用于肝肾两亏，虚火上炎引起的内外翳障，瞳仁散大，视力减退，夜盲昏花，目涩羞明，迎风流泪
蛤蚧补肾胶囊	蛤蚧、淫羊藿、麻雀（干）、当归、黄芪、牛膝、枸杞子、锁阳、党参、肉苁蓉、熟地黄、续断、杜仲、山药、茯苓、菟丝子、胡芦巴、狗鞭、鹿茸	壮阳益肾，填精补血	用于身体虚弱，真元不足，小便频数
滋补生发片	当归、地黄、川芎、桑椹、黄芪、黑芝麻、桑叶、制何首乌、菟丝子、枸杞子、侧柏叶、熟地黄、女贞子、墨旱莲、鸡血藤	滋补肝肾，益气养荣，活络生发	用于脱发症
滋肾健脑颗粒	龟甲、鹿角、楮实子、枸杞子、人参、茯苓	补气养血，填精益髓	用于健忘症，精神衰弱，腰膝酸软，神疲乏力
强肾片	鹿茸、山药、山茱萸、熟地黄、枸杞子、丹参、补骨脂、牡丹皮、桑椹、益母草、茯苓、泽泻、盐杜仲、人参茎叶总皂苷	补肾填精，益气壮阳	用于阴阳两虚所致的肾虚水肿、腰痛、遗精、阳痿、早泄、夜尿频数；慢性肾炎和久治不愈的肾盂肾炎见上述证候者
障眼明片	石菖蒲、决明子、肉苁蓉、葛根、青葙子、党参、蔓荆子、枸杞子、车前子、白芍、山茱萸、甘草、菟丝子、升麻、蕤仁（去内果皮）、菊花、密蒙花、川芎、酒黄精、熟地黄、关黄柏、黄芪	补益肝肾，退翳明目	用于肝肾不足所致的干涩不舒、单眼复视、腰膝酸软，或轻度视力下降；早、中期老年性白内障见上述证候者
醒脑再造胶囊	黄芪、淫羊藿、石菖蒲、红参、三七、地龙、当归、红花、粉防己、赤芍、炒桃仁、石决明、天麻、仙鹤草、炒槐花、炒白术、胆南星、葛根、玄参、黄连、连翘、泽泻、川芎、枸杞子、全蝎（去钩）、制何首乌、决明子、沉香、制白附子、细辛、木香、僵蚕（炒）、冰片、珍珠（豆腐制）、猪牙皂、大黄	化痰醒脑，祛风活络	用于神志不清，语言謇涩，口角流涎，肾虚痿痹，筋骨酸痛，手足拘挛，半身不遂及脑血栓形成的恢复期和后遗症见上述证候者
糖尿乐胶囊	天花粉、山药、黄芪、红参、地黄、枸杞子、知母、天冬、茯苓、山茱萸、五味子、葛根、炒鸡内金	滋阴补肾，益气润肺，和胃生津，调节代谢功能	用于消渴症引起的多食、多饮、多尿，四肢无力等症，降低血糖、尿糖

续表

名称	复方组成	功效	应用
妇宁康片	人参、枸杞子、当归、熟地黄、赤芍、山茱萸、知母、黄柏、牡丹皮、石菖蒲、远志、茯苓、菟丝子、淫羊藿、巴戟天、蛇床子、狗脊、五味子	补肾助阳，调整冲任，益气养血，安神解郁	用于肝肾不足、冲任失调所致的月经不调，阴道干燥，情志抑郁，心神不安；妇女围绝经期综合征上述证候者
坤宝丸	酒女贞子、覆盆子、菟丝子、枸杞子、制何首乌、龟甲、地骨皮、南沙参、麦冬、炒酸枣仁、地黄、白芍、赤芍、当归、鸡血藤、珍珠母、石斛、菊花、墨旱莲、桑叶、白薇、知母、黄芩	滋补肝肾，养血安神	用于肝肾阴虚所致绝经前后诸证，症见烘热汗出、心烦易怒、少寐健忘、头晕耳鸣、口渴咽干、四肢酸楚；围绝经期综合征见上述证候者

二、申请专利

在国家知识产权局专利检索及分析数据库，以检索因素"枸杞"进入药物检索项，共检索到 27 590 条数据（以申请日为检索要求）。以检索因素"枸杞"进入常规检索项，共检索到 68 952 项数据，过滤条件选择日期筛选为 2010 年到 2020 年 10 月，文献类型选择授权公告文献，发明类型全选，选择有效专利后进行检索，最终检索到 5072 条相关数据，随后将该数据添加到专利分析库中进行专利分析，结果见图 1-4～图 1-8。

只有充分了解枸杞专利的发展趋势，才能寻找枸杞相关产品发展的方向，避开相关专利的知识产权，避免前期做大量无用的工作。通过检索发现枸杞相关专利的涉及面较广，与枸杞相关的专利主要集中在药用、化妆品，以及保健品等方面。此外，还有涉及生产、种植及食品等方面的专利，如宁夏杞乡生物食品工程有限公司申请的一种枸杞鲜果快速破碎的生产装备、宁夏沙湖清真食品有限公司申请的枸杞香辣酱制备方法及枸杞酸辣酱等，只有在枸杞产品多样性上投入更多的研发精力，才能不断增加枸杞的经济价值。

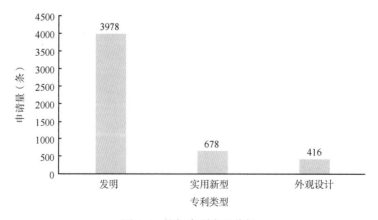

图 1-4 枸杞专利类型分析

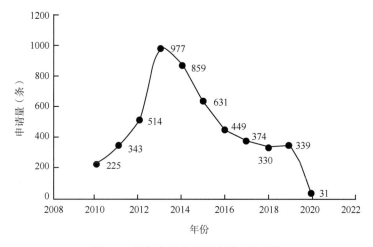

图 1-5　枸杞专利分年度申请变化趋势

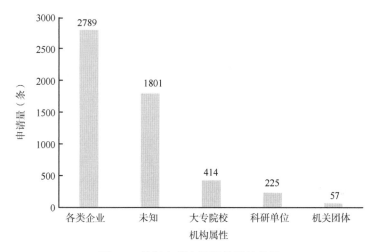

图 1-6　枸杞专利申请机构属性分析

部分专利有多家申请机构。

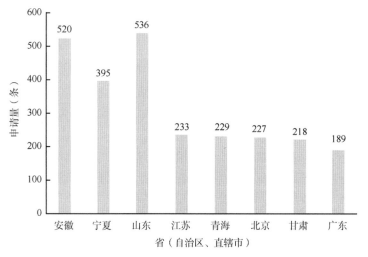

图 1-7　各省（自治区、直辖市）枸杞专利申请量分析（取排名前八）

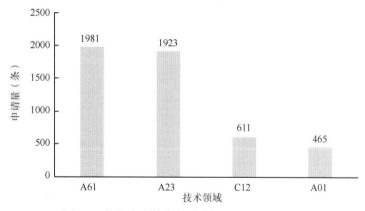

图 1-8 枸杞专利技术领域分析（取排名前四）

A61 为医学或兽医学、卫生学；A23 为其他类不包括的食物或食料、水果、蔬菜、牛奶等；

C12 为生物化学、啤酒、酶、醋等；A01 为农业、林业、畜牧业等

通过对专利的分析发现，近十年来关于枸杞的专利许多都是在宁夏本地，说明宁夏已很好地开发应用了枸杞这一味道地药材。枸杞专利授权的机构中大部分是企业，在 2013 年枸杞授权的专利数量最多，高达 977 项。近几年专利授权数量逐渐下降，推测在前几年专利的申请数量可能已经有一些下滑，因为检索时选择的是授权专利，因此专利申请的时间更要往前推测。并且近十年枸杞的专利授权大部分为发明专利，由于其公示期较长，因此专利申请的时间更要往前推算。

枸杞的专利大部分集中在医学类，排名第一和第二的企业分别是山东新希望六和集团有限公司和青岛嘉瑞生物技术有限公司，宁夏作为枸杞的道地产区，开发枸杞相关产品的公司和研究所的总体研发能力相对于外省来说还是比较薄弱，本地政府及企业还需要继续加大对枸杞的研发投入，不断提高企业枸杞产品的竞争力。

三、综合利用

枸杞是我国著名的药食两用代表品种，已有两千多年的使用历史，具有丰富的营养价值和药用价值。从古至今宁夏一直是枸杞的道地产区，宁夏枸杞的药用价值很高，四季皆可食用。食用枸杞可预防慢性疾病如高胆固醇、糖尿病、过敏、失眠、慢性肝病、糖尿病、肺结核和肾脏疾病以及预防流感等。

枸杞和其他中药配伍可以用于治疗多种疾病，如枸杞配伍熟地黄可以治疗小儿肝炎综合征；配伍人参可以治疗慢性心力衰竭；配伍当归能够治疗血虚营弱之证，从而改善疲乏、面色无华以及脱发等症状；配伍白芍可以治疗经前痤疮证；配伍山药可以治疗口舌干燥症；配伍菟丝子可以治疗男子性功能障碍。

枸杞中的枸杞色素是一种天然色素，可应用于食品、化工以及医药行业中。枸杞果可以新鲜食用，也可晒干食用，可以泡茶、泡酒和煮粥，具有滋肝补肾的功效。枸杞可以经发酵后加工为果醋；可制成各种复合饮料，如以猴头菇和枸杞制成的营养复合饮料，以枸杞汁、花生和牛奶制成的保健饮料，以枸杞杏鲍菇加工制成的饮料适合运动者饮用；还可以用来制作枸杞口味的保健酒，如将枸杞鲜果制成保健酒，因其具有人体内需要的多种功能因子，故成为比较理想的保健佳品；枸杞还可以制作成果酱、果冻、果脯、挂面、糖果、面包、饼干及糕点等休闲

食品。用枸杞和红枣制作的营养挂面在烹煮特性、质构特性和感官评价方面均优于普通挂面；以枸杞多糖为原料生产的山药枸杞降糖蛋糕，在满足糖尿病患者营养需求的同时，还可以辅助降血糖。此外，利用枸杞可制作成面膜，比如以黄芪和枸杞复配提取液制出一款抗衰老面膜，有很好的抗氧化功能。枸杞中含有甜菜碱、胡萝卜素、各种氨基酸等营养成分，可以用微波炉烘焙枸杞来减少营养物质的流失，从而解决枸杞必须在冷冻状态下才能打成粉的困境，不仅能提高枸杞的消化吸收率，还可以很大程度保留枸杞的活性成分，将此种枸杞粉放入奶茶的配方中，能够提高奶茶的营养价值。

枸杞相关保健品的品种多达上千种，如同仁堂牌人参乌鸡口服液（橘子口味）、洲洋牌枸杞胶囊、百邦牌人参枸杞胶囊等。枸杞相关的保健品大多数具有增强免疫力、抗氧化、缓解疲劳、延缓衰老、辅助降血糖等保健功能。表1-2列出了一些关于枸杞保健品的名称、生产企业、主要原料和保健功能。

表 1-2 枸杞保健品的相关信息

产品名称	生产企业	主要原料	保健功能
同仁堂牌氨基酸香杞口服液	北京同仁堂健康药业股份有限公司	赖氨酸盐酸盐、天门冬氨酸、亮氨酸、异亮氨酸、缬氨酸、精氨酸、甘氨酸、苯丙氨酸、苏氨酸、组氨酸、蛋氨酸、香菇、枸杞子、甘草、蜂蜜、安赛蜜	经动物实验评价，具有增强免疫力的保健功能
鸿字牌五加皮玉竹桂圆酒	广州五加皮酒业有限公司	龙眼肉、枸杞子、金樱子肉、玉竹	经动物实验评价，具有增强免疫力的保健功能
御坊堂牌肉苁蓉淫羊藿山茱萸口服液	宁波御坊堂生物科技有限公司	肉苁蓉、淫羊藿、山茱萸、枸杞子、熟地黄	经动物实验评价，具有增强免疫力的保健功能
盛坤牌欣尔泰胶囊	扬子江药业集团有限公司	刺五加、枸杞子、淫羊藿、人参	经动物实验评价，具有增强免疫力的保健功能
创隆 R 枸杞子黄精饮料	上海创隆生物技术有限公司	枸杞子、黄精、山药、菊花、甘草、乌梅、陈皮	经动物实验评价，具有增强免疫力的保健功能
金奉康牌奉康颗粒	甘肃奉康中药科技股份有限公司	黄芪、茯苓、黄精、枸杞、西洋参	经动物实验评价，具有增强免疫力的保健功能
仲声®灵芝黄芪人参胶囊	广西广德富生物科技有限公司	灵芝、黄芪、薏苡仁、枸杞子、人参	经动物实验评价，具有增强免疫力的保健功能
山水方正 R 淫羊藿枸杞子胶囊	三门峡山水方正生物科技有限公司	淫羊藿、枸杞子、黄芪、葛根、山药、西洋参	经动物实验评价，具有缓解体力疲劳的保健功能
美澳健牌氨基酸枸杞片	广州市龙力贸易发展有限公司	复合氨基酸粉、枸杞子提取物	经动物实验评价，具有增强免疫力的保健功能
松林牌杩浩甘尼酒	青岛松林酒业集团有限公司	人参、枸杞子、当归、绞股蓝、黄精、陈皮、L-苹果酸、D-异抗坏血酸钠	经动物实验评价，具有缓解体力疲劳、增强免疫力的保健功能
精溢牌肉苁蓉黄精口服液	内蒙古鸿茅药业有限责任公司	葛根、枳椇子、黄精、桑椹、肉苁蓉、枸杞子	经动物实验评价，具有增强免疫力、对化学性肝损伤有辅助保护功能的保健功能
日圣牌人参蛤蚧马鹿茸酒	江西日盛生物科技有限公司	马鹿茸、人参、蛤蚧、黄精、枸杞子、大枣	经动物实验评价，具有增强免疫力的保健功能

此外，枸杞也可应用于养殖业，比如在饲料中添加枸杞提取物，可以改善肉鸡的抗氧化能力、生长性能、免疫功能以及消化酶活性。用枸杞渣喂养鸡，产出的鸡蛋蛋黄颜色深、鸡蛋口感好，同时可降低鸡的日采食量，提高了鸡蛋的经济价值，从而将枸杞渣废物利用。将枸杞粉或枸杞多糖添加到水产品饲料中，能提升水产品的肉质、改善水产品色泽等各项生物指标，而且还能降低水产品的病害，有效提升产量最终提高水产品经济价值，图 1-9 为枸杞综合利用情况。

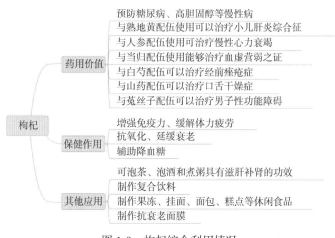

图 1-9　枸杞综合利用情况

（赵启鹏　张佳妮　孟金妮）

第二章

黄芪的生产与现代应用

　　黄芪原名黄耆，《神农本草经》中被列为上品，宋代《图经本草》载"今出原州（宁夏固原）及华原（陕西耀县）者也佳"。可见宁夏固原地区早在宋代就是黄芪主产区，并有"原州黄芪"之说，但"原州黄芪"据文献考证应为膜荚黄芪，根据第四次中药资源普查结果，目前固原地区仅剩少量膜荚黄芪分布，基本没有提供商品药材的能力，近年来，宁夏栽培黄芪主要为蒙古黄芪，黄芪种植已获得国家 GAP 基地备案，2019 年其栽培面积为 3873hm^2。

第一节　品 种 来 源

一、基原

　　黄芪为豆科植物蒙古黄芪 *Astragalus membranaceus*（Fisch.）Bge. var. *mongholicus*（Bge.）Hsiao 或膜荚黄芪 *Astragalus membranaceus*（Fisch.）Bge.的干燥根，主产于山西、内蒙古、甘肃、宁夏、黑龙江等省区。

　　宁夏贺兰山和罗山分布贺兰山黄芪（*A. hoantchy* Franch），民间称其为"黄芪"，资源很少，自采自用，未形成商品。六盘山区分布的多序岩黄芪（*Hedysarum Polybotrys* Hand.-Mazz.），为红芪的植物来源，六盘山区人民曾有将其误作黄芪种植的情况；贺兰山和罗山分布的拟蚕豆岩黄芪（*H. vicioides* Turcz.），在 20 世纪 60～70 年代当黄（红）芪采挖，自产自销或自采自用，现已不再使用。上述 3 种黄（红）芪虽有药用历史，但均非正品，使用时应注意鉴别。

二、形态特征

1. 膜荚黄芪（*A. membranaceus*）

　　多年生草本，高 0.5～1m。主根肥厚，木质化，常分枝。茎直立，上部多分枝，具细棱，被白色柔毛。奇数羽状复叶，具小叶 13～27 片，长 5～10cm；叶柄长 0.5～1cm；托叶离生，卵形，披针形或线状披针形，长 6～10mm，下面被白色柔毛或近无毛；小叶椭圆形或长圆状卵形，长 7～30mm，宽 3～10mm，先端钝圆或微凹，具小刺尖或不明显，基部圆形，上面绿色，近无毛，下面被伏生白色柔毛。总状花序稍密，有花 10～25 朵；总花梗与叶近等长或较长，至果期显著伸长；苞片线状披针形，长 2～5mm，背面被白色柔毛；花梗长 3～4mm，连同花序轴稍密被棕色或黑色柔毛；小苞片 2；花萼钟状，长 5～7mm，外被黑色或白色柔毛，有时萼筒近乎无毛，仅萼齿有毛，萼齿不等长，上萼齿较短，下萼齿较长，三角形至锥形，长仅为萼筒的 1/4~1/5；花冠黄色至淡黄色，旗瓣倒卵形，长 12~20mm，顶端微凹，基部具短瓣柄，翼瓣较旗瓣稍短，瓣片长圆形，基部具短耳，瓣柄较瓣片长约 1.5 倍，龙骨瓣与翼瓣近等长，瓣片半卵形，瓣柄较瓣片稍长；子房有柄，被细柔毛。荚果薄膜质，稍膨胀，半卵圆形，长 20~30mm，宽 8~12mm，顶端具刺尖，两面被黑色或白色细短柔毛，果柄长于花萼；种子 3~8 粒。花期 6~7 月，果期 7~9 月。产于宁夏贺兰山、罗山及六盘山，生于山坡、林缘及灌丛中。

2. 蒙古黄芪（*A. membranaceus* var. *mongholicus*）

多年生草本。主根长而粗壮。茎直立，高 40~80cm。奇数羽状复叶，小叶较多，25~37 片；小叶小，宽椭圆形、椭圆形或长圆形，两端近圆形，上面无毛，下面密生短柔毛；托叶披针形。总状花序腋生；总花梗较叶长；花多数；萼钟状，外面密生短柔毛，萼齿 5 个，披针形，与萼管近等长；花冠黄色；荚果膜质，膨胀，卵状长圆形，先端有短喙，有长子房柄，有明显网纹，无毛，下垂（彩图 6）。

蒙古黄芪和膜荚黄芪的主要区别：蒙古黄芪，植株矮小，小叶较多，下面密生短绒毛；托叶披针形；花黄色；荚果无毛。膜荚黄芪，小叶较少，下面伏生白色柔毛；托叶卵形至披针状线形；花梢带淡紫色；荚果两面被细短柔毛。

三、原植物检索表

（赵云生　李斯琦　王　琳）

第二节　栽培要点

一、生物学特性

1. 对环境的适应性

黄芪喜阳光，耐干旱，怕涝，喜凉爽气候，耐寒性强，可耐受-30℃低温，怕炎热，适应性强。多生长在海拔 800～1300m 的山区或半山区的干旱向阳草地上，或向阳林缘树丛间；植被多为针阔混交林或山地杂木林；土壤多为山地森林暗棕壤土。黄芪忌重茬，不宜与马铃薯、菊花、白术等连作。黄芪 1 年生和 2 年生幼苗的根对水分和养分的吸收功能强。随着生长发育的进行，吸收功能逐渐减弱，但贮藏功能增强，主根变得粗大。黄芪生长周期为 5～10 年，如果水分过多，易发生烂根。对土壤要求虽不甚严格，但土壤质地和土层厚薄不同对根的产量和质量有很大影响：土壤黏重，根生长缓慢，主根短，分枝多，常畸形；土壤砂性大，根纤维木质化程度大，粉质少；土层薄，根多横生，分枝多，呈鸡爪形，质量差。在 pH 7～8 的砂壤土或冲积土中黄芪根垂直生长，长可达 1m 以上，俗称"鞭竿芪"，品质好，产量高。

2. 种子特性

黄芪的种子半卵圆形，具硬实性，一般硬实率在 40%～80%，造成种子透性不良，吸水力差，在正常温度和湿度条件下，约有 80% 的种子不能萌发，影响了自然繁殖。生产上，一般播种前要对种子进行前处理，打破种皮的不透水性，提高发芽率。黄芪种子吸水膨胀后，在地温 5～8℃时即可萌发，以 25℃时发芽最快，仅需 3～4 d。

3. 生长发育特性

黄芪从播种到种子成熟要经过 5 个时期：幼苗生长期、枯萎越冬期、返青期、孕蕾开花期和结果种熟期。

黄芪种子萌发后，在幼苗五出复叶出现前，根系发育不完全，入土浅，吸收差，怕干旱、高温、强光。五出复叶出现后，根系吸收水分、养分能力增强，叶片面积扩大，光合作用增强，幼苗生长速度显著加快。通常当年播种的黄芪处于幼苗生长期不开花结果。

地上部分枯萎到第二年植物返青前称为枯萎越冬期。一般在 9 月下旬叶片开始变黄，地上部枯萎，地下部根头越冬芽形成，此期需经历 180～190d。黄芪抗寒能力强，不加覆盖物也可安全过冬。越冬芽萌发并长出地面的过程称为返青。春天当地温达到 5～10℃时，黄芪开始返青。首先长出丛生芽，然后分化茎、枝、叶，形成新的植株。返青初期生长迅速，30d 左右即可长到正常株高，随后生长速度又减缓下来，这一时期受温度和水分的影响很大。

2 年生以上植株一般在 6 月初出现花芽，逐渐膨大，花梗抽出，花蕾逐渐形成，蕾期 20～30d。7 月初花蕾开放，花期为 20～25d，7 月中旬进入果期，约为 30d。果实成熟期若遇高温干旱，会造成种子硬实率增加，使种子品质降低。黄芪的根在开花结果前生长速度最快，地上光合产物主要运输到根部，开花后由于生殖生长大量消耗养分，根部生长减缓。

二、选地整地

黄芪是深根性植物，平地栽培应选择地势高、排水良好、疏松而肥沃的砂壤土；山区应选择土层深厚、排水好、背风向阳的山坡或荒地种植。地下水位高、土壤湿度大、黏结、低洼易涝的黏土或土质瘠薄的砂砾土，均不宜种植黄芪。选好地后进行整地，以秋季翻地为好。一般耕深 30～45cm，结合翻地施基肥，每亩施农家肥 2500～3000kg、过磷酸钙 25～30kg；春季翻地要注意土壤保墒，然后把细整平，作畦或垄，一般垄宽 40～45cm，垄高 15～20cm，排水好的地方可做成宽为 1.2～1.5m 的宽垄。

三、繁殖方法

黄芪的繁殖既可用种子直播，又可用育苗移栽，但播种前都需对种子进行前处理。

1. 种子处理

破种皮：黄芪种子表皮为坚硬的蜡质层，须经破皮处理后才能吸水萌发。通常用谷物碾米机处理，即调整机器磨片到合适间隙，碾磨 2～3 遍，以划破种皮且不碾碎种子为宜。

浸种：水地或墒情较好的育苗地，播前 10h 左右，用 60～70℃左右热水倒入种子内，边倒边搅拌至常温，再浸泡 2～3h，滤干水分放置 8h 左右即可播种。

土壤墒情较差的育苗地，宜干籽播种，以避免因不能及时出苗致使浸过的种子"吊死"。

2. 种子直播

黄芪可在春、夏、秋三季播种。春播在清明节前后进行，最迟不晚于谷雨，一般地温达到 5～8℃时即可播种，保持土壤湿润，15d 左右即可出苗；夏播在 6～7 月雨季到来时进行，土壤水分充足，气温高，播后 7～8d 即可出苗；秋播一般在白露前后，地温稳定在 0～5℃时播种。

播种方法 一般采用条播或穴播。条播行距 20cm 左右，沟深 3cm，每亩播种量 2～2.5kg。播种时，将种子用甲胺磷或菊酯类农药拌种防地下害虫，播后覆土 1.5～2.0cm 镇压，每亩施底肥磷酸二胺 8～10kg，硫酸钾 5～7kg。播种至出苗期要保持地面湿润或加覆盖物以促进出苗。穴播多按 20～25cm 穴距开穴，每穴点种 3～10 粒，覆土 1.5cm，踩平，每亩播种量 1kg。

3. 育苗移栽（彩图 7）

此种方法有很多优点，既可集中利用时间和地力，又可减少投资，便于人工采挖，提高产量和质量。选土壤肥沃、排灌方便、疏松的砂壤土，要求土层深度 40cm 以上，在春夏季育苗，可采用撒播或条播。撒播的，可直接将种子撒在平畦内，覆土 2cm，每亩种子用量 15～20kg，加强田间管理，适时清除杂草；条播的，行距 15～20cm，每亩用种量 2kg。亦可与小麦套作。移栽时，可在秋季取苗贮藏到次年春季移栽，或在田间越冬次春边挖边移栽，忌日晒，一般采用斜栽，株行距为（15～20）cm×（20～30）cm，起苗时应深挖，严防损伤根皮或折断芪根，并将细小、自然分岔苗淘汰。栽后踩实或镇压紧密，利于缓苗，移栽最好是浇水后或趁雨天进行利于成活。

四、田间管理（彩图 8）

1. 间苗、定苗

一般在苗高 6～10cm，五出复叶出现后间苗。当苗高 15～20cm 时，按株距 20～30cm 定苗，穴栽的按每穴 1～2 株定苗。

2. 追肥灌水

灌水：根据土壤墒情和灌溉条件，播种前或播种后可选择漫灌、滴灌、喷灌，苗出齐后灌第 2 水，苗高 10cm 灌第 3 水。漏水漏肥的地应视干旱情况适时增加灌水次数，注意灌水与降雨结合，控制灌水次数、灌水量。

追肥：结合灌水，在第 2 水和第 3 水每次追施尿素或水溶性好的复合肥15～20kg/亩。宁夏中南部干旱区，在肥料的选择上，更要选择施用易溶解、易吸收的复合肥，如硝酸磷复合肥等。

3. 杂草防除

（1）人工除草：应结合中耕进行，出苗期不宜除草，以免拔除杂草时，将黄芪幼苗带出。应在幼苗根扎深扎稳时拔除杂草，拔除的杂草应及时清理出苗地。这种方法适合于杂草密度较小的地块。

（2）药剂除草：芽前除草适用于水地黄芪，可选择在当年第一次灌水时实施。适用药剂为乙草胺，芽前选择性除草剂，剂量为 50%乳油 300ml/亩，施用时间为杂草芽前，施用方法为喷雾或随水滴施法。水地、旱地黄芪均可适用芽后除草，苗后化学除苗，适合于田间杂草密度较大地块的应急性除草。

（3）生态种植：生态种植的核心内容是"春发草库、伏耕除草，秋季精播、双膜覆盖，农机农艺、绿色种植"。即在 5～7 月，让杂草先生长，至 7 月下旬，在杂草种子没有成熟前伏耕伏晒，在立秋前采用"双膜覆盖"模式播种，杂草的防除率可以达到 80%左右。这一模式适于所有的黄芪种植地区，且具有低成本、无农残、收入稳、效益高等的优点。

五、病虫害防治

1. 病害防治

危害黄芪的主要病害有白粉病和根腐病。白粉病主要危害黄芪的叶片，病害流行初期，选用新高脂膜每亩 60g 进行叶面喷雾保护处理，若病情继续上升，喷洒百菌清每亩 45g 进行喷雾，连续叶面喷雾处理 2 次，间隔 7d；根腐病主要危害黄芪的根部，引起根腐病的主要原因是土壤潮湿积水、高温高湿，根腐病防治可用多菌灵 800 倍液或根腐宁 500 倍液随滴管灌根防治。

2. 虫害防治

危害黄芪的主要虫害是蛴螬、蚜虫和黄芪蚀茎虫。蛴螬主要危害黄芪的根部，整地时用 50%辛硫磷 EC 拌细土制成毒土或 5%辛硫磷 GR、3%毒死蜱 GR 每亩 3kg 顺垄条施入土壤处理；蚜虫主要危害黄芪的嫩叶，虫口密度达到 20 头/株时，选用吡蚜酮 SP 有效成分每亩 15g 或苦参碱 SL 有效成分每亩 0.3g 叶面喷雾处理，连续防治 2～3 次，间隔 7d；黄芪蚀茎虫主要危害黄芪的结荚，防治方法与蚜虫类同。

六、采收加工

直播黄芪采收一般需要 2～3 年，春、秋季均可采挖，一般以秋季采挖为宜，当黄芪地上部分变黄，地下部分停止生长开始采挖，采挖深度一般为 50cm，采收后，除去残茎、须根，去掉泥土，依据直径大小，加工成规定的长度，捋直、捆把，置通风干燥处晾干，勿暴晒。

七、贮藏与养护

黄芪药材产品，要贮于干燥、通风良好的专用贮藏库，商品安全水分≤12.0%。贮藏期间要勤检查、勤翻动、常通风，以防发霉和虫蛀。

（张新慧　李小康）

第三节　质量评价与饮片生产

一、药材鉴定

1. 性状鉴定

呈圆柱形，有的有分枝，上端较粗，长 30～90cm，直径 1～3.5cm。表面淡棕黄色或淡棕褐色，有不整齐的纵皱纹或纵沟。质硬而韧，不易折断，断面纤维性强，并显粉性，皮部呈黄白色，木部淡黄色，有放射状纹理及裂隙，菊花心明显；老根中心多有枯朽或空洞状，黑褐色或呈空洞。气微，味微甜，嚼之微有豆腥味。

2. 理化鉴定

取本品粉末 3g，加甲醇回流提取 1h，滤过，滤液加于中性氧化铝柱中，用40%甲醇洗脱，收集洗脱液并蒸干，残渣加适量水使溶解，用水饱和的正丁醇提取 2 次，合并正丁醇液；用水洗涤 2 次，弃去水液，正丁醇液蒸干，残渣加甲醇少量使溶解，作为供试品溶液。另取黄芪甲苷对照品，加甲醇制成每 1ml 含 1mg 的溶液，作为对照品溶液。照薄层色谱法试验方法，吸取上述两种溶液，分别点于同一硅胶G薄层板上，以氯仿-甲醇-水（13：7：2）的下层溶液为展开剂，展开，取出，晾干，喷以 10%硫酸乙醇溶液，在 105℃加热至斑点显色清晰。供试品色谱中，在与对照品色谱相应的位置上，日光下显相同的棕褐色斑点，紫外光灯（365nm）下显相同的橙黄色荧光斑点。

3. 显微鉴定

（1）本品横切面：木栓细胞多列。栓内层为 3～5 列厚角细胞。韧皮部射线外侧常弯曲，有裂隙；纤维成束，壁厚，木化或微木化，与筛管群交互排列；近栓内层处有时可见石细胞。形成层成环。木质部导管单个散在或 2～3 个相聚；导管间有木纤维；射线中有时可见单个或 2～4 个成群的石细胞。薄壁细胞含淀粉粒。粉末黄白色。纤维成束或散离，直径 8～30μm，壁厚，表面有纵裂纹，初生壁常与次生壁分离，两端常断裂成须状，或较平截。具缘纹孔导管无色或橙黄色，具缘纹孔排列紧密。石细胞少见，圆形、长圆形或形状不规则，壁较厚。

（2）粉末：黄白色。纤维多成束，细长，直径 8～30μm，壁厚，表面有纵裂纹，初生壁常与次生壁分离，两端常断裂成须状，或较平截。具缘纹孔导管无色或橙黄色，直径 24～160μm，具缘纹孔排列紧密，亦有网纹导管。石细胞少见，圆形、长圆形或不规则形，壁极厚，层纹可见，孔沟稀少。木栓细胞淡黄绿色，表面观呈多角形或类方形，垂周壁薄，有的细波状弯曲。淀粉粒较多，单粒类圆形、椭圆形或类肾形，直径 3～13μm，复粒由 2～4 分粒组成。

二、化学成分

1. 多糖类

黄芪多糖是黄芪药材中含量最高的生物活性成分，分为葡聚糖和杂多糖，其中葡聚糖包括AG-1、AG-2 2 类；而杂多糖多为酸性多糖，主要由葡萄糖、鼠李糖、阿拉伯糖、半乳糖及少量糖醛酸组成。

2. 皂苷类

目前为止，黄芪中共提取分离了 40 多种三萜皂苷类化合物，含黄芪皂苷Ⅰ～Ⅶ（图 2-1）、异黄芪皂苷Ⅰ～Ⅱ及大豆皂苷等。其中，羊毛脂醇型四环三萜皂苷黄芪甲苷（图 2-2），具有抗肿瘤作用等多种药理活性。

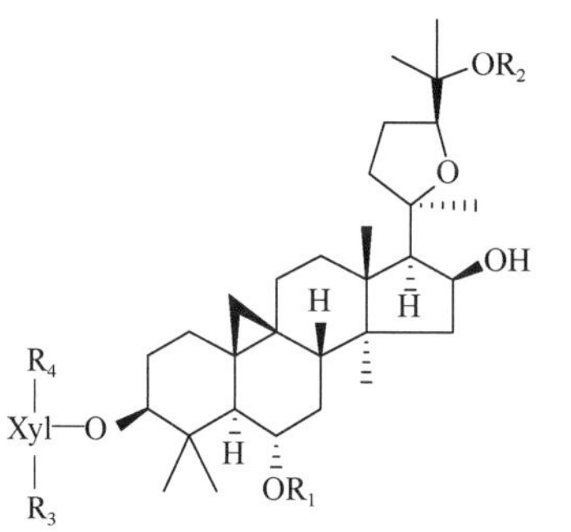

	R_1	R_2	R_3	R_4
黄芪皂苷Ⅰ	Glc	H	Ac	Ac
黄芪皂苷Ⅱ	Glc	H	Av	H
黄芪皂苷Ⅲ	H	H	Glc	H
黄芪皂苷Ⅳ	Glc	H	H	H
黄芪皂苷Ⅴ	H	Glc	Glc	H
黄芪皂苷Ⅵ	Glc	H	Glc	H
黄芪皂苷Ⅶ	Glc	Glc	H	H

图 2-1　黄芪中主要皂苷类成分——黄芪皂苷Ⅰ～Ⅶ

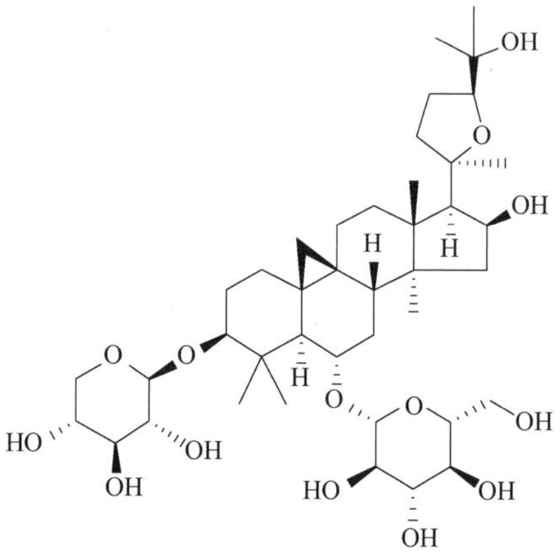

黄芪甲苷

图 2-2　黄芪中主要皂苷类成分——黄芪甲苷

3. 黄酮类

黄芪属中黄酮类化合物高达 130 余种，黄芪中主要含有山柰酚、槲皮素、异鼠李素、鼠李柠檬素等。膜荚黄芪中分离得到刺甘草查耳酮等 14 个黄酮类化合物。

4. 其他类

黄芪中含有多种无机元素 K、Mg、Ca、P、S 等以及 25 种氨基酸，包括苏氨酸、缬氨酸等人体必需的氨基酸。此外还含有甾醇类物质、叶酸、亚麻酸、亚油酸、甜菜碱、胆碱等成分。

三、含量测定

黄芪甲苷，照《中国药典》（2020 年版四部）"高效液相色谱法（通则 0512）"测定。

色谱条件与系统适用性：以十八烷基硅烷键合硅胶为填充剂；以乙腈-水（32∶68）为流动相；蒸发光散射检测器检测。理论板数按黄芪甲苷峰计算应不低于 4000。对照品溶液的制备：取黄芪甲苷对照品适量，精密称定，加甲醇制成每 1ml 含 0.5mg 的溶液。供试品溶液的制备：取本品中粉约 4g，精密称定，置索氏提取器中，加甲醇 40ml，冷浸过夜，再加甲醇适量，加热回流 4h，提取液回收溶剂并浓缩至干，残渣加水 10ml，微热使溶解，用水饱和的正丁醇振摇提取 4 次，每次 40ml，合并正丁醇液，用氨试液充分洗涤 2 次，每次 40ml，弃去氨液，正丁醇液蒸干，残渣加水 5ml 使溶解，放冷，通过 D101 型大孔吸附树脂柱（内径为 1.5cm，柱高为 12cm），以水 50ml 洗脱，弃去水液，再用 40%乙醇 30ml 洗脱，弃去洗脱液，继用 70%乙醇 80ml 洗脱，收集洗脱液，蒸干，残渣加甲醇溶解，转移至 5ml 量瓶中，加甲醇至刻度，摇匀。测定法分别精密吸取对照品溶液 10μl、20μl，供试品溶液 20μl，注入液相色谱仪，测定，用外标两点法对数方程计算。本品按干燥品计算，含黄芪甲苷（$C_{41}H_{68}O_{14}$）不得少于 0.040%。

目前，黄芪甲苷含量检测的方法较多，主要包括薄层扫描法、荧光分光光谱法、高压液相色谱法-紫外检测器/蒸发光散射检测器（HPLC-UV/ELSD）、质谱法和近红外波谱法等。《中国药典》使用高压液相色谱法-蒸发光散射检测器（HPLC ELSD）检测法，但具有样品前处理部分耗时长、人为操作误差较大、实验结果重现性不佳等缺点。现有研究使用回流碱化衍生法测定黄芪甲苷的含量，此种方法具有碱化温度高、碱化时间长、碱性强的特点，该种方法可以将黄芪甲苷衍生物转化为游离的黄芪甲苷，使用回流碱化衍生法处理黄芪药材样品，测定出的黄芪甲苷含量要优于《中国药典》中的方法。色谱条件：Agilent 1200 系列高效液相色谱仪，Agilent Eclipse XDB-C18 色谱柱，流速 1ml/min，检测器 ELSD2000ES，气体输出流速 2.7L/min，管温 105℃，流动相乙腈-水（32∶68）。对照品溶液的制备：取黄芪甲苷对照品适量，精密称定，置于容量瓶中，加甲醇配成对照品溶液。供试品溶液的制备：取样品 0.5g，精密称定，置于 100ml 锥形瓶中，加甲醇 50ml，氢氧化钠 0.5g，加热回流 4h，盐酸调 pH 至中性，滤纸滤过，水浴蒸干，再加甲醇 50ml 溶解，定容于 50ml 量瓶中，即得。标准曲线的绘制：精密吸取对照品溶液适量，过 0.45μm 微孔滤膜，配制 6 个不同质量浓度的对照品溶液，进样 10μl，以黄芪甲苷的进样质量为横坐标，峰面积为纵坐标，按照外标两点法对数计算黄芪甲苷的含量。

毛蕊异黄酮葡萄糖苷，按照高效液相色谱法测定。

色谱条件与系统适用性：以十八烷基硅烷键合硅胶为填充剂；以乙腈为流动相 A，以 0.2%甲酸溶液为流动相 B，按规定进行梯度洗脱；检测波长为 260nm。理论板数按毛蕊异黄酮葡萄糖苷峰计算应不低于 3000。对照品溶液的制备：取毛蕊异黄酮葡萄糖苷对照品适量，精密称定，加甲醇制成每 1ml 含 50μg 的溶液，即得。供试品溶液的制备：取本品粉末（过四号筛）约 1g，精密称定，置圆底烧瓶中，精密加入甲醇 50ml，称定重量，加热回流 4h，放冷，再称定重量，用甲醇补足减失的重量，摇匀，滤过，精密量取续滤液 25ml，回收溶剂至干，残渣加甲醇溶解，转移至 5ml 量瓶中，加甲醇至刻度，摇匀，即得。测定法：分别精密吸取对照品溶液与供试品溶液各 10μl，注入液相色谱仪，测定，即得。本品按干燥品计算，含毛蕊异黄酮葡萄糖苷（$C_{22}H_{22}O_{10}$）不得少于 0.020%。

目前对毛蕊异黄酮葡萄糖苷的测定方法研究较少，采用的方法包括红外光谱法、薄层色谱法、高效液相色谱法（high performance liquid chromatography，HPLC），从灵敏度、准确性上看，HPLC 方法是目前最为有效的方法。

四、炮制方法

黄芪的传统炮制方法有 20 多种，主要有清炒、酒炙、麸炒、蜜炙、盐炙、米炒等，现行《中国药典》收载有黄芪、（蜜）炙黄芪 2 种规格的饮片。

黄芪炮制过程包括净制、切制及炮制。净制主要是去除非药用部位，汉代《金匮要略方论》

中最早出现黄芪"去芦"的净制方法，此后，《雷公炮炙论》《太平圣惠方》《博济方》等均记载其净制方法；现代各省中药饮片炮制规范和《中国药典》在收载的黄芪药材来源及炮制中强调"除去须根和根头；除去杂质、洗净"。南北朝《雷公炮炙论》中最早出现黄芪的切制描述，《中国药典》在收载的黄芪药材炮制项下将切制表述为"除去杂质、洗净、润透、切厚片"，地方饮片中亦有"切薄片、中片、斜片、厚片"等规格要求。黄芪的炮制有单纯的加热制，如"蒸""炒""炙"等；辅料制，如主要的"蜜制（蜜炙、炒、浸、蒸；蜜酒煮、炒等）""盐制（盐焙、浸、炙、炒、蒸；盐蜜炙、盐酒炒等）"和"酒制（酒炒、煮、浸、炙、煎；酒浸焙等）"。亦有"醋制（醋炒）""辅药制（京墨、防风、桂、北五味、木通、升麻、丹皮、沙参、玉竹、附子、川芎等）""麸制""人乳制""酥制（酥炙）""姜汁制（姜汁炙）"和"米制（米泔水浸炒）"等方法。

目前黄芪炮制沿用下来且应用最广泛的为蜜炙法，《中国药典》亦将其收入其中，但一些地方炮制规范和现代炮制研究书籍中，也收录了历代沿用的酒制、盐制、米制等黄芪其他炮制品。

五、商品规格

根据栽培方式不同，将黄芪药材分为移栽黄芪与仿野生黄芪两个规格。在各规格下，根据长度、斩口下 3.5cm 处直径不同划分黄芪药材等级（头部斩口下 3.5cm 处直径：切去黄芪药材芦头及空心面积大于 1/3 处，斩口下方 3.5cm 处的直径）。

1. 仿野生黄芪

表皮粗糙，根皮绵韧，断面皮部有裂隙，木心黄，质地松泡，老根中心有的呈枯朽状，黑褐色或呈空洞。

（1）特等：长≥40cm，头部斩口下 3.5cm 处直径≥1.8cm。

（2）一等：长≥45cm，头部斩口下 3.5cm 处直径 1.4～1.7cm。

（3）二等：长≥45cm，头部斩口下 3.5cm 处直径 1.2～1.4cm。

（4）三等：长≥30cm，头部斩口下 3.5cm 处直径 1.0～1.2cm。

2. 移栽黄芪

表皮平滑，根皮较柔韧，断面致密，木心中央黄白色，质地坚实。

（1）大选：长≥30cm，头部斩口下 3.5cm 处直径≥1.4cm。

（2）小选：长≥30cm，头部斩口下 3.5cm 处直径≥1.1cm。

（3）统货：长短不分，粗细不均匀，头部斩口下 3.5cm 处直径≥1.0cm。

（付雪艳　董　琳）

第四节　临床应用

一、性能功效

1. 性味归经

甘、微温。归脾、肺经。

2. 功效

补气升阳，固表止汗，利水消肿，生津养血，行滞通便，托毒排脓，敛疮生肌。

二、现代药理作用

1. 增强免疫功能

黄芪增强免疫的主要成分是黄芪多糖和黄芪皂苷甲。其中黄芪煎液、黄芪注射液和黄芪的其他有效成分均可增强机体免疫功能。黄芪可提高巨噬细胞活性，活化中性粒细胞，提高外周血中白细胞数量，增强小鼠自然杀伤细胞（NK 细胞）的细胞毒活性，促进 T 淋巴细胞的增殖和转化，提高体内 T 淋巴细胞总数和辅助性 T 细胞数量，增强 B 淋巴细胞免疫功能，促进体内抗体的生成，提高受环磷酰胺（CTX）抑制小鼠的血清凝集素、溶血素抗体的水平；对抗泼尼松龙致免疫器官的萎缩及外周白细胞的减少，促进抗体生成。

2. 促进造血功能

黄芪可提高外周血细胞数量，防治辐射所致小鼠的外周血白细胞、骨髓有核细胞的减少，促进造血干细胞的分化和增殖。其中的有效成分黄芪多糖对人骨髓粒-巨噬细胞集落刺激因子、红细胞集落的形成均有促进作用，增强小鼠对 CTX 毒性的耐受性，促进丝裂霉素 C（MMC）致骨髓抑制小鼠骨髓和脾脏造血祖细胞的增殖和成熟。黄芪多糖对造血系统的作用机制：①保护和改善骨髓造血微环境；②促进外周造血干细胞的增殖和动员；③促进内源性造血因子的分泌。

3. 对物质代谢的影响

（1）调节血糖：黄芪对正常小鼠的血糖含量无明显影响，但可降低葡萄糖负荷后的小鼠血糖水平，可抗肾上腺素引起的小鼠血糖升高和苯乙双胍致小鼠实验性低血糖现象，而对胰岛素性低血糖无明显影响。黄芪甲苷溶液能够促进糖尿病大鼠血浆胰岛素和 C 肽分泌。

（2）降血脂：黄芪水煎液可明显降低高脂血症小鼠血清 TC、TG、LDL-C 水平。黄芪多糖能降低高脂血症大鼠的血脂，减少肝脏脂质沉淀。

（3）促进蛋白质和核酸代谢：黄芪水煎液能显著促进血清和肝脏蛋白质的更新，对体外培养的肝细胞、骨髓造血细胞 DNA 合成均有促进作用，黄芪多糖能明显增加小鼠脾脏 RNA、DNA 和蛋白质含量。

（4）抗应激：黄芪水煎液能增加大鼠游泳耐疲劳的作用，并使游泳应激大鼠血浆皮质醇含量明显增加、肾上腺重量增加、肾上腺皮质增厚、束状带细胞体积增大，表明黄芪增强大鼠抗应激能力是通过增强肾上腺皮质功能来实现的。黄芪多糖对多种缺氧小鼠具有改善作用；能够促进创伤小鼠细胞免疫功能紊乱的恢复，使正常及虚损小鼠抗寒生存时间延长，对正常及阳虚小鼠具有抗疲劳作用，还能延长氢化可的松耗竭小鼠的游泳时间。

（5）抗氧化：黄芪可明显降低高脂血症小鼠血清脂质过氧化物（LPO）水平，增强超氧化物歧化酶（SOD）、谷胱甘肽过氧化物酶（GSH-Px）的活性。黄芪多糖能增强高脂血症大鼠肝脏和血液的抗氧化能力，还能通过提高中枢儿茶酚胺（CA）的水平，升高 SOD 活性，降低血浆 LPO 含量，减少并清除脂褐素（LPF），减少多种老年疾病的发生。

4. 对心血管系统的影响

（1）强心：黄芪具有强心作用，对中毒或疲劳所致的心脏衰竭的作用更为明显，使心脏收缩振幅增大，心排血量增多，并能增强腹主动脉结扎所致慢性心衰动物的心脏收缩功能，使收缩速度加快、收缩时间缩短。黄芪总皂苷可改善急性心肌梗死犬的心肌收缩、舒张功能，增加冠状动脉血流量，对心功能具有保护作用。

（2）保护心肌：黄芪对病毒性心肌炎有治疗作用，还能对抗缺氧和再灌注引起的心肌损伤。体外实验显示：黄芪总提取物、黄芪多糖对体外培养的心肌细胞具有保护作用，能减轻实验性缺氧、复氧对心肌细胞的损伤。黄芪皂苷和黄芪多糖是黄芪治疗病毒性心肌炎的主要成分。

（3）调节血压：黄芪对多种动物均有降压作用。黄芪注射液长期腹腔给药可以控制自发性高血压（SHR）大鼠血压，急性静脉给药可以引起短时间内明显的血压下降，当动物血压降至休克水平时，黄芪又可使血压上升且保持稳定。黄芪的降压成分主要为 γ-氨基丁酸（GABA）和黄芪皂苷甲。

5. 其他药理作用

黄芪还具有保肝、抗脑缺血损伤和抗肿瘤等作用。

三、临床主治

1. 脾胃气虚及中气下陷证

治疗脾气虚弱，倦怠乏力，食少便溏者，可单用熬膏服，或分别与人参、白术配伍，即参芪膏、芪术膏；治疗脾虚中气下陷所致的久泻脱肛、内脏下垂者，与人参、升麻、柴胡等配伍，如补中益气汤；治疗脾虚不能统血之失血证，常与补气摄血、止血之品配伍，如归脾汤；治疗中焦虚寒、腹痛拘急，与桂枝、白芍、甘草等配伍，以补气温中，如黄芪建中汤。

2. 肺气虚及表虚自汗、气虚外感诸证

治疗肺气虚弱，咳喘气短，与紫菀、五味子等配伍；治疗表虚不固的自汗，与牡蛎、麻黄根等药配伍，如黄芪散；治表虚自汗而易感风邪者，常与白术、防风等配伍，如玉屏风散；治疗阴虚引起的盗汗，须与地黄、黄柏等滋阴降火药配伍，如当归六黄汤。

3. 气虚浮肿，小便不利

治脾虚水湿失用之浮肿尿少者，与白术、茯苓、防己等药配伍，如防己黄芪汤。

4. 血虚证，气血两虚证

治血虚及气血两虚所致的面色萎黄、神倦脉虚等，与当归配伍，即当归补血汤；与当归、川芎、熟地黄等配伍，如黄芪地黄丸。

5. 消渴证

治内热消渴，可单用熬膏服，或配伍麦冬、天花粉等滋阴生津药同用。

6. 关节痹痛、肢体麻木或半身不遂

治气虚血滞不行的关节痹痛，肢体麻木或半身不遂，与当归、红花、地龙等活血通络药配伍，如补阳还五汤。

7. 痈疽难溃或久溃不敛

治疗疮疡中期，正虚毒盛不能托毒外达，疮疡平塌，根盘散漫，难溃难腐者。

四、用法用量及使用注意

1. 用法用量

煎服，9～30g。

2. 使用注意

治疗气虚外表不固、疮疡脓成不溃、溃后不敛者，多用生品；蜜炙可增强其补中益气作用，多用于气血不足、中气下陷、肺脾气虚等。

五、常用处方

1. 补中益气汤

黄芪 18g，甘草（炙）9g，人参（去芦）9g，当归 3g，升麻 6g，柴胡 6g，白术 9g，橘皮（不去白）6g。

2. 黄芪桂枝五物汤

黄芪 9g，芍药 9g，桂枝 9g，生姜 18g，大枣 4 枚。

3. 归脾汤

白术 18g，茯神（去木）18g，黄芪（去芦）18g，龙眼肉 18g，酸枣仁（炒，去壳）18g，人参 9g，木香（不见火）9g，甘草（炙）6g，当归 3g，远志 3g，生姜 5 片，大枣 1 枚。

六、名医临证用药经验

傅萍重用黄芪治肝硬化腹水：傅氏临床重用黄芪治疗肝硬化腹水，收到良好疗效，傅氏认为肝硬化腹水病程较长，肝郁则必克土，脾虚运化失职则水湿内聚，因此，无论在肝硬化早期或晚期，皆可在辨证的基础上加用黄芪，早期健脾，以防止传变，即《金匮要略》所谓："见肝之病，知肝传脾，当先实脾。"晚期则以健脾为其主要治法，黄芪乃必用之药，其健脾益气可固其本，又具有利水之功，可治其标，即具表里皆治之功，其见效快、疗效好的特点也就更显而易见了。

有言黄芪大补，能助火伤阳，有壅邪内闭之虞，但从临床来看，在对肝硬化腹水的治疗中，只要配合得当，就不会产生任何副作用，临床上傅老常常重用黄芪 30～150g，无任何副作用，黄芪扶正不留邪，补气无壅闭，利水不伤阴，但对于湿热蕴结较重的鼓胀患者，用黄芪时需慎重。

黄芪虽有着上面所述的重要作用，但仍需通过适当的配伍以使其独特的疗效更好地发挥，而随着配伍的不同，黄芪会体现出不同的作用，如配止血药，则用其益气摄血的作用；配通阳之桂枝，则用其温通的作用；配宣肺之麻黄，则用其退其表之水的作用；配地龙，则用其通血脉的作用等。

如治魏某，男，34 岁，农民，1998 年 3 月 10 日初诊，患乙肝多年，5 年前查 B 超发现肝硬化，无腹水，1 个月前因劳累感乏力，但无腹胀，就诊于某传染病院，查 B 超示肝硬化中等量腹水，予保肝、利尿药治疗，2 周来症状急速加剧，腹胀明显，逐渐出现眼睑、颜面及四肢高度浮肿，症见：面色苍白，精神萎靡，少气懒言，全身浮肿，腹胀大如鼓，肝区闷痛，畏寒，小便清，每日尿量约 1000ml，大便稀溏，日解 1～2 次，苔白厚，脉沉滑，B 超显示：大量腹水存在；诊为鼓胀，辨为脾气亏虚，水湿内停，治以益气健脾、通阳利水之法；药用：黄芪 60g，党参 15g，白术 10g，茯苓皮 30g，大腹皮 10g，槟榔 10g，厚朴 10g，枳实 10g，车前子 15g，泽泻 30g，猪苓 15g，桂枝 10g，麻黄 6g，滑石 10g，赤芍 15g。服上方药后即停服西药，3 剂后每日尿量增至 1800ml 左右，腹胀、浮肿有所减轻，后在此方基础上随症加减，黄芪多用 50～90g，服 30 剂药后身肿消，3 个月后复查 B 超腹水消失，后坚持服中药治疗，至今身体状况尚好。

又如治刘某，女，42 岁，农民，于 1999 年 8 月 19 日就诊，患者有慢性乙肝病史 10 余年，腹水 3 个月余，曾在当地医院中西成药治疗无效，某医院经检查诊断为肝硬化并肝静脉阻塞性腹水，劝其服中药治疗，故来就诊，诊见腹胀大硬满，腹壁胀痛，腰以下浮肿，右胁痛，纳少，尿量小于 1000ml，色黄赤，大便溏日解一次，因连日奔波，感下午发热，体温 38.7℃，鼻塞，舌红，苔无，脉沉滑；诊为鼓胀，辨为脾气亏虚，水湿内聚，日久阴虚，复感外邪，停用西药，治以益气健脾，养阴清热，利水；药用：黄芪 90g，茵陈 15g，醋柴胡 10g，秦艽 10g，炙鳖甲 10g，地骨皮 12g，牡丹皮 15g，赤白芍各 15g，泽兰 15g，香附 10g，豆蔻 6g，车前子 10g，猪苓 10g，生薏苡仁 15g，地龙 10g，白茅根 30g。服上方 3 剂后热退，14 剂药后腰背及下肢浮肿消退，腹虽胀大，但腹壁胀痛症状消失，每日尿量约 2000ml，后黄芪加至 120g，其他药物随症加减，2 个月后腹水消失，坚持服中药年余，腹水至今未复发。

（李卫强　牛阳　王丽玮　茆春阳）

第五节　中成药生产与产品开发

一、中成药生产

在国家药品监督管理局网站上以"黄芪"为关键词进行检索，共检索到 54 条记录，包括黄芪片（3 个生产厂家）、黄芪精（4 个生产厂家）、黄芪颗粒（6 个生产厂家）、黄芪多糖、黄芪精颗粒、黄芪生脉饮（3 个生产厂家）、黄芪注射液（23 个生产厂家）、黄芪建中丸（5 个生产厂家）、黄芪健胃膏、黄芪生脉颗粒、阿胶黄芪口服液、西洋参黄芪胶囊、注射用黄芪多糖、复方黄芪口服液、复方黄芪益气口服液、复方黄芪健脾口服液等。关于黄芪的药物数量众多且剂型多样，包括注射剂、合剂、丸剂（大蜜丸）、颗粒剂、胶囊剂、片、口服溶液剂等。

《中国药典》2020 年版收录了黄芪与炙黄芪，还收录了与黄芪相关的中成药，中成药信息见表 2-1，其剂型占比见图 2-3。总结发现，黄芪的中成药剂型以颗粒剂、片剂为主，功效大多与补气功效密切相关，多用于治疗胃部疾病和心、脑血管疾病。

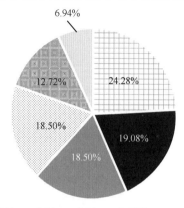

图 2-3　黄芪中成药剂型占比

由于数值修约，各项之和不等于 100%，下同

表 2-1　黄芪相关中成药处方组成及其功效

名称	复方组成	功效	应用
乙肝宁颗粒	黄芪、白花蛇舌草、茵陈、金钱草、党参、蒲公英、制何首乌、牡丹皮、丹参、茯苓、白芍、白术、川楝子	补气健脾，活血化瘀，清热解毒	用于慢性肝炎属脾气虚弱，血瘀阻络，湿热毒蕴证，症见肋痛、腹胀、乏力、尿黄；对急性肝炎属上述证候者亦有一定疗效
乙肝养阴活血颗粒	地黄、北沙参、麦冬、酒女贞子、五味子、黄芪、当归、制何首乌、白芍、阿胶珠、泽兰、牡蛎、橘红、丹参、川楝子、黄精（蒸）	滋补肝肾，活血化瘀	用于肝肾阴虚型慢性肝炎。症见面色晦暗，头晕耳鸣，五心烦热，腰腿酸软，齿鼻衄血，胁下痞块，赤缕红斑，舌质红少苔，脉沉弦、细涩
乙肝益气解郁颗粒	柴胡（醋炙）、枳壳、白芍、橘叶、丹参、黄芪、党参、桂枝、茯苓、刺五加、瓜蒌、法半夏、黄连、决明子、山楂、五味子	益气化湿，疏肝解郁	用于肝郁脾虚型慢性肝炎，症见胁痛腹胀、痞满纳呆、身倦乏力、大便溏薄、舌质淡暗、舌体胖或有齿痕、舌苔薄白或白腻、脉沉弦或沉缓等
二十七味定坤丸	西洋参、白术、茯苓、熟地黄、当归、白芍、川芎、黄芪、阿胶、醋五味子、鹿茸（去毛）、肉桂、艾叶（炒炭）、杜仲（炒炭）、续断、佛手、陈皮、姜厚朴、柴胡、醋香附、醋延胡索、牡丹皮、琥珀、醋龟甲、地黄、麦冬、黄芩	补气养血，舒郁调经	用于充任虚损，气血两亏，身体瘦弱，月经不调，经期紊乱，行经腹痛，崩漏不止，腰酸腿软
十一味参芪片	人参（去芦）、黄芪、天麻、当归、熟地黄、泽泻、决明子、菟丝子、鹿角、枸杞子、细辛	补脾益气	用于脾气虚所致的体弱、四肢无力
十全大补丸	党参、炒白术、茯苓、炙甘草、当归、川芎、酒白芍、熟地黄、炙黄芪、肉桂	温补气血	用于气血两虚，面色苍白，气短心悸，头晕自汗，体倦乏力，四肢不温，月经量多
十味消渴胶囊	天花粉、乌梅肉、枇杷叶、麦冬、五味子、瓜蒌、人参、黄芪、粉葛、檀香	益气养阴，生津止渴	用于消渴病气阴两虚证，症见口渴喜饮、自汗盗汗、倦怠乏力、五心烦热；2型糖尿病见上述证候者
人参再造丸	人参、酒蕲蛇、广藿香、檀香、母丁香、玄参、细辛、醋香附、地龙、熟地黄、三七、乳香（醋制）、青皮、豆蔻、防风、制何首乌、川芎、片姜黄、黄芪、甘草、黄连、茯苓、赤芍、大黄、桑寄生、葛根、麻黄、骨碎补（炒）、全蝎、豹骨（制）、炒僵蚕、附子（制）、琥珀、醋龟甲、粉萆薢、白术（麸炒）、沉香、天麻、肉桂、白芷、没药（醋制）、当归、草豆蔻、威灵仙、乌药、羌活、橘红、六神曲（麸炒）、朱砂、血竭、人工麝香、冰片、牛黄、天竺黄、胆南星、水牛角浓缩粉	益气养血，祛风化痰，活血通络	用于气虚血瘀、风痰阻络所致的中风，症见口舌㖞斜、半身不遂、手足麻木、疼痛、拘挛、言语不清
人参养荣丸	人参、土白术、茯苓、炙甘草、当归、熟地黄、白芍（麸炒）、炙黄芪、陈皮、制远志、肉桂、五味子（酒蒸）	温补气血	用于心脾不足，气血两亏，形瘦神疲，食少便溏，病后虚弱
人参健脾丸	人参、白术（麸炒）、茯苓、山药、陈皮、木香、砂仁、炙黄芪、当归、酸枣仁（炒）、远志（制）	健脾益气，和胃止泻	用于脾胃虚弱所致的饮食不化、脘闷嘈杂、恶心呕吐、腹痛便溏、不思饮食、体弱倦怠
儿康宁糖浆	党参、黄芪、白术、茯苓、山药、薏苡仁、麦冬、制何首乌、大枣、焦山楂、麦芽（炒）、桑枝	益气健脾，消食开胃	用于脾胃气虚所致的厌食，症见食欲不振、消化不良、面黄身瘦、大便稀溏

续表

名称	复方组成	功效	应用
三两半药酒	当归、炙黄芪、牛膝、防风	益气活血，祛风通络	用于气血不和、感受风湿所致的痹病，症见四肢疼痛、筋脉拘挛
山东阿胶膏	阿胶、党参、黄芪、白术、枸杞子、白芍、甘草	补益气血，润燥	用于气血两虚所致的虚劳咳嗽、吐血、妇女崩漏、胎动不安
小儿肺咳颗粒	人参、茯苓、白术、陈皮、鸡内金、酒大黄、鳖甲、地骨皮、北沙参、炙甘草、青蒿、麦冬、桂枝、干姜、淡附片、瓜蒌、桑白皮、款冬花、紫菀、桑白皮、胆南星、黄芪、枸杞子	健脾益肺，止咳平喘	用于肺脾不足，痰湿内壅所致咳嗽或痰多稠黄，咳吐不爽，气短，喘促，动辄汗出，食少纳呆，周身乏力，舌红苔厚；小儿支气管炎见以上证候者
天丹通络片	川芎、豨莶草、丹参、水蛭、天麻、槐花、石菖蒲、人工牛黄、黄芪、牛膝	活血通络，息风化痰	用于中风经络，风痰瘀血痹阻脉络证，症见半身不遂、偏身麻木、口眼歪斜、语言謇涩；脑梗死急性期、恢复早期见上述证候者
千紫红金胶囊	炙黄芪、党参、山药（酒炒）、炙甘草、熟地黄、当归、阿胶（蛤粉制）、白术、茯苓、盐杜仲、川芎、陈皮、香附（醋盐炙）、肉桂、三七（熟）、砂仁（去核盐炙）、桑寄生、益母草、盐小茴香、牛膝、木香、酒白芍、丁香、艾叶（醋炙）、盐益智仁、醋延胡索、肉苁蓉、酒续断、地榆（醋炙）、荆芥（醋炙）、酸枣仁（盐炙）、海螵蛸、麦冬、椿皮、酒黄芩、白薇	益气养血，补肾暖宫	用于气血两亏，肾虚宫冷，月经不调，崩漏带下，腰膝冷痛，宫冷不孕
止痛化癥片	党参、炙黄芪、炒白术、丹参、当归、鸡血藤、三棱、莪术、芡实、山药、延胡索、川楝子、鱼腥草、北败酱、蜈蚣、全蝎、土鳖虫、炮姜、肉桂	益气活血、散结止痛	用于气虚血瘀所致的月经不调、调经、癥瘕，症见行经后错、经量少、有血块、经营小腹疼痛、腹有癥块；慢性盆腔炎见上述证候者
牛黄降压丸	人工牛黄、羚羊角、珍珠、水牛角浓缩粉、白芍、决明子、川芎、黄芩提取物、郁金、冰片、甘松、薄荷、党参、黄芪	清心化痰，平肝安神	用于心肝火旺，痰热壅盛所致的头晕目眩、头痛失眠、烦躁不安、高血压病见上述证候者
升气养元糖浆	党参、黄芪、龙眼肉	益气，健脾，养血	用于气血不足，脾胃虚弱所致的面色萎黄，四肢乏力
升血颗粒	皂矾、黄芪、山楂、新阿胶、大枣	补气养血	用于气血两虚所致的面色淡白、眩晕、心悸、神疲乏力、气短；缺铁性贫血见上述证候者
丹桂香颗粒	炙黄芪、桂枝、吴茱萸、肉桂、细辛、桃仁、红花、当归、川芎、赤芍、丹参、牡丹皮、延胡索、片姜黄、三棱、莪术、水蛭、木香、枳壳、乌药、黄连、地黄、炙甘草	益气温胃，散寒行气，活血止痛	用于脾胃虚寒、寒凝血瘀所致的胃脘痞满疼痛、食少纳差、嘈杂嗳气、腹胀；慢性萎缩性胃炎见上述证候者
丹鹿通督片	丹参、鹿角胶、黄芪、延胡索、杜仲	活血通督，益肾通络	用于腰椎管狭窄症（如黄韧带增厚、椎体退行性改变、陈旧性椎间盘突出）属瘀阻督脉型所致的间歇性跛行、腰腿疼痛、活动受限、下肢酸胀疼痛、舌质暗或有瘀斑等
丹蒌片	瓜蒌皮、薤白、葛根、川芎、丹参、赤芍、泽泻、黄芪、骨碎补、郁金	宽胸通阳，化痰散结，活血化瘀	用于痰瘀互结所致的胸痹心痛，症见胸闷胸痛、憋气、舌质紫暗、苔白腻；冠心病心绞痛见上述证候者

续表

名称	复方组成	功效	应用
乌鸡白凤丸	乌鸡（去毛爪肠）、鹿角胶、醋鳖甲、煅牡蛎、桑螵蛸、人参、黄芪、当归、白芍、醋香附、天冬、甘草、地黄、熟地黄、川芎、银柴胡、丹参、山药、芡实（炒）、鹿角霜	补气养血，调经止带	用于气血两虚，身体瘦弱，腰膝酸软，月经不调，崩漏带下
心通口服液	黄芪、党参、麦冬、何首乌、淫羊藿、葛根、当归、丹参、皂角刺、海藻、昆布、牡蛎、枳实	益气活血，化痰通络	用于气阴两虚、痰瘀痹阻所致的胸痹，症见心痛、胸闷、气短、呕恶、纳呆；冠心病心绞痛见上述证候者
玉泉胶囊	天花粉、葛根、麦冬、人参、茯苓、乌梅、黄芪、甘草、地黄、五味子	养阴益气，生津止渴，清热除烦	用于气阴不足，口渴多饮，消食善饥；糖尿病属上述证候者
玉屏风口服液	黄芪、防风、白术（炒）	益气，固表，止汗	用于表虚不固，自汗恶风，面色㿠白，或体虚易感风邪者
正心降脂片	羊红膻、决明子、陈皮、何首乌、黄芪、丹参、葛根、槐米	益气活血，解毒降浊	用于气虚血瘀，痰浊蕴结所致的胸痹、心痛、头痛、眩晕
正心泰片	黄芪、葛根、槲寄生、山楂、丹参、川芎	补气活血，化瘀通络	用于气虚血瘀所致的胸痹，症见胸痛、胸闷、心悸、气短、乏力；冠心病心绞痛见上述证候者
艾附暖宫丸	艾叶（炭）、醋香附、制吴茱萸、肉桂、当归、川芎、白芍（酒炒）、地黄、制黄芪、续断	理气补血，暖宫调经	用于血虚气滞、下焦虚寒所致的月经不调、痛经，症见行经后错、经量少、有血块、小腹疼痛、经行小腹冷痛喜热、腰膝酸痛
古汉养生精口服液	人参、炙黄芪、金樱子、枸杞子、女贞子（制）、菟丝子、淫羊藿、白芍、炙甘草、炒麦芽、黄精（制）	补气，滋肾，益精	用于气阴亏虚、肾精不足所致的头晕、心悸、目眩、耳鸣、健忘、失眠、阳痿遗精、疲乏无力；脑动脉硬化、冠心病、前列腺增生、围绝经期综合征、病后体虚见上述证候者
北芪五加片	黄芪、刺五加浸膏	益气健脾，宁心安神	用于心脾两虚、心神不宁所致的失眠多梦、体虚乏力、食欲不振
归脾丸	党参、炒白术、炙黄芪、炙甘草、茯苓、制远志、炒酸枣仁、龙眼肉、当归、木香、大枣（去核）	益气健脾，养血安神	用于心脾两虚，气短心悸，失眠多梦，头昏头晕，肢倦乏力，食欲不振，崩漏便血
生白合剂（生白口服液）	淫羊藿、补骨脂、附子（黑顺片）、枸杞子、黄芪、鸡血藤、茜草、当归、芦根、麦冬、甘草	温肾健脾，补益气血	用于癌症放、化疗引起的白细胞减少属脾肾阳虚，气血不足证候者，症见神疲乏力、少气懒言、畏寒肢冷、纳差便溏、腰膝酸软
生血宝合剂	制何首乌、女贞子、桑椹、墨旱莲、白芍、黄芪、狗脊	滋养肝肾，补益气血	用于肝肾不足、气血两虚所致的神疲乏力、腰膝酸软、头晕耳鸣、心悸、气短、失眠、咽干、纳差食少；放、化疗所致的白细胞减少，缺铁性贫血见上述证候者
白癜风胶囊	补骨脂、黄芪、红花、川芎、当归、香附、桃仁、丹参、乌梢蛇、紫草、白鲜皮、山药、干姜、龙胆、蒺藜	活血行滞，祛风解毒	用于经络阻隔、气血不畅所致的白癜风，症见白斑散在分布、色泽苍白、边界较明显
乐儿康糖浆	党参、太子参、黄芪、茯苓、山药、薏苡仁、麦冬、制何首乌、大枣、焦山楂、炒麦芽、陈皮、桑枝	益气健脾，和中开胃	用于脾胃气虚所致的食欲不振、面黄、身瘦；厌食症、营养不良症见上述证候者

名称	复方组成	功效	应用
半夏天麻丸	法半夏、天麻、炙黄芪、人参、苍术（米泔炙）、炒白术、陈皮、茯苓、泽泻、六神曲（麸炒）、炒麦芽、黄柏	健脾祛湿，化痰息风	用于脾虚湿盛、痰浊内阻所致的眩晕、头痛、如蒙如裹、胸脘满闷
孕康合剂（孕康口服液）	山药、续断、黄芪、当归、狗脊（去毛）、菟丝子、桑寄生、杜仲（炒）、补骨脂、党参、茯苓、白术（焦）、阿胶、地黄、山茱萸、枸杞子、乌梅、白芍、砂仁、益智、苎麻根、黄芩、艾叶	健脾固肾，养血安胎	用于肾虚型和气血虚弱型先兆流产和习惯性流产
老年咳喘片	黄芪、白术、防风、甘草、黄精、淫羊藿、补骨脂	补气壮阳，扶正固本	用于老年慢性支气管炎等虚证
再造丸	蕲蛇肉、全蝎、地龙、炒僵蚕、醋山甲、豹骨（油制）、人工麝香、水牛角浓缩粉、人工牛黄、醋龟甲、朱砂、天麻、防风、羌活、白芷、川芎、葛根、麻黄、肉桂、细辛、附子（附片）、油松节、桑寄生、骨碎补（炒）、威灵仙（酒炒）、粉草薢、当归、赤芍、片姜黄、血竭、三七、乳香（制）、没药（制）、人参、黄芪、炒白术、茯苓、甘草、天竺黄、制首乌、熟地黄、玄参、黄连、大黄、化橘红、醋青皮、沉香、檀香、广藿香、母丁香、冰片、乌药、豆蔻、草豆蔻、香附（醋制）、两头尖（醋制）、红曲、建曲	祛风化痰，活血通络	用于风痰阻络所致中风，症见半身不遂、口舌歪斜、手足麻木、疼痛痉挛、言语謇涩
再造生血片	菟丝子（酒制）、红参（去芦）、鸡血藤、阿胶、当归、女贞子、黄芪、益母草、熟地黄、白芍、制何首乌、淫羊藿、酒黄精、鹿茸（去毛）、党参、麦冬、仙鹤草、炒白术、盐补骨脂、枸杞子、墨旱莲	补肝益肾，补气养血	用于肝肾不足，气血两虚所致的血虚虚劳，症见心悸气短、头晕目眩、倦怠乏力、腰膝酸软、面色苍白、唇甲色淡或伴出血；再生障碍性贫血、缺铁性贫血见上述证候者
当归补血口服液	当归、黄芪	补养气血	用于气血两虚证
当归养血丸	当归、白芍（炒）、地黄、炙黄芪、阿胶、牡丹皮、香附（制）、茯苓、杜仲（炒）、白术（炒）	益气养血调经	用于气血两虚所致的月经不调，症见月经提前、经血量少或量多、经期延长、肢体乏力
当归调经颗粒	当归、熟地黄、川芎、党参、白芍、甘草、黄芪	补血助气，调经	用于贫血衰弱，病后、产后血虚以及月经不调，痛经
全鹿丸	全鹿干、锁阳（酒炒）、党参、地黄、牛膝、熟地黄、楮实子、菟丝子、山药、盐补骨脂、枸杞子（盐水炒）、川芎（酒炒）、肉苁蓉、酒当归、巴戟天、炙甘草、天冬、五味子（蒸）、麦冬、炒白术、覆盆子、盐杜仲、芡实、花椒、茯苓、陈皮、炙黄芪、小茴香（酒炒）、盐续断、青盐、胡芦巴（酒炒）、沉香	补肾填精，健脾益气	用于脾肾两亏所致的老年腰膝酸软、神疲乏力、畏寒肢冷、尿次频数、崩漏带下
产复康颗粒	益母草、当归、人参、黄芪、何首乌、桃仁、蒲黄、熟地黄、醋香附、昆布、白术、黑木耳	补气养血，祛瘀生新	用于气虚血瘀所致的产后恶露不绝，症见产后出血过多、淋漓不断、神疲乏力、腰腿酸软
安宫降压丸	郁金、黄连、栀子、黄芩、天麻、珍珠母、黄芪、白芍、党参、麦冬、醋五味子、川芎、人工牛黄、水牛角浓缩粉、冰片	清热镇惊，平肝潜阳	用于肝阳上亢、肝火上炎所致的眩晕，症见头晕、目眩、心烦、目赤、口苦、耳鸣耳聋；高血压病见上述证候者

续表

名称	复方组成	功效	应用
如意定喘片	蛤蚧、制蟾酥、黄芪、地龙、麻黄、党参、苦杏仁、白果、枳实、天冬、南五味子（酒蒸）、麦冬、紫菀、百部、枸杞子、熟地黄、远志、葶苈子、洋金花、石膏、炙甘草	宣肺定喘，止咳化痰，益气养阴	用于气阴两虚所致的久咳气喘、体弱痰多；支气管哮喘、肺气肿、肺心病见上述证候者
妇科养荣丸	当归、白术、熟地黄、川芎、酒白芍、酒香附、益母草、黄芪、杜仲、艾叶（炒）、麦冬、阿胶、甘草、陈皮、茯苓、砂仁	补养气血，疏肝解郁，祛瘀调经	用于气血不足，肝郁不舒，月经不调，头晕目眩，血漏血崩，贫血身弱及不孕症
芪风固表颗粒	黄芪、刺五加浸膏、麸炒白术、五味子、防风、麦冬	益气固表，健脾，补肺，益肾	用于肺、脾、肾虚弱所致的慢性咳嗽缓解期的辅助治疗
芪冬颐心颗粒	黄芪、麦冬、人参、茯苓、地黄、龟板（烫）、煅紫石英、桂枝、淫羊藿、金银花、丹参、郁金、枳壳	益气养心，安神止悸	用于气阴两虚所致的心悸、胸闷、胸痛、气短乏力、失眠多梦、自汗、盗汗、心烦；病毒性心肌炎、冠心病心绞痛见上述证候者
芪苈强心胶囊	黄芪、人参、黑顺片、丹参、葶苈子、泽泻、玉竹、桂枝、红花、香加皮、陈皮	益气温阳，活血通络，利水消肿	用于冠心病、高血压病所致轻、中度充血性心力衰竭证属阳气虚乏，络瘀水停者，症见心慌气短，动辄加剧，夜间不能平卧，下肢浮肿，倦怠乏力，小便短少，口唇青紫，畏寒肢冷，咳吐稀白痰
芪明颗粒	黄芪、葛根、地黄、枸杞子、决明子、茺蔚子、蒲黄、水蛭	益气生津，滋养肝肾，通络明目	用于2型糖尿病视网膜病变单纯型，中医辨证属气阴亏虚、肝肾不足、目络瘀滞证，症见视物昏花、目睛干涩、神疲乏力、五心烦热、自汗盗汗、口渴喜饮、便秘、腰膝酸软、头晕、耳鸣
芪参胶囊	黄芪、丹参、人参、茯苓、三七、水蛭、红花、川芎、山楂、蒲黄、制何首乌、葛根、黄芩、玄参、甘草	益气活血，化瘀止痛	用于冠心病稳定型劳累型心绞痛Ⅰ、Ⅱ级，中医辨证属气虚血瘀证者，症见胸痛、胸闷、心悸气短、神疲乏力、面色紫暗、舌淡紫、脉弦而涩
芪参益气滴丸	黄芪、丹参、三七、降香油	益气通脉，活血止痛	用于气虚血瘀所致胸痹，症见胸闷胸痛、气短乏力、心悸、自汗、面色少华、舌体胖有齿痕、舌质暗或有瘀斑、脉沉弦；冠心病心绞痛见上述证候者
芪珍胶囊	珍珠、黄芪、三七、大青叶、重楼	益气化瘀，清热解毒	用于肺癌、乳腺癌、胃癌患者的辅助治疗
芪黄通秘软胶囊	黄芪、当归、何首乌、熟大黄、肉苁蓉、黑芝麻、核桃仁、决明子、枳实、炒苦杏仁、桃仁	益气养血，润肠通便	用于治疗习惯性便秘证属虚秘者
芪蛭降糖片	黄芪、地黄、黄精、水蛭	益气养阴，活血化瘀	用于气虚两虚兼血瘀所致的消渴病，症见口渴多饮、多尿易饥、倦怠乏力、自汗盗汗、面色晦暗、肢体麻木；2型糖尿病见上述证候者

名称	复方组成	功效	应用
抗栓再造丸	红参、黄芪、胆南星、烫穿山甲、人工牛黄、冰片、烫水蛭、人工麝香、丹参、三七、大黄、地龙、苏合香、全蝎、葛根、穿山龙、当归、牛膝、何首乌、乌梢蛇、桃仁、朱砂、红花、土鳖虫、天麻、细辛、威灵仙、草豆蔻、甘草	活血化瘀，舒筋通络，息风镇痉	用于瘀血阻窍、脉络失养所致的中风，症见手足麻木、步履艰难、瘫痪、口眼歪斜、言语不清；中风恢复期及后遗症见上述证候者
男康片	白花蛇舌草、赤芍、熟地黄、肉苁蓉、炙甘草、蒲公英、鹿衔草、败酱草、黄柏、红花、鱼腥草、淫羊藿、覆盆子、白术、黄芪、菟丝子、紫花地丁、野菊花、当归	益肾活血，清热解毒	用于肾虚血瘀、湿热蕴结所致的淋证，症见尿频、尿急、小腹胀满；慢性前列腺炎见上述证候者
利肝隆颗粒	板蓝根、茵陈、郁金、五味子、甘草、当归、黄芪、刺五加浸膏	疏肝解郁，清热解毒，益气养血	用于肝郁湿热、气血两虚所致的两胁胀痛或隐痛、乏力、尿黄；急、慢性肝炎见上述证候者
肠胃宁片	党参、白术、黄芪、赤石脂、姜炭、木香、砂仁、补骨脂、葛根、防风、白芍、延胡索、当归、儿茶、罂粟壳、炙甘草	健脾益肾，温中止痛，涩肠止泻	用于脾肾阳虚所致泄泻日久，症见大便不调、五更泄泻、时带黏液、伴腹胀腹痛、胃脘疼痛、小腹坠胀；慢性结肠炎、溃疡性结肠炎、肠功能紊乱属上述证候者
龟鹿补肾丸	盐菟丝子、淫羊藿（蒸）、续断（盐蒸）、锁阳（蒸）、狗脊（盐蒸）、酸枣仁（炒）、制何首乌、炙甘草、陈皮（蒸）、鹿角胶（炒）、熟地黄、龟甲胶（炒）、金樱子（蒸）、炙黄芪、山药（炒）、覆盆子（蒸）	补肾壮阳，益气血，壮筋骨	用于肾阳虚所致的身体虚弱、精神疲乏、腰腿酸软，头晕目眩、精冷、性欲减退、小便夜多、健忘、失眠
辛芩片	细辛、黄芩、荆芥、防风、白芷、苍耳子、黄芪、白术、桂枝、石菖蒲	益气固表，祛风通窍	用于肺气不足、风邪外袭所致的鼻痒、喷嚏、流清涕、易感冒；过敏性鼻炎见上述证候者
补中益气丸	炙黄芪、党参、炙甘草、炒白术、当归、升麻、柴胡、陈皮	补中益气，升阳举陷	用于脾胃虚弱、中气下陷所致的泄泻、脱肛、阴挺，症见体倦乏力、食少腹胀、便溏久泻、肛门下坠或脱肛、子宫脱垂
补心气口服液	黄芪、人参、石菖蒲、薤白	补益心气，理气止痛	用于气短、心悸、乏力、头晕等心气虚损型胸痹心痛
补肺活血胶囊	黄芪、赤芍、补骨脂	益气活血，补肺固肾	用于肺心病（缓解期）属气虚血瘀证，症见咳嗽气促，或咳喘胸闷、心悸气短、肢冷乏力、腰膝酸软、口唇紫绀、舌淡苔白或舌紫暗
补益蒺藜丸	炙黄芪、炒白术、山药、茯苓、白扁豆、麸炒芡实、当归、沙苑子、菟丝子、陈皮	健脾补肾，益气明目	用于脾肾不足，眼目昏花，视物不清，腰酸气短
补虚通瘀颗粒	红参、黄芪、刺五加、赤芍、丹参、桂枝	益气补虚，活血通络	用于气虚血瘀所致动脉硬化、冠心病
阿胶三宝膏	阿胶、黄芪、大枣	补气血，健脾胃	用于气血两亏、脾胃虚弱所致的心悸、气短、食少
阿胶补血口服液	阿胶、熟地黄、党参、黄芪、枸杞子、白术	补益气血，滋阴润肺	用于气血两虚所致的久病体弱、目昏、虚劳咳嗽

续表

名称	复方组成	功效	应用
驴胶补血颗粒	阿胶、黄芪、党参、熟地黄、白术、当归	补血，益气，调经	用于久病气血两虚所致的体虚乏力，面黄肌瘦，头晕目眩，月经量少
软脉灵口服液	熟地黄、五味子、枸杞子、牛膝、茯苓、制何首乌、白芍、柏子仁、远志、炙黄芪、陈皮、淫羊藿、当归、川芎、丹参、人参	滋补肝肾，益气活血	用于肝肾阴虚，气虚血瘀所致的头晕、失眠、胸闷、胸痛、心悸、乏力；早期脑动脉硬化、冠心病、心肌炎、中风后遗症见上述证候者
肾炎四味片	细梗胡枝了、黄芩、石韦、黄芪	清热利尿，补气健脾	用于湿热内蕴兼气虚所致的水肿，症见浮肿、腰痛、乏力、小便不利；慢性肾炎见上述证候者
肾宝糖浆	蛇床子、菟丝子、茯苓、小茴香、金樱子、当归、制何首乌、熟地黄、山药、胡芦巴、肉苁蓉、川芎、补骨脂、红参、五味子、白术、覆盆子、车前子、枸杞子、淫羊藿、黄芪、炙甘草	温补肾阳，固精益气	用于肾阳亏虚、精气不足所致的阳痿遗精、腰腿酸痛、精神不振、夜尿频多、畏寒怕冷、月经过多、白带清稀
肾康宁颗粒	黄芪、丹参、茯苓、泽泻、益母草、淡附片、锁阳、山药	补脾温肾，渗湿活血	用于脾肾阳虚、血瘀湿阻所致的水肿，症见浮肿、乏力、腰膝冷痛；慢性肾炎见上述证候者
固本统血颗粒	锁阳、菟丝子、肉桂、巴戟天、黄芪、山药、附子、枸杞子、党参、淫羊藿	温肾健脾，填精益气	用于阳气虚损、血失固摄所致的紫斑，症见畏寒肢冷，腰酸乏力，尿清便溏，皮下紫斑，其色淡暗。亦可用于轻型原发性血小板减少性紫癜见上述证候者
固本益肠片	党参、麸炒白术、补骨脂、麸炒山药、黄芪、炮姜、酒当归、炒白芍、醋延胡索、煨木香、地榆炭、煅赤石脂、儿茶、炙甘草	健脾温肾，涩肠止泻	用于脾肾阳虚所致的泄泻，症见腹痛绵绵、大便清稀或有黏液及黏液血便、食少腹胀、腰酸乏力、形寒肢冷、舌淡苔白、脉虚；慢性肠炎见上述证候者
金花明目丸	熟地黄、盐菟丝子、枸杞子、五味子、白芍、黄精、黄芪、党参、川芎、菊花、炒决明子、车前子(炒)、密蒙花、炒鸡内金、金荞麦、山楂、升麻	补肝，益肾，明目	用于老年性白内障早、中期属肝肾不足、阴血亏虚证，症见视物模糊、头晕、耳鸣、腰膝酸软
金芪降糖片	黄连、黄芪、金银花	清热益气	用于消渴病气虚内热证，症见口渴喜饮、易饥多食、气短乏力。轻、中度型2型糖尿病见上述证候者
金蒲胶囊	人工牛黄、金银花、蜈蚣、炮山甲、蟾酥、蒲公英、半枝莲、山慈菇、莪术、白花蛇舌草、苦参、龙葵、珍珠、大黄、黄药子、乳香(制)、没药(制)、醋延胡索、红花、姜半夏、党参、黄芪、刺五加、砂仁	清热解毒，消肿止痛，益气化痰	用于晚期胃癌、食管癌患者痰湿瘀阻及气滞血瘀者
乳核散结片	柴胡、当归、黄芪、郁金、光慈菇、漏芦、昆布、海藻、淫羊藿、鹿衔草	疏肝活血，祛痰软坚	用于肝郁气滞、痰瘀互结所致的乳癖，症见乳房肿块或结节、数目不等、大小不一、质软或中等硬，或乳房胀痛，经前疼痛加剧；乳腺增生病见上述证候者
乳康颗粒	牡蛎、乳香、瓜蒌、海藻、黄芪、没药、天冬、夏枯草、三棱、玄参、白术、浙贝母、莪术、丹参、炒鸡内金	疏肝破血，祛痰软坚	用于肝郁气滞、痰瘀互结所致的乳癖，症见乳房肿块或结节或经前胀痛；乳腺增生病见上述证候者

续表

名称	复方组成	功效	应用
降糖甲片	黄芪、酒黄精、地黄、太子参、天花粉	补中益气，养阴生津	用于气阴两虚型消渴症（Ⅱ型糖尿病）
参乌健脑胶囊	人参、制何首乌、党参、黄芪、熟地黄、山药、丹参、枸杞子、白芍、远志、茯神、石菖蒲、黄芩、葛根、粉葛、酸枣仁、麦冬、龙骨（粉）、香附、菊花、卵磷脂、维生素E	补肾填精，益气养血，强身健脑	用于因肾精不足，肝气血亏所引起的精神疲惫、失眠多梦、头晕目眩、体乏无力、记忆力减退
参芪十一味颗粒	人参（去芦）、黄芪、当归、天麻、熟地黄、泽泻、决明子、鹿角、菟丝子、细辛、枸杞子	补脾益气	用于脾气虚所致的体弱、四肢无力
参芪口服液	党参、黄芪	补气扶正	用于体弱气虚，四肢无力
参芪五味子颗粒	南五味子、党参、黄芪、炒酸枣仁	健脾益气，宁心安神	用于气血不足，心脾两虚所致的失眠、多梦、健忘、乏力、心悸、气短、自汗
参芪降糖胶囊	人参茎叶皂苷、黄芪、地黄、山药、天花粉、覆盆子、麦冬、五味子、枸杞子、泽泻、茯苓	益气滋阴补肾	用于气阴不足肾虚消渴，用于2型糖尿病
参茸白凤丸	人参、鹿茸（酒制）、党参（炙）、酒当归、熟地黄、黄芪（酒制）、酒白芍、川芎（酒制）、延胡索（制）、胡芦巴（盐炙）、酒续断、白术（制）、香附（制）、砂仁、益母草（酒制）、酒黄芩、桑寄生（蒸）、炙甘草	益气补血，调经安胎	用于气血不足，月经不调，经期腹痛，经漏早产
参精止渴丸	红参、黄芪、黄精、茯苓、白术、葛根、五味子、黄连、大黄、甘草	益气养阴，生津止渴	用于气阴两亏、内热津伤所致的消渴，症见少气乏力、口干多饮、易饥、形体消瘦；2型糖尿病见上述证候者
茵芪肝复颗粒	茵陈、焦栀子、大黄、白花蛇舌草、猪苓、柴胡、当归、黄芪、党参、甘草	清热解毒利湿，疏肝补脾	用于慢性乙型病毒性肝炎肝胆湿热兼脾虚肝郁证，症见右胁胀满、恶心厌油、纳差食少、口淡乏味
柏子养心片	柏子仁、党参、炙黄芪、川芎、当归、茯苓、远志（制）、酸枣仁、肉桂、醋五味子、半夏曲、炙甘草、朱砂	补气，养血，安神	用于心气虚寒，心悸易惊，失眠多梦，健忘
胃乃安胶囊	黄芪、三七、红参、珍珠层粉、人工牛黄	补气健脾，活血止痛	用于脾胃气虚，瘀血阻滞所致的胃痛，症见胃脘隐痛或刺痛、纳呆食少；慢性胃炎、胃及十二指肠溃疡见上述证候者
胃肠复元膏	麸炒枳壳、太子参、大黄、蒲公英、炒莱菔子、木香、赤芍、紫苏梗、黄芪、桃仁	益气活血，理气通下	用于胃肠术后腹胀、胃肠活动减弱，症见体乏气短、脘腹胀满、大便不下；亦可用于老年性便秘及虚性便秘
胃疡灵颗粒	黄芪、炙甘草、白芍、大枣、桂枝、生姜	温中益气，缓急止痛	用于脾胃虚寒、中气不足所致的胃痛，症见脘腹胀痛、喜温喜按、食少乏力、舌淡脉弱；胃及十二指肠溃疡、慢性胃炎见上述证候者
胃康胶囊	白及、海螵蛸、香附、黄芪、白芍、三七、鸡内金、鸡蛋壳（炒焦）、乳香、没药、百草霜	行气健胃，化瘀止血，制酸止痛	用于气滞血瘀所致的胃脘疼痛、痛处固定、吞酸嘈杂，或见吐血、黑便；胃及十二指肠溃疡、慢性胃炎、上消化道出血见上述证候者

名称	复方组成	功效	应用
骨疏康颗粒	淫羊藿、熟地黄、骨碎补、黄芪、丹参、木耳、黄瓜子	补肾益气，活血壮骨	用于肾虚气血不足所致的中老年人骨质疏松症，症见腰脊酸痛，胫膝酸软，神疲乏力
复方石韦片	石韦、黄芪、苦参、萹蓄	清热燥湿，利尿通淋	用于下焦湿热所致的热淋，症见小便不利、尿频、尿急、尿痛、下肢浮肿；急性肾小球肾炎、肾盂肾炎、膀胱炎、尿道炎见上述证候者
复方血栓通胶囊	三七、黄芪、丹参、玄参	活血化瘀，益气养阴	用于血瘀兼气阴两虚证的视网膜静脉阻塞，症见视力下降或视觉异常、眼底瘀血征象、神疲乏力、咽干、口干，以及用于血瘀兼气阴两虚的稳定性劳累型心绞痛，症见胸闷、胸痛、心悸、心慌、气短、乏力、心烦、口干
复方扶芳藤合剂	扶芳藤、红参、黄芪	益气补血，健脾养心	用于气血不足，心脾两虚，症见气短胸闷、少气懒言、神疲乏力、自汗、心悸健忘、失眠多梦、面色不华、纳谷不馨、脘腹胀满、大便溏软、舌淡胖或有齿痕、脉细弱；神经衰弱、白细胞减少症见上述证候者
复方蛤青片	干蟾、黄芪、白果、紫菀、苦杏仁、前胡、附片、南五味子、黑胡椒	补气敛肺，止咳平喘，温化痰饮	用于肺虚咳嗽，气喘痰多，老年慢性气管炎、肺气肿、喘息性支气管炎见上述证候者
复芪止汗颗粒	黄芪、党参、麻黄根、炒白术、煅牡蛎、五味子（蒸）	益气，固表，敛汗	用于气虚不固，多汗，倦怠乏力
复脉定胶囊	党参、黄芪、远志、桑椹、川芎	补气活血，宁心安神	用于气虚血瘀所致的怔忡、心悸、脉结代；轻、中度房性早搏或室性早搏见有上述证候者
保胎丸	熟地黄、醋艾炭、荆芥穗、平贝母、槲寄生、菟丝子（酒炙）、黄芪、炒白术、麸炒枳壳、砂仁、黄芩、姜厚朴、甘草、川芎、白芍、羌活、当归	益气养血，补肾安胎	用于气血不足，肾气不固所致的胎漏、胎动不安，症见小腹坠痛，或见阴道少量出血，或屡经流产，伴神疲乏力、腰膝酸软
恒古骨伤愈合剂	陈皮、红花、三七、杜仲、人参、黄芪、洋金花、钻地风、鳖甲	活血益气，补肝肾，接骨续筋，消肿止痛，促进骨折愈合	用于新鲜骨折及陈旧骨折、股骨头坏死、骨关节病、腰椎间盘突出症
脉络舒通颗粒	黄芪、金银花、黄柏、苍术、薏苡仁、玄参、当归、白芍、甘草、水蛭、蜈蚣、全蝎	清热解毒，化瘀通络，祛湿消肿	用于湿热瘀阻脉络所致的血栓性浅静脉炎，非急性期深静脉血栓形成所致的下肢肢体肿胀、疼痛、肤色暗红或伴有条索状物
养心氏片	黄芪、党参、丹参、葛根、淫羊藿、山楂、地黄、当归、黄连、醋延胡索、灵芝、人参、炙甘草	益气活血，化瘀止痛	用于气虚血瘀所致的胸痹，症见心悸气短、胸闷、心前区刺痛；冠心病心绞痛见于上述证候者

名称	复方组成	功效	应用
养正消积胶囊	黄芪、女贞子、人参、莪术、灵芝、绞股蓝、炒白术、半枝莲、白花蛇舌草、茯苓、土鳖虫、鸡内金、蛇莓、白英、茵陈（绵茵陈）、徐长卿	健脾益肾，化瘀解毒	用于不宜手术的脾肾两虚、瘀毒内阻型原发性肝癌辅助治疗，与肝内动脉介入灌注加栓塞化疗合用，有助于提高介入化疗疗效、减轻对白细胞、肝功能、血红蛋白的毒性作用，改善患者生存质量，改善脘腹胀满、纳呆食少、神疲乏力、腰膝酸软、溲赤便溏、疼痛
养血当归胶囊	当归、白芍、熟地黄、茯苓、炙甘草、党参、黄芪、川芎	补气养血，调经	用于气血两虚所致的月经不调，月经量少，行经腹痛及产后血虚，或见面黄肌瘦、贫血
养血饮口服液	当归、黄芪、鹿角胶、阿胶、大枣	补气养血，益肾助脾	用于气血两亏，崩漏下血，体虚羸弱，血小板减少及贫血，对放疗和化疗后引起的白细胞减少症有一定的治疗作用
养阴生血合剂	地黄、黄芪、当归、玄参、麦冬、石斛、川芎	养阴清热，益气生血	用于阴虚内热、气血不足所致的口干咽燥、食欲减退、倦怠无力；有助于减轻肿瘤患者白细胞下降，改善免疫功能，用于肿瘤患者放疗时见上述证候者
养阴降糖片	黄芪、党参、葛根、枸杞子、玄参、玉竹、地黄、知母、牡丹皮、川芎、虎杖、五味子	养阴益气，清热活血	用于气阴不足、内热消渴，症见烦热口渴、多食多饮、倦怠乏力；2型糖尿病见上述证候者
养胃颗粒	炙黄芪、党参、白芍、甘草、陈皮、香附、乌梅、山药	养胃健脾，理气和中	用于脾虚气滞所致的胃痛，症见胃脘不舒、胀满疼痛、嗳气食少；慢性萎缩性胃炎见上述证候者
前列通片	广东王不留行、黄芪、车前子、关黄柏、两头尖、蒲公英、泽兰、琥珀、八角茴香油、肉桂油	清利湿浊，化瘀散结	用于热瘀蕴结下焦所致的轻、中度癃闭，症见排尿不畅、尿流变细、小便频数、可伴尿急、尿痛或腰痛；前列腺炎和前列腺增生见上述证候者
活力苏口服液	制何首乌、淫羊藿、黄精（制）、枸杞子、黄芪、丹参	益气补血，滋养肝肾	用于年老体弱、精神萎靡、失眠健忘、眼花耳聋、脱发或头发早白属气血不足、肝肾亏虚者
健儿消食口服液	黄芪、炒白术、陈皮、麦冬、黄芩、炒山楂、炒莱菔子	健脾益胃，理气消食	用于小儿饮食不节损伤脾胃引起的纳呆食少，脘胀腹满，手足心热，自汗乏力，大便不调，以至厌食、恶食
健脾生血颗粒	党参、茯苓、炒白术、甘草、黄芪、山药、炒鸡内金、醋龟甲、山麦冬、醋南五味子、龙骨、煅牡蛎、大枣、硫酸亚铁	健脾和胃，养血安神	用于小儿脾胃虚弱及心脾两虚型缺铁性贫血；成人气血两虚型缺铁性贫血。症见面色萎黄或㿠白，食少纳呆，腹胀脘闷，大便不调，烦躁多汗，倦怠乏力，舌胖色淡，苔薄白，脉细弱
脂脉康胶囊	普洱茶、刺五加、山楂、莱菔子、荷叶、葛根、菊花、黄芪、黄精、何首乌、芫蔚子、杜仲、大黄（酒制）、三七、槐花、桑寄生	消食，降脂，通血脉，益气血	用于瘀浊内阻、气血不足所致的动脉硬化症、高脂血症

续表

名称	复方组成	功效	应用
脑心通胶囊	黄芪、赤芍、丹参、当归、川芎、桃仁、红花、醋乳香、醋没药、鸡血藤、牛膝、桂枝、桑枝、地龙、全蝎、水蛭	益气活血、化瘀通络	用于气虚血滞、脉络瘀阻所致中风中经络，半身不遂、肢体麻木、口眼歪斜、舌强语謇及胸痹心痛、胸闷、心悸、气短；脑梗死、冠心病心绞痛属上述证候者
益气养血口服液	人参、黄芪、党参、麦冬、当归、炒白术、地黄、制何首乌、五味子、陈皮、地骨皮、鹿茸、淫羊藿	益气养血	用于气血不足所致的气短心悸、面色不华、体虚乏力
益气通络颗粒	黄芪、丹参、川芎、红花、地龙	益气活血，祛瘀通络	用于中风病中经络（轻中度脑梗死）恢复期气虚血瘀证。症见半身不遂、口舌歪斜、言语謇涩或不语、偏身麻木、面色㿠白、气短乏力、自汗
益气维血颗粒	猪血提取物、黄芪、大枣	补血益气	用于气血两虚所致的面色萎黄或苍白、眩晕、神疲乏力、少气懒言、自汗、唇舌色淡、脉细弱；缺铁性贫血见上述证候者
益气聪明丸	升麻、葛根、黄柏（炒）、白芍、蔓荆子、党参、黄芪、炙甘草	益气升阳，聪耳明目	用于视物昏花，耳聋耳鸣
益心通脉颗粒	黄芪、人参、北沙参、玄参、丹参、川芎、郁金、炙甘草	益气养阴，活血通络	用于气阴两虚、瘀血阻络所致的胸痹，症见胸闷心痛、心悸气短、倦怠汗出、咽喉干燥；冠心病心绞痛见上述证候者
益心舒颗粒	人参、麦冬、黄芪、五味子、丹参、川芎、山楂	益气复脉，活血化瘀，养阴生津	用于气阴两虚，瘀血阻脉所致的胸痹，症见心胸痛胸闷、心悸气短、脉结代；冠心病绞痛见上述证候者
益肾化湿颗粒	人参、黄芪、白术、茯苓、泽泻、清半夏、羌活、独活、防风、柴胡、黄连、白芍、陈皮、炙甘草、生姜、大枣	升阳补脾，益肾化湿，利水消肿	用于慢性肾小球肾炎（肾功能：SCr小于2mg/dl）脾虚湿盛证出现的蛋白尿，兼见水肿，疲倦乏力，畏寒肢冷，纳少等
益肺清化膏	黄芪、党参、北沙参、麦冬、仙鹤草、拳参、败酱草、白花蛇舌草、川贝母、紫菀、桔梗、苦杏仁、甘草	益气养阴，清热解毒，化痰止咳	用于气阴两虚所致的气短、乏力、咳嗽、咯血、胸痛等；晚期肺癌见上述证候者的辅助治疗
益脑宁片	炙黄芪、党参、麦芽、制何首乌、灵芝、女贞子、旱莲草、槲寄生、天麻、钩藤、丹参、赤芍、地龙、山楂、琥珀	益气补肾，活血通脉	用于气虚血瘀、肝肾不足所致的中风、胸痹，症见半身不遂、口舌歪斜、言语謇涩、肢体麻木或胸痛、胸闷、憋气；中风后遗症、冠心病、心绞痛及高血压病见上述证候者
消栓肠溶胶囊	黄芪、当归、赤芍、地龙、川芎、桃仁、红花	补气，活血，通络	用于缺血性中风气虚血瘀证，症见眩晕、肢麻、瘫软、昏厥、半身不遂、口舌歪斜、语言謇涩、面色㿠白、气短乏力
消栓颗粒	黄芪、当归、赤芍、地龙、红花、川芎、桃仁	补气活血通络	用于中风气虚血瘀证，症见半身不遂、口舌歪斜、言语謇涩、气短乏力、面色㿠白；缺血性中风见上述证候者

名称	复方组成	功效	应用
消栓通络胶囊	川芎、丹参、黄芪、泽泻、三七、槐花、桂枝、郁金、木香、冰片、山楂	活血化瘀，温经通络	用于瘀血阻络所致的中风，症见神情呆滞、言语謇涩、手足发凉、肢体疼痛；缺血性中风及高脂血症见上述证候者
消渴丸	葛根、地黄、黄芪、天花粉、玉米须、南五味子、山药、格列本脲	滋肾养阴，益气生津	用于气阴两虚所致的消渴病，症见多饮、多尿、多食、消瘦、体倦乏力、眠差、腰痛；2型糖尿病见上述证候者
消渴平片	人参、黄连、天花粉、天冬、黄芪、丹参、枸杞子、沙苑子、葛根、知母、五倍子、五味子	滋肾养阴，益气生津	用于气阴两虚所致的消渴病，症见多饮、多尿、多食、消瘦、体倦乏力、眠差、腰痛；2型糖尿病见上述证候者
消渴灵片	地黄、五味子、麦冬、牡丹皮、黄芪、黄连、茯苓、红参、天花粉、石膏、枸杞子	益气养阴，清热泻火，生津止渴	用于气阴两虚所致的消渴病，症见多饮、多食、多尿、消瘦、气短乏力；2型轻型、中型糖尿病见上述证候者
润肺止嗽丸	天冬、地黄、天花粉、瓜蒌子（蜜炙）、桑白皮（蜜炙）、炒紫苏子、炒苦杏仁、紫菀、浙贝母、款冬花、桔梗、醋五味子、前胡、醋青皮、陈皮、炙黄芪、炒酸枣仁、黄芩、知母、淡竹叶、炙甘草	润肺定喘，止嗽化痰	用于肺气虚弱引起的咳嗽喘促、痰涎壅盛、久嗽声哑
调经促孕丸	鹿茸（去毛）、炙淫羊藿、仙茅、续断、桑寄生、菟丝子、枸杞子、覆盆子、山药、莲子（去心）、茯苓、黄芪、白芍、炒酸枣仁、钩藤、丹参、赤芍、鸡血藤	温肾健脾，活血调经	用于脾肾阳虚、瘀血阻滞所致的月经不调、闭经、痛经、不孕，症见月经后错，经水量少、有血块，行经小腹冷痛，经水日久不行，久不受孕，腰膝冷痛
通乳颗粒	黄芪、熟地黄、通草、瞿麦、天花粉、路路通、漏芦、党参、当归、川芎、白芍（酒炒）、王不留行、柴胡、穿山甲（烫）、鹿角霜	益气养血，通络下乳	用于产后气血亏损，乳少、无乳、乳汁不通
通窍鼻炎片	炒苍耳子、防风、黄芪、白芷、辛夷、炒白术、薄荷	散风固表，宣肺通窍	用于风热蕴肺、表虚不固所致的鼻塞时轻时重、鼻流清涕或浊涕、前额头痛；慢性鼻炎、过敏性鼻炎、鼻窦炎见上述证候者
通痹胶囊	制马钱子、金钱白花蛇、蜈蚣、全蝎、地龙、僵蚕、乌梢蛇、天麻、人参、黄芪、当归、羌活、独活、防风、麻黄、桂枝、附子（黑顺片）、制川乌、薏苡仁、苍术（炒）、麸炒白术、桃仁、红花、没药（炒）、炮山甲、醋延胡索、牡丹皮、北刘寄奴、王不留行、鸡血藤、香附（酒制）、木香、枳壳、砂仁、路路通、木瓜、川牛膝、续断、伸筋草、大黄、朱砂	祛风胜湿，活血通络，散寒止痛，调补气血	用于寒湿闭阻，瘀血阻络，气血两虚所致痹病，症见关节冷痛、屈伸不利；风湿性关节炎、类风湿关节炎见上述证候者
培坤丸	炙黄芪、陈皮、炙甘草、炒白术、北沙参、茯苓、酒当归、麦冬、川芎、炒酸枣仁、酒白芍、砂仁、杜仲炭、核桃仁、盐胡芦巴、醋艾炭、龙眼肉、山茱萸（制）、制远志、熟地黄、五味子（蒸）	补气血，滋肝肾	用于妇女血亏，消化不良，月经不调，赤白带下，小腹冷痛，气血衰弱，久不受孕

续表

名称	复方组成	功效	应用
黄芪生脉颗粒	炙黄芪、党参、麦冬、五味子、南五味子	益气滋阴，养心行滞	用于气阴两虚，血脉瘀阻引起的胸痹心痛，症见胸痛、胸闷、心悸、气短；冠心病、心绞痛见上述证候者
黄芪健胃膏	黄芪、白芍、桂枝、生姜、甘草、大枣	补气温中，缓急止痛	用于脾胃虚寒所致的胃痛，症见胃痛拘急、畏寒肢冷、喜温喜按、心悸自汗；胃、十二指肠溃疡见上述证候者
黄芪颗粒	黄芪	补气固表，利尿，托毒排脓，生肌	用于气短心悸，虚脱，自汗，体虚浮肿，久泻，脱肛，子宫脱垂，痈疽难溃，疮口久不愈合
虚寒胃痛颗粒	炙黄芪、炙甘草、桂枝、党参、白芍、高良姜、大枣、干姜	益气健脾，温胃止痛	用于脾虚胃弱所致的胃痛，症见胃脘隐痛、喜温喜按、遇冷或空腹加重，十二指肠球部溃疡、慢性萎缩性胃炎见上述证候者
甜梦胶囊	刺五加、黄精、蚕蛾、桑椹、党参、黄芪、砂仁、枸杞子、山楂、熟地黄、炙淫羊藿、陈皮、茯苓、制马钱子、法半夏、泽泻、山药	益气补肾，健脾和胃，养心安神	用于头晕耳鸣，视减听衰，失眠健忘，食欲不振，腰膝酸软，心慌气短，中风后遗症；对脑功能减退、冠状血管疾患、脑血管栓塞及脱发也有一定作用
清眩治瘫丸	天麻、酒蕲蛇、僵蚕、全蝎、地龙、铁丝威灵仙、制白附子、决明子、牛膝、没药（醋炙）、血竭、丹参、川芎、赤芍、玄参、桑寄生、葛根、醋香附、骨碎补、槐米、郁金、沉香、枳壳（炒）、安息香、人参（去芦）、炒白术、麦冬、茯苓、黄连、黄芩、地黄、泽泻、法半夏、黄芪、山楂、水牛角浓缩粉、人工牛黄、珍珠、冰片	平肝息风，化痰通络	用于肝阳上亢、肝风内动所致的头目眩晕、项强头胀、胸中闷热、惊恐虚烦、痰涎壅盛、言语不清、肢体麻木、口眼歪斜、半身不遂
清暑益气丸	人参、黄芪（蜜炙）、炒白术、苍术（米泔炙）、麦冬、泽泻、醋五味子、当归、黄柏、葛根、醋青皮、陈皮、六神曲（麸炒）、升麻、甘草	祛暑利湿，补气生津	用于中暑受热，气津两伤，症见头晕身热、四肢倦怠、自汗心烦、咽干口渴
添精补肾膏	党参、制远志、淫羊藿、炙黄芪、茯苓、狗脊、酒肉苁蓉、熟地黄、当归、巴戟天（酒制）、盐杜仲、枸杞子、锁阳（酒蒸）、川牛膝、龟甲胶、鹿角胶	温肾助阳，补益精血	用于肾阳亏虚、精血不足所致腰膝酸软、精神萎靡、畏寒怕冷、阳痿遗精
颈复康颗粒	羌活、川芎、葛根、秦艽、威灵仙、麸炒苍术、丹参、白芍、地龙（酒炙）、红花、乳香（制）、黄芪、党参、地黄、石决明、煅花蕊石、关黄柏、炒王不留行、燀桃仁、没药（制）、土鳖虫（酒炙）	活血通络，散风止痛	用于风湿瘀阻所致的颈椎病，症见头晕、颈项僵硬、肩背酸痛、手臂麻木
紫龙金片	黄芪、当归、白英、龙葵、丹参、半枝莲、蛇莓、郁金	益气养血，清热解毒，理气化瘀	用于气血两虚证原发性肺癌化疗者，症见神疲乏力、少气懒言、头昏眼花、食欲不振、气短自汗、咳嗽、疼痛
蛤蚧补肾胶囊	蛤蚧、淫羊藿、麻雀（干）、当归、黄芪、牛膝、枸杞子、锁阳、党参、肉苁蓉、熟地黄、续断、杜仲、山药、茯苓、菟丝子、胡芦巴、狗鞭、鹿茸	壮阳益肾，填精补血	用于身体虚弱，真元不足，小便频数
舒心糖浆	党参、黄芪、红花、当归、川芎、三棱、蒲黄	补益心气，活血化瘀	用于心气不足，瘀血内阻所致的胸痹，症见胸闷憋气、心前区刺痛、气短乏力；冠心病心绞痛见上述证候者

名称	复方组成	功效	应用
舒筋通络颗粒	骨碎补、牛膝、川芎、天麻、黄芪、威灵仙、地龙、葛根、乳香	补肝益肾，活血舒筋	用于颈椎病属肝肾阴虚、气滞血瘀证，症见头昏，头痛，胀痛或刺痛，耳聋，耳鸣，颈项僵直，颈、肩、背疼痛，肢体麻木，倦怠乏力，腰膝酸软，口唇色暗，舌质暗红或有瘀斑
脾胃舒丸	鳖甲（制）、炙黄芪、陈皮、枳实、白芍、麸炒白术、醋香附、草果、乌梅（炒）、川芎、焦槟榔、厚朴	疏肝理气，健脾和胃，消积化食	用于消化不良，不思饮食，胃脘嘈杂，腹胀肠鸣，恶心呕吐，大便溏泻，胁肋胀痛，急躁易怒，头晕乏力，失眠多梦等症
温胃舒胶囊	党参、附片（黑顺片）、炙黄芪、肉桂、山药、肉苁蓉（酒蒸）、白术（清炒）、南山楂（炒）、乌梅、砂仁、陈皮、补骨脂	温中养胃，行气止痛	用于中焦虚寒所致的胃痛，症见胃脘冷痛、腹胀暖气、纳差食少、畏寒无力；浅表性胃炎见上述证候者
渴乐宁胶囊	黄芪、黄精（酒炙）、地黄、太子参、天花粉	益气养阴，生津止渴	用于气阴两虚所致的消渴病，症见口渴多饮、五心烦热、乏力多汗、心慌气短；2型糖尿病见上述证候者
滑膜炎颗粒	夏枯草、女贞子、枸骨叶、黄芪、防己、薏苡仁、土茯苓、丝瓜络、泽兰、丹参、当归、川牛膝、豨莶草	清热祛湿，活血通络	用于湿热闭阻、瘀血阻络所致的痹病，症见关节肿胀疼痛、痛有定处、屈伸不利；急、慢性滑膜炎及膝关节术后见上述证候者
滋补生发片	当归、地黄、川芎、桑椹、黄芪、黑芝麻、桑叶、制何首乌、菟丝子、枸杞子、侧柏叶、熟地黄、女贞子、墨旱莲、鸡血藤	滋补肝肾，益气养荣，活络生发	用于脱发症
微达康口服液	刺五加、黄芪、陈皮、熟地黄、女贞子、附子（制）、淫羊藿	扶正固本，补肾安神	用于肾虚所致体虚乏力、失眠多梦，食欲不振；肿瘤放疗、化疗引起的白细胞、血小板减少，免疫功能降低下见上述证候者
瘀血痹颗粒	乳香（制）、没药（制）、红花、威灵仙、川牛膝、香附（制）、姜黄、当归、川芎、丹参、炙黄芪	活血化瘀，通络定痛	用于瘀血阻络所致的痹证，症见肌肉关节剧痛、痛处拒按、固定不移、可有硬结或瘀斑
新血宝胶囊	鸡血藤、黄芪、大枣、当归、白术、陈皮、硫酸亚铁	补血益气，健脾和胃	用于缺铁性贫血所致的气血两虚证
障眼明片	石菖蒲、决明子、肉苁蓉、葛根、青葙子、党参、蔓荆子、枸杞子、车前子、白芍、山茱萸、甘草、菟丝子、升麻、葵仁（去内果皮）、菊花、密蒙花、川芎、酒黄精、熟地黄、关黄柏、黄芪	补益肝肾，退翳明目	用于肝肾不足所致的干涩不舒、单眼复视、腰膝酸软、或轻度视力下降；早、中期老年性白内障见上述证候者
障翳散	丹参、红花、茺蔚子、青葙子、决明子、蝉蜕、没药、黄芪、昆布、海藻、木通、炉甘石（水飞）、牛胆干膏、羊胆干膏、珍珠、琥珀、天然冰片、人工麝香、硼砂、海螵蛸、盐酸小檗碱、维生素B_2、山药、无水硫酸钙、荸荠粉	行滞祛痰，退障消翳	用于老年性白内障及角膜翳属气滞血瘀证
慢支固本颗粒	黄芪、白术、当归、防风	补肺健脾，固表和营	用于慢性支气管炎缓解期之肺脾气虚证，症见乏力、自汗、恶风寒、咳嗽、咯痰、易感冒、食欲不振

续表

名称	复方组成	功效	应用
鼻渊舒口服液	苍耳子、辛夷、薄荷、白芷、黄芩、栀子、柴胡、细辛、川芎、黄芪、川木通、桔梗、茯苓	疏风清热，祛湿通窍	用于鼻炎、鼻窦炎属肺经风热及胆腑郁热证者
鼻窦炎口服液	辛夷、荆芥、薄荷、桔梗、竹叶柴胡、苍耳子、白芷、川芎、黄芩、栀子、茯苓、川木通、黄芪、龙胆草	疏散风热，清热利湿，宣通鼻窍	用于风热犯肺，湿热内蕴所致的鼻塞不通、流黄稠涕；急、慢性鼻炎，鼻窦炎见上述证候者
醒脑再造胶囊	黄芪、淫羊藿、石菖蒲、红参、三七、地龙、当归、红花、粉防己、赤芍、炒桃仁、石决明、天麻、仙鹤草、炒槐花、炒白术、胆南星、葛根、玄参、黄连、连翘、泽泻、川芎、枸杞子、全蝎（去钩）、制何首乌、决明子、沉香、制白附子、细辛、木香、僵蚕（炒）、冰片、珍珠（豆腐制）、猪牙皂、大黄	化痰醒脑，祛风活络	用于神志不清，语言謇涩，口角流涎，肾虚瘘痹，筋骨酸痛，手足拘挛，半身不遂及脑血栓形成的恢复期和后遗症见上述证候者
糖尿乐胶囊	天花粉、山药、黄芪、红参、地黄、枸杞子、知母、天冬、茯苓、山茱萸、五味子、葛根、炒鸡内金	滋阴补肾，益气润肺，和胃生津，调节代谢功能	用于消渴症引起的多食、多饮、多尿，四肢无力等症，降低血糖、尿糖
糖脉康颗粒	黄芪、地黄、赤芍、丹参、牛膝、麦冬、葛根、桑叶、黄连、黄精、淫羊藿	养阴清热，活血化瘀，益气固肾	用于气阴两虚兼血瘀所致的倦怠乏力、气短懒言、自汗、盗汗、五心烦热、口渴喜饮、胸中闷痛、肢体麻木或刺痛、便秘、舌质红少津、舌体胖大、苔薄或花剥、或舌暗有瘀斑、脉弦细或细数或沉涩等症及 2 型糖尿病并发症见上述证候者
藤丹胶囊	钩藤、夏枯草、猪胆膏、桑寄生、丹参、车前子、川芎、三七、防己、黄芪	平肝息风，泻火养阴，舒脉通络	用于高血压病Ⅰ、Ⅱ级肝阳上亢、阴血不足证，症见头痛、眩晕、耳鸣、烦躁、失眠、心悸、腰膝酸软、口咽干燥、舌红或有瘀斑、苔黄或少苔、脉弦数或细而数者
麝香抗栓胶囊	人工麝香、羚羊角、全蝎、乌梢蛇、三七、僵蚕、水蛭（制）、川芎、天麻、大黄、红花、胆南星、鸡血藤、赤芍、粉葛、地黄、黄芪、忍冬藤、当归、络石藤、地龙、豨莶草	通络活血，醒脑散瘀	用于中风气虚血瘀证，症见半身不遂、言语不清、头昏目眩

二、申请专利

在国家知识产权局专利检索及分析数据库以检索因素"黄芪"进入药物检索项，在方剂组成中搜索"黄芪"，共计检索到 41 703 条数据（以申请日为检索要求）。以检索因素"黄芪"进入常规检索项，检索式为"复合文本"共检索到 76 333 条数据；过滤条件选择，日期筛选为 2010 年到 2020 年 10 月，文献类型选择授权公告文献，发明类型全选，选择有效专利后进行检索，最终检索到 5211 条相关数据（申请号相同的数据取最晚公开日期），随后将 5209 个数据添加到专利分析库中进行专利分析，结果见图 2-4～图 2-8。

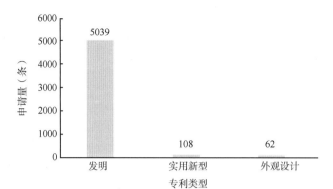

图 2-4 黄芪专利类型分析

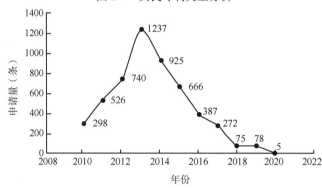

图 2-5 黄芪专利分年度申请变化趋势

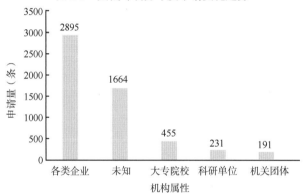

图 2-6 黄芪专利申请机构属性分析

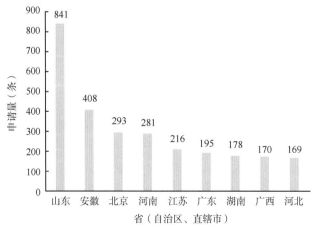

图 2-7 省（自治区、直辖市）黄芪专利申请量分析（取排名前九）

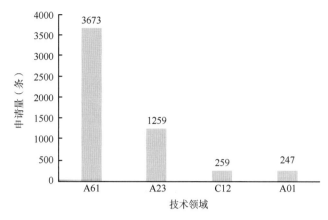

图 2-8 黄芪专利技术领域分析（取排名前四）

A61 为医学或兽医学、卫生学；A23 为其他类不包括的食物或食料、水果、蔬菜、牛奶等；C12 为生物化学、啤酒、酶、醋等；
A01 为农业、林业、畜牧业等

　　对黄芪相关的专利类型进行分析，发现近十年的专利授权绝大部分都为发明专利，其次为实用新型专利，最少的专利类型为外观设计专利，仅 62 项。对专利授权的年代趋势进行分析，2013 年黄芪相关的授权专利数量最多，达到 1237 项，2011～2013 年专利申请呈现上升趋势，但是从 2013 年之后专利的授权数量就逐年下降，2020 年 1～10 月，仅检索到 5 项相关授权专利。

　　从各省专利授权的数量上来看，山东的授权专利数量最多，其次是安徽，江苏、广东、湖南、广西、河北这 5 个省区的专利授权量基本一样，都在 200 项左右。宁夏为黄芪传统道地产区，但宁夏申请专利授权的数量较少，相关企业对黄芪的专利保护和开发不够，之后还需要进行加强。

三、综合利用

　　黄芪可用于预防和治疗新型冠状病毒感染，起到补益肺气的作用，从而改善因感染病毒而肺气虚弱导致的呼吸系统症状，例如黄芪茯苓饮（黄芪 10g、茯苓 9g、炒白术 10g、防风 6g、太子参 12g、麦冬 10g、连翘 10g、金银花 15g、薏苡仁 12g、苏叶 9g、炙甘草 3g）可用于预防新型冠状病毒感染。黄芪可健脾利水，不仅可以祛湿透邪，还能改善患者脾胃虚弱、腑实不通所引起的消化系统疾病，集中体现了中医以整体观念治疗疾病的优势。

　　黄芪可以降血糖，通过改善胰岛素水平治疗糖尿病；黄芪还可应用于阿尔茨海默病中，具有神经保护作用；将黄芪应用于治疗肿瘤，可以增强患者的抗病能力，调节免疫功能、抑制肿瘤细胞活性并促进肿瘤细胞凋亡，最终延长患者的生存时间，黄芪还可减少抗肿瘤化学药物的副作用、降低耐药性从而提高肿瘤患者的生存质量。黄芪能降低血液黏稠度，调节血液供给和组织机体营养，比如可以扩张冠状动脉，从而改善心功能以及防治心血管疾病；黄芪具有的抗炎、调节免疫及保护肠黏膜功能可用于治疗溃疡性结肠炎；黄芪可用于治疗肾炎，能够消除慢性肾炎和肾盂肾炎后期浮肿和蛋白尿症状；黄芪应用于治疗慢性肾衰竭，能够改善肾血流、降低血压，同时可增强造血系统功能并减少肾脏的损伤；黄芪对骨质疏松具有很好的防治优势，可以提高性激素水平，影响骨细胞代谢最终提高微量元素的含量从而用于治疗骨质疏松；将黄芪用于治疗抑郁症也显现出了很好的疗效，能够改善患者的情绪状态，降低自杀的风险；黄芪还可有效改善气虚型老年功能性便秘患者的便秘状况，降低便秘的复发率。

黄芪不仅作为常用的中药，同时也是比较常见的养生保健用药，能够补虚、延缓衰老，是许多养生汤中必不可少的原材料。黄芪含有的黄芪多糖具有抗动脉硬化、保护视网膜、改善记忆力、抗细胞衰老等保健功能。将黄芪多糖应用于反刍动物的饲料中，可以增强动物的免疫功能，降低其发病率与死亡率，其次还可以提高生产性能，比如可以提高奶牛的产奶量，并且在饲料中添加黄芪对于饲养动物的疾病防控和改善肉质也具有重要的现实意义。将黄芪和其他中成药组成的中草药添加剂喂养猪和鸡可使其增重效果明显。

黄芪相关的保健品多达上千条，其主要功效为增强免疫力，如润惠堂牌阿胶黄芪浆和金士力牌吉爽饮料。此外，黄芪的相关保健品还具有其他功能，如劲牌韵酒，其功效为祛黄褐斑、增强免疫力；宝立得牌贝利茶有抗辐射的功效；银迈牌银杏叶苦瓜黄芪铬酵母片的保健功能为辅助降血糖。黄芪的保健品涉及到的剂型种类繁多，在含有黄芪的保健品中，配伍较多的三种中药为枸杞、西洋参、当归。表 2-2 为黄芪保健品的相关信息，图 2-9 为黄芪综合利用情况。

表 2-2　黄芪保健品的相关信息

产品名称	生产企业	主要原料	保健功能
旭东一号®黄芪刺五加蝙蝠蛾拟青霉菌粉胶囊	广东旭东一号生物技术有限公司	黄芪、刺五加、蝙蝠蛾拟青霉菌粉、人参	经动物实验评价，具有缓解体力疲劳的保健功能
鼎维芬®铁皮石斛西洋参黄芪片	北京鼎维芬健康科技有限公司	西洋参提取物、黄芪提取物、铁皮石斛提取物	经动物实验评价，具有增强免疫力的保健功能
威门牌丹参西洋参胶囊	贵州威门药业股份有限公司	黄精、黄芪、丹参、栀子、西洋参、吡啶甲酸铬	辅助降血糖
今诺同牌黄芪丹参决明子胶囊	锦胜生物技术（上海）有限公司	黄芪、丹参、银杏叶、葛根、决明子、菊花、沙棘	辅助降血压、辅助降血脂
瑞丹特ᴿ黄芪葡萄籽玫瑰花胶囊	福爱特国际生物技术（北京）有限公司	黄芪、当归、玫瑰花、红花、葡萄籽提取物	祛黄褐斑
珍迪牌黄芪阿胶口服液	南昌健民营养补品厂	阿胶、熟地黄、当归、黄芪、党参、葡萄糖酸亚铁	改善营养性贫血
唯依旺牌苦荞麦黄芪西洋参胶囊	江苏海宏制药有限公司	苦荞麦提取物、西洋参提取物、黄芪提取物、桑叶提取物、女贞子提取物	辅助降血糖
水中圣牌唤然口服液	深圳市唤然生物科技开发有限公司	人参、黄芪、蛹虫草、丹参、枸杞子、黄精、大枣	经动物实验评价，具有增强免疫力、缓解体力疲劳的保健功能
海斯莱福牌葛根枸杞子片	上海海斯莱福保健食品有限公司	葛根提取物、枸杞子提取物、黄芪提取物、水解胶原蛋白	经动物实验评价，具有增强免疫力的保健功能
昇生源牌黄芪菊苣枸杞子胶囊	天津铸源健康科技集团有限公司	黄芪提取物、枸杞子提取物、菊苣提取物	经动物实验评价，具有增强免疫力的保健功能

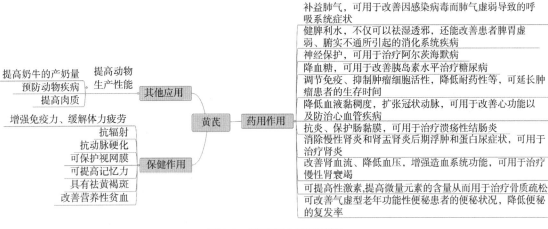

图 2-9　黄芪综合利用情况

（赵启鹏　张佳妮　孟金妮）

第三章

甘草的生产与现代应用

宁夏甘草以"色红皮细、骨重粉足、条干顺直、口面新鲜、加工精细"著称，被誉为宁夏五宝之"黄宝"，是全国甘草（*Glycyrrhiza uralensis* Fisch.）的重要产区和"西正甘草"主产区。宁夏仅盐池县野生甘草集中分布区域达 157 066.7hm^2，可发展甘草优势产区面积为 6800km^2。2019 年宁夏甘草种植面积 1123hm^2，每年销售甘草药材达 10 000 余吨，已开发的甘草深加工产品有甘草浸膏、甘草浸粉、甘草流浸膏、甘草凉茶、甘草饮片等。宁夏是我国商品甘草的重要来源地，也是我国甘草种苗培育基地、野生甘草资源保护区以及西北地区最具影响力的甘草产品集散地。

第一节 品 种 来 源

一、基原

甘草为豆科植物甘草（*Glycyrrhiza uralensis* Fisch.）、胀果甘草（*G. inflata* Bat.）或光果甘草（*G. glabra* L.）的干燥根和根茎，主产于宁夏、内蒙古、甘肃、新疆等地。宁夏栽培甘草基原主要为甘草（*G. uralensis*）。

二、形态特征

1. 甘草（*G. uralensis*）

多年生草本植物，根与根状茎粗壮，直径 1～3cm，根茎多横走，主根甚长，外皮红棕色，里面淡黄色，具有甜味。茎直立，多分枝，高达 30～120cm，密被鳞片状腺点、刺毛状腺体及白色或褐色的绒毛。奇数羽状复叶，长 5～20cm，小叶 7～17 枚，卵形或宽卵形，长 1.5～5cm，宽 0.8～3cm，上面暗绿色，下面绿色，黄褐色腺点及短柔毛密被两面，顶端钝，具有短尖，基部圆，波状边缘，微反卷；托叶三角状披针形，长约 5mm，宽约 2mm，白色短柔毛密被两面；叶柄密被褐色腺点和短柔毛；总状花序腋生，花密集，总花梗短于叶，密生褐色的鳞片状腺点和短柔毛；苞片长圆状披针形，长 3～4mm，褐色，膜质，外面被黄色腺点和短柔毛；花萼钟状，长 7～14mm，密被黄色腺点及短柔毛，基部偏斜并膨大呈囊状，具 5 枚萼齿，与萼筒近等长，上部 2 齿大部分连合；花冠淡紫堇色、白色或黄色，10～24mm 长，旗瓣长圆形，顶端微凹，基部具短瓣柄，翼瓣短于旗瓣，龙骨瓣短于翼瓣；子房密被刺毛状腺体；雄蕊 10，

9 枚基部联合，子房无柄。荚果扁平，呈镰刀状或环状弯曲，密集成球，外面密生瘤状突起和刺毛状腺体，种子 3～11 枚，暗绿色，呈圆形或肾形，长约 3mm（彩图 9）。

2. 胀果甘草（G. inflata）

多年生草本，根与根茎粗壮，带甜味。常密被淡黄褐色鳞片状腺体，无腺毛。茎直立，基部带木质，分枝多，高 50～150cm。叶长 4～20cm，小叶 3～7（或 9）片，卵形至矩圆形，长 2～6cm，宽 0.8～3cm，先端锐尖或钝，基部近圆形，上面暗绿色，下面淡绿色，两面带有黄褐色腺点，沿脉被短柔毛，边缘波状。托叶小三角状披针形，褐色，长约 1mm，干旱掉落；叶柄、叶轴均密被褐色鳞片状腺点，幼时密被短柔毛；总状花序腋生，花疏生，常与叶等长，花后常延伸，密被鳞片状腺点，幼时密被柔毛；苞片长圆状披针形，长约 3mm，密被腺点及短柔毛；钟状花萼，长 5～7mm，密被橙黄色腺点及柔毛，具 5 枚萼齿，披针形，与萼筒等长，上部 2 齿在 1/2 以下连合；紫色或淡紫色花冠，旗瓣长椭圆形，长 6～12mm，龙骨瓣稍短，均具瓣柄和耳。荚果短小，直或微弯曲，膨胀，椭圆形或长圆形，长 8～30mm，宽 5～10mm，被褐色的腺点和刺毛状腺体，疏被长柔毛。种子 1～4 枚，圆形，绿色，直径 2～3mm。

3. 光果甘草（G. glabra）

多年生草本，根与根状茎粗壮，直径 0.5～3cm，具甜味。茎多分枝且直立，高 0.5～1.5m，基部带木质，密被白色柔毛及淡黄色鳞片状腺点，幼时具条棱，有时具短刺毛状腺体。叶长 5～14cm；小叶 11～17 枚，卵状长圆形、长圆状披针形或椭圆形，长 1.7～4cm，宽 0.8～2cm，上面近无毛或疏被短柔毛，下面密被淡黄色鳞片状腺点，沿脉疏被短柔毛，顶端圆或微凹，具短尖，基部近圆形；托叶线形，长 1～2mm，旱时掉落；叶柄密被黄褐腺毛和长柔毛。总状花序腋生，花密生；总花梗与叶等长（果后延伸）或短于叶，密生褐色的鳞片状腺点及白色长柔毛和绒毛；披针形苞片，膜质；花萼钟状，疏被淡黄色腺点和短柔毛，具 5 枚萼齿，披针形，与萼筒近等长，上部 2 齿大部分连合；紫色或淡紫色花冠，长 9～12mm，旗瓣卵形或长圆形，长 10～11mm，顶端微凹，瓣柄长为瓣片的 1/2，翼瓣 8～9mm，龙骨瓣直，长 7～8mm；子房无毛。荚果长圆形，扁而直，长 1.7～3.5cm，宽 4.5～7mm，微作镰形弯曲，有时在种子间微缢缩，无毛或疏被毛，有时被或疏或密的刺毛状腺体，种子数目较少，2～8 颗，暗绿色，光滑，肾形，直径 2mm。

三、甘草资源及原植物检索表

1. 甘草资源的分布

甘草属植物，我国有 8 种，主要分布于北纬 36°～38° 的黄河流域以北各省区，个别种见于云南西北部。按照主产地可分为东甘草（东北甘草）、西甘草、新疆甘草。东北甘草与西甘草原植物为甘草（G. uralensis），新疆甘草原植物种类多，几乎包括国产甘草全部种类。

甘草（G. uralensis）主产于东北、华北、西北各省区及山东，常生于干旱砂地、河滩沙质地、山坡草地及盐渍化土壤中。甘草是宁夏著名道地药材，被称为宁夏"黄宝"，主要分布于盐池、同心、灵武、红寺堡等宁夏中部干旱地带。

无腺毛甘草（G. eglandulosa）：产于新疆焉耆及石河子。

胀果甘草（G. inflata）：主产于内蒙古、甘肃和新疆，常生于河岸阶地、水边、农田边或荒地。

粗毛甘草（G. aspera）：主产于陕西、甘肃、青海、内蒙古、新疆，生长于田边、沟沟及荒地。

圆果甘草（G. squamulosa）：产于内蒙古、山西、河北、宁夏、新疆，生于河岸阶地、路边、荒地、盐碱地。

刺果甘草（*G. pallidiflora*）：主产于华北、东北各省区及陕西、山东、江苏，生于河滩地、岸边、田野、路旁。

云南甘草（*G. yunnanensis*）：产于云南，生长于树林边缘、灌丛、田边、路旁。

光果甘草（*G. glabra*）：分布于东北、华北、西北各省区，主产于新疆南疆地区和甘肃河西走廊一带，生于河岸阶地、沟边、田边、路旁，较干旱的盐渍化土壤上也能生长。

上述甘草属植物，除甘草（*G. uralensis*）、胀果甘草（*G. inflata*）或光果甘草（*G. glabra*）外，其余均非《中国药典》正品甘草来源，使用时应注意鉴别。

2. 原植物检索表

1. 荚果线形、长圆形或圆形，含种子2～8枚，外被鳞片状腺点，刺毛状腺体或光滑，较少有瘤状突起；小叶椭圆形、长圆形、卵形，较少披针形；根和根状茎含甘草酸；花粉粒圆三角形 ……………………… 2
1. 荚果圆形、圆肾形或卵形，有种子2枚，外面被黄色刚硬的刺或瘤状突起；小叶披针形或长圆形，边缘具微小的刺毛状细齿；根和根茎不含甘草酸；花粉粒近圆形 ……………………… 6
2. 荚果念珠状，光滑；小叶5～9枚；植株较短小，高10～30cm …… 粗毛甘草 *Glycyrrhiza aspera* Pall.
2. 荚果不呈念珠状，扁平或膨胀，外被鳞片状腺点、刺毛状腺体或瘤状突起；小叶顶端锐尖或渐尖；植株较粗壮，高30cm以上 ……………………… 3
3. 荚果膨胀，直，种子间不下凹，被褐色腺点 ……………………… 胀果甘草 *Glycyrrhiza inflate* Bat.
3. 荚果两侧压扁，在种子间下凹或之字形曲折；在背腹面直、微弯或弯曲呈镰刀状至环状 ……………………… 4
4. 小叶披针形或长圆状披针形；荚果直或微弯，光滑或具刺毛状腺体 … 光果甘草 *Glycyrrhiza glabra* L.
4. 小叶椭圆或长圆形 ……………………… 5
5. 荚果弯曲成镰刀状或环状，在序轴上密生成球形果穗，除被刺毛状腺体外，尚有瘤状突起 ………… ……………………… 甘草 *Glycyrrhiza uralensis* Fisch.
5. 荚果之字形曲折，形成长圆形的果穗，光滑或被疏散的白色茸毛 ……………………… ……………………… 无腺毛甘草 *Glycyrrhiza eglandulosa* X.Y.Li.
6. 荚果圆形或圆肾形，有瘤状突起；总状花序上的花不密集呈球状；小叶长圆形或披针形，顶端微凹或钝 ……………………… 圆果甘草 *Glycyrrhiza squamulosa* Franch.
6. 荚果长卵形或卵圆形，被刚硬的刺；总状花序上的花密集呈球状或长圆状；小叶披针形，顶端渐尖…… 7
7. 总状花序长圆形；荚果卵圆形，顶端突尖，刺疏 ……… 刺果甘草 *Glycyrrhiza pallidiflora* Maxim.
7. 总状花序近球状；荚果长卵形，顶端骤尖，刺密 ……………………… ……………………… 云南甘草 *Glycyrrhiza yunnanensis* Cheng f.et L.K.Dai ex P.C.Li

（赵云生 李林霏 王 琳）

第二节 栽 培 要 点

一、生物学特性

1. 对环境的适应性

甘草自然分布区最显著的特点是夏季酷热，冬季严寒，昼夜温差大。在新疆阿勒泰地区，年均气温3～6℃，极端最低气温-47℃以下，全年无霜期120d左右，在新疆吐鲁番盆地地区，7月平均气温33℃，极端最高气温47.6℃，甘草都能自然生长。道地药材产区，一般年均气温4～12℃，日照时数2600h以上，≥10℃积温3000～3800℃，无霜期150d以上，最适宜甘草生长和栽培。甘草具有较强的抗旱性，能够适应很低的空气湿度条件，在年降水量500mm 以下地区均能生长。塔里木盆地年降水还不足 100mm，年蒸发量大于 3000mm，空气相对湿度多在 30%以下，如此干旱环境只要有适宜的土壤水分供应甘草就能正常生长。道地药材产区的年降水量一般在 200～400mm。甘草属于阳性植物，可耐一定庇荫，在杨树和榆树的疏林下可自然生长，光照不足会影响生长和药材产量。

甘草对土壤要求不严，分布区内土壤类型有石灰性草甸黑土、栗钙土、棕钙土或灰钙土等含钙土壤，均可自然生长。甘草耐盐碱能力较强，《中国药典》收载 3 种甘草属植物的耐盐碱能力以胀果甘草、光果甘草、甘草的顺序递减。胀果甘草能在盐化草甸土、草甸盐土甚至结皮盐土上生长，甘草主要分布在含盐量 0.1%～0.2%的土壤上，能忍耐含盐量 0.3%～0.6%的盐化条件。甘草是钙质土壤的指示植物，最适宜栽培土地为富含钙质、含盐量不高、腐殖质含量较高的微碱性砂质壤土，pH 为 7.8～8.5。

2. 生长发育习性

甘草的适应性强，在干燥的沙漠草原，土壤为砂壤土、灰钙土、棕钙土地带生长良好；在草甸灌淤土、盐渍化和盐土、土壤较黏重、地下水位较高的地带也能生长。

（1）根与根茎：甘草植株具有发达的地下根及根茎系统，以适应干旱、半干旱的荒漠环境。主根深一般为 1.5m 以下，深可达 8～9m，甚至 10m 以上。地下根茎既是营养器官又是繁殖器官，有垂直根茎和水平根茎两种。垂直根茎即芦头部分，处于土壤表层，与地表呈垂直状态。上接地上茎，下连根或水平根茎。水平根茎又称横生根茎，多为一层，偶有两层或数层。水平根茎亦可再生水平根茎，在近地表的土层内形成网络状根茎系统。

（2）茎：甘草植株的地上部分，于每年秋末冬初枯萎，翌年春 3～4 月于土壤解冻后从根茎长出新芽，再生新株。人工种植的实生苗，当年生株高 30～50cm，二年生株高 50～80cm，三年生株高 70～100cm。

（3）叶：甘草植株的叶片为奇数羽状复叶，从返青期到生长盛期，叶片数逐渐增多，可达100 片左右，9 月中下旬后，叶片变黄开始脱落，10 月下旬地上部分枯萎。

（4）花：直播甘草植株第四年开花，根茎与分蘖繁殖者可提前开花，夏季开花，蝶形花冠紫色，总状花序。

（5）果实：荚果狭长椭圆形，弯曲成镰刀状或环状，褐色，密被刺状腺毛。

（6）种子：种皮坚硬，光滑致密，不易透水，俗称铁豆子，在自然条件下需 3～5 年才有可能发芽出土。甘草植株花序为无限生长花序，种子在甘草果实内的生长期限不一。越早成熟的种子，种子越小，种皮上的蜡质层越厚，呈灰白色，自然发芽率越低。而越晚成熟的种子，种子稍大，种皮上的蜡质层越薄，呈青绿色，在自然条件下有可能发芽。甘草种子的硬实性，可抵御霉菌或细菌侵染，且具有较强的耐高温能力，这也是其长期适应环境的结果。在自然条件下甘草种子的发芽成苗率不足 10%，这对于采用种子繁殖进行栽培生产来说是关键性的限制因素，因此播前必须进行种子处理，以提高种子发芽率。

二、选地整地

1. 育苗地

育苗地宜选择有多年耕种史，无病虫或严重草害史，熟化土层厚，土壤肥力较好的砂壤或壤土地，且处于种植区或靠近种植区，交通方便，有防风林网的区域。机械深翻 20～30cm，精细耙糖。同时结合整地均施腐熟农家肥 3～5m³/亩，磷酸二铵或复合肥 30～50kg/亩。

2. 移栽地

宜选择地下水位 1.5m 以下、土层厚度大于 2m、土质疏松、灌排便利的地块。土壤以略偏碱性的砂质土、砂壤质土或覆砂土为宜。在土壤黏重、地下水位高的地块上生长不良，主根短，岔根多，质量差。选好地后，一般于种植的前一年秋季或当年春季先施底肥（每亩施腐熟厩肥 2000～3000kg、过磷酸钙或磷酸二氢铵 20～30kg）深翻 25～30cm，整细耙平后备用。

三、繁殖方法

繁殖方法有种子繁殖、根茎繁殖和分株繁殖。在实际生产中多采用种子繁殖，而种子繁殖又分直播法和育苗移栽法。

1. 种子处理

甘草种子表皮为坚硬的蜡质层，须经破皮处理后才能吸水萌发。通常用谷物碾米机处理法：调整机器磨片到合适间隙，碾磨 1～2 遍，以划破种皮且不碾碎种子为宜。硫酸拌种法：1kg 甘草种子用 98% 浓硫酸 30ml 充分拌种 20～30min，清水冲洗干净，阴干留置。

2. 浸种

水地或墒情较好的育苗地，播前 10h 左右，用 60～70℃ 左右热水倒入种子内，边倒边搅拌至常温，再浸泡 2～3h，滤干水分放置 8h 左右即可播种。

3. 播种

育苗最适宜时间为 5 月中、下旬。6 月上旬至 8 月上旬亦可播种，但当年不能出圃移植，宜翌年出圃。

育苗播量为 6～10kg/亩。也可视芽率情况，加大播量。

播前先浇水，干后浅耕播种，正常播深为 1～3cm。

（1）播种方法：机械播种法：选择 8～12 行的谷物播种机，播深 1～3cm，行距 8～10cm。

（2）覆膜方法：采用宽幅育苗，膜宽 240～400cm，平铺，膜的两侧埋入土中，踩实。同时应在膜面上每隔 2～3m，拦腰覆土，以防止大风揭膜。出苗后及时放风练苗，以避免放风不及时或放风过急而造成生理性死苗。

4. 移栽

（1）移栽时间：春季移栽的适宜时间为土壤解冻至 5 月上旬。秋季移栽的适宜时间为种苗完全停止生长至土壤完全封冻之前。

（2）苗龄和规格：甘草种苗质量应为苗龄达到 1 年以上，长度大于 30cm，横径大于 0.6cm 方可采挖移植。

（3）种苗检疫与药剂处理：胭脂蚧为甘草重大害虫，应作为重点检验对象，为防止种苗异地带虫传播，有效减少种苗虫源和移栽地的虫源，避免和减轻胭脂蚧等害虫危害，移栽前必须对种苗进行严格的植物检疫或药剂处理。

（4）土壤处理：对于新垦地或周边有野生甘草的地块，移栽时可进行毒土处理，以减少野生甘草胭脂蚧的虫源。具体方法为辛硫磷颗粒剂 3～6kg/亩或毒死蜱颗粒剂 2～3kg/亩，拌土均匀撒入垄沟中，再放置种苗。

（5）移栽方法：移栽前施入农家肥，底施化肥不超过 15kg/亩，以防伤芽，影响种苗返青。水地移栽密度为 18 000～22 000 株/亩，行距小于 30～35cm，株距小于 12cm。旱地移栽密度为 12 000 株/亩以上，行距小于 35～40cm，株距小于 13cm。

四、田间管理（彩图 10）

1. 育苗地

（1）灌水：苗出齐后灌第 2 水，苗高 10cm 灌第 3 水，后期若干旱灌第 4 水。

（2）追肥：结合灌水每次追施"天脊"牌硝酸磷钾肥（22-9-9）20～25kg/亩或者"天脊"牌硝酸磷钾肥（22-9-9）10～15 kg/亩加尿素 10～15 kg/亩，全年 2～3 次。叶面肥选择寡糖链蛋白 6%可湿性粉剂中保阿泰灵；喷施时期以苗高 10cm 以上和幼苗分枝期，全年 2～3 次；喷施浓度为 20～25g 原药兑水 15kg。

（3）除草：人工除草应结合中耕进行，出苗期不宜除草，以免拔除杂草时，将甘草幼苗带出。苗地杂草不宜超过 10cm。拔除的杂草应及时清理出苗地。

芽前除草：选择在当年第 1 次灌水时实施。适用药剂为乙草胺、施田补等芽前选择性除草剂，剂量为 50%乳油 300ml/亩，施用时间为杂草芽前，施用方法为喷雾或随水滴施。

芽后除草：适用药剂为豆草特，防除对象为除禾本科以外一年生杂草，剂量为 250ml/亩，施用时间为杂草 4 叶期以前，施用方法喷雾或随水滴施。注意事项，施用后 3 年不能种粮食作物。

2. 移栽地

（1）灌水施肥：水地移栽后 1 周内开始灌第 1 次水；6 月中、下旬灌第 2 次水；7 月中、下旬灌第 3 次水。全年灌 3～4 次水。

水地可结合灌第 2 次水，每次随水追施"天脊"牌硝酸磷钾肥（22-9-9）20～25kg/亩或者"天脊"牌硝酸磷钾（22-9-9）10～15kg/亩加尿素 10～15 kg/亩，全年 2～3 次。翌年再追施 2～3 次。

（2）中耕除草：旱地可结合中耕除草或雨后进行追施，具体方法为将肥料均匀撒入地表，结合中耕除草，使肥土混合。

叶面肥宜选用磷酸二氢钾和寡糖链蛋白 6%可湿性粉剂中保阿泰灵。苗高 10cm 以上和幼苗分枝期各喷施 1 次。喷施浓度以 20～25g 原药兑水 15kg 为宜。

田间杂草防治应做到早除、勤除。在 5 月中下旬、6 月中下旬和 7 月中旬左右结合中耕进行，9 月下旬应刈割地上部分的全部杂草，对于病虫害严重的田块，应彻底清理并焚烧掩埋，以防止越冬菌源、虫源，减轻病虫害危害程度。

（3）药剂除草

芽前除草。适用水地甘草，可选择在当年第 1 次灌水时实施。适用药剂为乙草胺、施田补等芽前选择性除草剂，剂量为 50%乳油 300ml/亩，施用时间为杂草芽前，施用方法为喷雾或随水滴施法。

芽后除草。以播前翻耕除草、机械中耕和人工除草为主。化学除草，应选择低残留的已登记的除草剂。

五、病虫害防治

1. 主要病害防治

甘草锈病：在 4 月上旬发生始期，5～6 月是夏孢病株的发生盛期，发病适宜温度为 20～25℃，7 月中旬以后，是冬孢病株发生盛期。9 月以后随着气温下降，甘草停止生长；防治措施，首先应消灭和封锁发病株与发病中心，清除地上病株，尤其是秋季刈割、清洁田园的病枝落叶可减少下年的病原。4 月下旬至 5 月上旬，甘草 80%植株露芽 1～2cm，锈病植株达20%时用 20%粉锈宁 1200 倍液或 97%敌锈钠 300 倍液喷雾防治，间隔 7d 1 次，共 2 次。

甘草白粉病：病菌主要在田间病株残体上越冬，次年秋季降雨多，湿度大有利于该病发生蔓延；防治措施上，用 20%粉锈宁 800～1000 倍液或硫黄胶悬剂 300 倍液喷雾，视病情相隔 7d 加强 1 次。

甘草根腐病：人工甘草主要靠水流、土壤传播，根部伤口侵入；防治措施上，应注意天气预报，防止大水漫灌。发现病株用 50%甲基托布津 800 倍液或 75%百菌清 600 倍液进行灌根。

2. 主要虫害防治

甘草胭脂蚧：一年发生一代，9 月以后，一部分若虫在卵囊内越冬，另一部分若虫破囊后活动，寄生寄主越冬，下年春 4 月随着气温的升高，卵囊内若虫爬出寻找寄主，固定危害，吸食甘草汁液，5～7 月上旬形成蚧壳，进入老熟期，8 月中旬成虫羽化、交尾产卵期，完成一个生活世代。

甘草萤叶甲：以成虫在枯枝、落叶下、土缝中越冬，翌年 4 月中下旬甘草幼芽萌发开始取食危害，一、二代幼虫危害加重，5 月下旬至 8 月为发生盛期；防治措施，在甘草生长季节，可采用乐斯本 1000 倍液或 1500 倍液或千虫克 800 倍液喷洒；加强田间管理，冬季灌水，秋季刈割、清除田间枯枝落叶，减少越冬虫源与下年虫口基数。

甘草蚜虫：5～8 月是发生期，局部地甘草植株受害较重；防治措施，以吡虫啉 1500 倍液或 20%高效溴氰菊酯 2000 倍液或千虫克 800 倍液喷洒。

甘草小绿叶蝉：年发生 3～5 代，主要以幼虫、成虫危害豆科、榆树等多种植物，7～8 月是发生盛期；防治措施，在危害高峰期常采用敌敌畏乳液 1000 倍，喷施可达90%以上的防效。

六、采收加工

直播种植 3 年后采挖，移栽种植宜 2 年后采挖，采挖季节应在秋季。采收后去掉芦头、须根，去掉泥土，依据直径大小加工成规定的长度，捋直、捆把，置通风干燥处晾干，勿暴晒。

七、贮藏与养护

甘草一般为外包麻布的压缩打包件，每件 50kg。贮于干燥、通风处，商品安全水分12%～14%。本品易发霉、虫蛀。空气过度潮湿，表面可见霉斑或白色、绿色菌丝。为害的仓虫有咖啡豆象、家茸天牛、四星栗天牛、大理窃蠹、赤拟谷盗、波纹皮蠹、褐步足甲、榭长蠹、榭红腹长蠹、木斛皮蠹、竹蠹等，被蛀品表面常完好，仅在两端出现白色粉状蛀点，但内部往往已有多数孔洞，在地上敲打，容易折断。

储藏期间，应定期检查，保持环境整洁、干燥，可抽氧充氮养护；发现虫蛀，用磷化铝熏杀。

（张新慧　李小康）

第三节　质量评价与饮片生产

一、药材鉴定

1. 性状鉴定

甘草：根呈圆柱形，长 25～100cm，直径 0.6～3.5cm。外皮松紧不一。表面红棕色或灰棕色，具显著的纵皱纹、沟纹、皮孔及稀疏的细根痕。质坚实，断面略显纤维性，黄白色，粉性，形成层环明显，射线放射状，有的有裂隙。根茎呈圆柱形，表面有芽痕，断面中部有髓。气微，味甜而特殊。

胀果甘草：根及根茎木质粗壮，有的分枝，外皮粗糙，多灰棕色或灰褐色。质坚硬，木质纤维多，粉性小。根茎不定芽多而粗大。

光果甘草：根及根茎质地较坚实，有的分枝，外皮不粗糙，多灰棕色，皮孔细而不明显。

2. 理化鉴定

取本品粉末加乙醚加热回流 1h，滤过，药渣加甲醇加热回流 1h，滤过，滤液蒸干，残渣加水溶解，用正丁醇提取 3 次，用水洗涤 3 次，蒸干，残渣加甲醇溶解，作为供试品溶液。另取甘草对照药材同法制成对照药材溶液。再取甘草酸铵对照品，制成对照品溶液。照薄层色谱法试验，吸取上述 3 种溶液各 1～2μl，分别点于同一用 1%氢氧化钠溶液制备的硅胶 G 薄层板上，以醋酸乙酯-甲酸-冰醋酸-水（15：1：1：2）为展开剂，展开，取出，晾干，喷以 10%硫酸乙醇溶液，在 105℃加热至斑点显色清晰，置紫外光灯（365nm）下检视。供试品色谱中，在与对照药材色谱相应的位置上，显相同颜色的荧光斑点；在与对照品色谱相应的位置上，显相同的橙黄色荧光斑点。

3. 显微鉴定

（1）本品横切面

甘草：①木栓层为数列棕色细胞。皮层较窄。②韧皮部射线宽广，多弯曲，常现裂隙；纤维多成束，非木化或微木化，周围薄壁细胞常含草酸钙方晶；筛管群常因压缩而变形。③束内形成层明显。④木质部射线宽 3～5 列细胞；导管较多，直径约至 160μm；木纤维成束，周围薄壁细胞亦含草酸钙方晶。⑤根中心无髓；根茎中心有髓。

胀果甘草：韧皮部及木质部的射线细胞多皱缩而形成裂隙。

光果甘草：横切面韧皮部射线平直，不偏弯，裂隙少。

（2）粉末：甘草根及根茎粉末淡棕黄色。纤维成束，直径 8～14μm，壁厚，微木化，周围薄壁细胞含草酸钙方晶，形成晶纤维。草酸钙方晶多见。具缘纹孔导管较大，稀有网纹导管。木栓细胞红棕色，多角形，微木化。另有橙红色色素块，散在。

二、化学成分

1. 三萜皂苷类成分

目前已从甘草属植物中鉴定到 60 余种成分，其中苷元 40 多个，三萜类化合物中最主要的是有甜味的甘草酸（GL）（图 3-1），亦称甘草甜素。

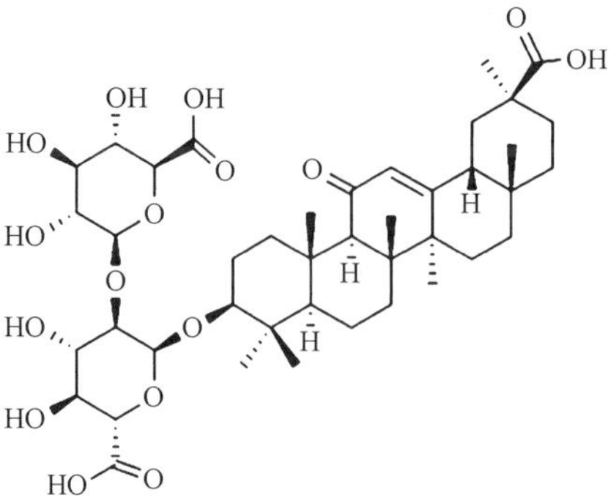

图 3-1 甘草酸

2. 黄酮类成分

甘草苷（图 3-2）、异甘草苷和甘草查尔酮等为甘草中主要的黄酮类成分，据现有的资料报道，目前国内外已经从甘草中分离鉴定出 300 多个黄酮类化合物。

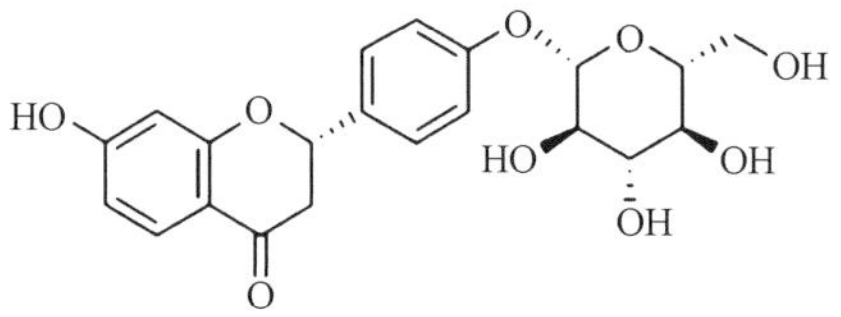

图 3-2 甘草苷

3. 香豆素类化合物

甘草中含有的香豆素类化合物包括甘草香豆素、甘草芳香豆素、7-2'-4'-三羟基-5-甲氧基-3-芳香豆素、甘草瑞酮等。

4. 生物碱类化合物

甘草中的此类成分大多为四羟喹啉类化合物，例如 5, 6, 7, 8-四羟基-2, 4-二甲基喹啉、3-甲基-6, 7, 8-三氢吡咯并 [1, 2-α] 吡啶-3-酮等。

5. 其他类成分

除此之外，甘草中还含有多糖类成分、氨基酸、挥发性成分等。

三、含量测定

照《中国药典》（2020 年版四部）"高效液相色谱法（通则 0512）"测定。

色谱条件与系统适用性试验以十八烷基硅烷键合硅胶为填充剂；以乙腈为流动相 A，以 0.05% 磷酸溶液为流动相 B，进行梯度洗脱；检测波长为 237nm。理论板数按甘草苷峰计算应不低于 5000。对照品溶液的制备：取甘草苷对照品、甘草酸铵对照品适量，精密称定，加 70% 乙醇分别制成每 1ml 含甘草苷 20μg、甘草酸铵 0.2mg 的溶液，即得（甘草酸重量=甘草酸铵重量/1.0207）。供试品溶液的制备：取本品粉末（过三号筛）约 0.2g，精密称定，置具塞锥形瓶中，精密加入 70% 乙醇 100ml，密塞，称定重量，超声处理（功率 250W，频率 40kHz）30 分钟，放冷，再称定重量，用 70% 乙醇补足减失的重量，摇匀，滤过，取续滤液，即得。测定法：分别精密吸取对照品溶液与供试品溶液各 10μl，注入液相色谱仪，测定，即得。本品按干燥品计算，含甘草苷不得少于 0.50%，甘草酸不得少于 2.0%。

目前甘草中甘草酸和甘草苷的含量测定方法主要有 HPLC 和高效毛细管电泳法；现代研究利用近红外光谱结合偏最小二乘（partial least square，PLS）法，建立了快速测定甘草饮片中甘草酸和甘草苷含量的方法，与传统色谱法相比，样品预处理简单、环保并实现了快速、无损检测，为甘草饮片中 2 种成分的含量测定提供了一种新的光谱分析方法。样品预处理：将甘草饮片置于 60℃的烘箱中，烘干 4h，取出放冷后粉碎，粉末过三号筛（50 目），密封，干燥保存，即得样品粉末。采集近红外光谱数据：取样品粉末，装入石英瓶，压实，进行测定，实验室温度为 25℃，相对湿度为 45%～60%。近红外光谱仪参数设置为：测样方法为积分球漫反射，光谱采集范围为 2500～1000nm，分辨率为 1nm，扫描次数为 64 次。

四、炮制方法

甘草的炮制方式大致可以分为净制、切制、火制和加辅料制 4 种。经考证，从古至今，甘草的炮制方法主要有炙、炒、炮、煨、酒制、醋制、盐制、油制、姜制、蜜制、水制、胆汁制等。

《中国药典》2020 年版仅记载了甘草蜜炙的炮制工艺，蜜炙法沿用至今并广泛使用。各省市的中药饮片炮制规范中提到的甘草炮制品基本包括甘草片、炒甘草、甘草梢、甘草粉和蜜炙甘草 5 种，其中最常见的炮制品是甘草片、炒甘草和蜜炙甘草 3 种，同时这 3 种甘草炮制品也是目前常见的 3 种市售甘草。

五、商品规格

市场上野生甘草按品种有甘草、胀果甘草和光果甘草 3 种，甘草划分为条草一等、条草二等、条草三等、毛草统货、草节统货和疙瘩头统货 4 个规格 6 个等级，胀果甘草和光果甘草划分为条草统货和毛草统货 2 个规格 2 个等级；栽培甘草划分为条草一等、条草二等、条草三等、条草统货、毛草统货和草节统货 3 个规格 6 个等级。

（付雪艳　董　琳）

第四节　临　床　应　用

一、性能功效

1. 性味归经
甘、平。归心、脾、胃、肺经。

2. 功效
补脾益气，清热解毒，祛痰止咳，缓急止痛，调和诸药。

二、现代药理作用

1. 肾上腺皮质激素样作用
甘草的有效成分如甘草浸膏、甘草酸、甘草次酸对多种动物均具有去氧皮质酮样作用，能促进钠、水潴留，排钾增加，显示盐皮质激素样作用；甘草能使幼年小鼠胸腺萎缩，大鼠肾上腺中维生素 C 含量下降，说明其具有兴奋垂体-肾上腺皮质功能的作用。甘草制剂只有在肾上腺皮质功能存在的条件下才表现出肾上腺皮质激素样作用，甘草具有肾上腺皮质激素样作用的机制：①促进肾上腺皮质激素的合成；②甘草次酸在结构上与肾上腺皮质激素相似，能竞争性地抑制肾上腺皮质激素在肝内的代谢失活，从而间接提高肾上腺皮质激素的血药浓度。

2. 调节机体免疫功能

甘草具有增强和抑制机体免疫功能的作用，甘草葡聚糖能增强机体免疫功能，对小鼠脾脏淋巴细胞有激活增殖功能，表现出致分裂原特性，与刀豆蛋白 A（ConA）合用有协同作用。

3. 对消化系统的影响

（1）抗溃疡：甘草粉、甘草浸膏、甘草次酸、甘草素、甘草苷、异甘草苷和甘草提取物 FM_{100} 对多种实验性溃疡模型均有抑制作用，能促进溃疡愈合。甘草抗溃疡的机制：抑制胃液、胃酸分泌；增加胃黏膜细胞的己糖胺成分，保护胃黏膜不受损害；促进消化道上皮细胞再生；刺激胃黏膜上皮细胞合成和释放有黏膜保护作用的内源性前列腺素（PG）。

（2）解痉：甘草对胃平滑肌有解痉作用，甘草解痉作用的有效成分主要是黄酮类化合物，其中以甘草素的作用为最强，FM_{100} 和异甘草素等黄酮化合物对乙酰胆碱（Ach）、氯化钡、组胺引起的肠管痉挛性收缩有显著解痉作用。

4. 镇咳、祛痰

甘草能促进咽喉和支气管黏膜的分泌，呈现祛痰镇咳作用。

5. 抗炎、抗菌、抗病毒、抗变态反应

甘草具有皮质激素样抗炎作用，对小鼠化学性耳肿胀、大鼠棉球肉芽肿、大鼠甲醛性足肿胀、大鼠卡拉胶性关节炎等都有抑制作用。其抗炎有效成分是甘草酸单铵盐、甘草次酸和总黄酮。甘草中黄酮类化合物中抗菌成分较多。甘草水煎液能抑制大鼠被动皮肤过敏反应，降低小鼠血清 IgE 抗体水平。

6. 解毒作用

甘草对误食毒物（毒蕈）、药物中毒（敌敌畏、喜树碱、咖啡因、巴比妥）均有一定的解毒作用，能缓解中毒症状，降低中毒动物的死亡率。甘草解毒作用的有效成分主要为甘草酸，其解毒作用的机制为：①吸附毒物，甘草酸水解后释放出的葡萄糖醛酸可与羟基、羟基的毒物结合，减少毒物的吸收；②通过物理、化学沉淀毒物以减少吸收；③肾上腺皮质激素样作用，并改善垂体-肾上腺系统的调节作用，提高机体对毒物的耐受能力；④提高小鼠肝 $CytP_{450}$ 的含量，增强肝脏的解毒功能。

7. 其他药理作用

甘草还具有抗心律失常、降血脂、抗动脉粥样硬化、抗肿瘤的作用。

三、临床主治

1. 心气不足的心动悸、脉结代

治疗心气虚所致的心动悸、脉结代，常与人参、阿胶、桂枝等配伍，以益气复脉，滋阴养血，如炙甘草汤。

2. 脾气虚证

治脾气虚弱所致的倦怠乏力，食少便溏等，常与人参、白术、茯苓等配伍，如四君子汤。

3. 痰多咳嗽

治疗风寒咳嗽，常与麻黄、杏仁配伍，以散寒解表，宣肺平喘，如三拗汤；治肺热咳嗽，常与石膏、麻黄、杏仁配伍，以清热宣肺，降逆平喘，即麻杏石甘汤；治寒痰咳嗽，常与干姜、细辛配伍，以涤痰解表，温肺降逆，如苓甘五味姜辛汤；治湿痰咳嗽，常与陈皮、半夏、茯苓配伍，以燥湿化痰，即二陈汤。

4. 脘腹及四肢挛急作痛

治阴血不足，筋失所养而致挛急作痛者，常与白芍配伍，即芍药甘草汤；治脾胃虚寒，营血不能温养者，常与桂枝、白芍等配伍，以温中补虚，缓急止痛，如小建中汤。

5. 热毒疮疡，咽喉肿痛及药物、食物中毒

治热毒疮疡，常与金银花、连翘等配伍，治咽喉肿痛，可单用煎服，或与桔梗配伍，如甘草汤、桔梗汤；药物、食物中毒，在无特殊解毒药时，可用甘草治之，亦可用大豆、绿豆煎汤服。

6. 其他

此外，本品能缓和烈性或减轻不良反应；又可调和脾胃，如调和承气汤、半夏泻心汤。

四、用法用量及使用注意

1. 用法用量

煎服，2～10g。生用性偏凉，可清热解毒；蜜炙药性偏温，并可增强补益心脾之气和润肺止咳作用。

2. 使用注意

不宜与海藻、京大戟、红大戟、芫花、甘遂同用。本品有助湿壅气之弊，湿盛胀满、水肿者不宜用，大剂量久服可导致水钠潴留，引起浮肿。

五、常用处方

1. 炙甘草汤

甘草（炙）12g，生姜（切）9g，桂枝（去皮）9g，人参 6g，麦门冬（去心）10g，生地黄 50g，麻仁 10g，阿胶 6g，大枣（擘）10 枚。

2. 甘草泻心汤

甘草（炙）12g，黄芩 9g，人参 9g，干姜 9g，黄连 3g，半夏（洗）9g，大枣（擘）12 枚。

3. 四君子汤

人参（去芦）9g，白术 9g，茯苓（去皮）9g，甘草（炙）6g。

六、名医临证用药经验

1. 李文瑞重用甘草治咽喉肿痛

名老中医李文瑞临床应用甘草一般用量 3～10g，重用 15～25g，最大用至 45g。李老认为甘草之清热利咽、解毒消肿的功效与抗炎、解毒等现代药理作用相结合。重剂用于咽喉肿痛，疗效颇佳，常在桔梗甘草汤中重用。临床主要用于咽炎、喉炎、扁桃体炎等，服药期间，未出现浮肿、腹痛、低钾等副作用。如一位 29 岁女性患者，患急性咽炎 5d，症见咽痛音哑，咽部不爽，目赤干涩，纳食尚可，小便色黄，大便通调，舌微红，苔黄少津，脉滑数，灼伤津液。遂予桔梗 10g，生甘草 30g，玉蝴蝶 10g，蝉蜕 5g，肥玉竹 10g，服用 5 剂后症状减轻，再进 5 剂病愈，之后随访未见复发。

2. 李伯重用甘草治心律失常

李氏临床常常运用炙甘草治疗心律失常，效果确实不错，但用之不当会产生一定的不良反应，最主要的不良反应是引起浮肿和血压升高，这种不良反应的产生与炙甘草的用量有直接关系。临床经验证明，其对治疗心律失常的疗效也与炙甘草的用量有关，一般用 15～30g，有时可用到 30～60g。李老在临床中发现，上述用量服 2 周以上就可能出现浮肿或血压升高，有的人可能出现的时间更晚一点，炙甘草的不良反应早已引起了人们重视。现代药理研究证明，其造成浮肿和血压升高的原因与水钠潴留有关，李老在临床应用中，曾有 3 例病人出现了上述不良反应，经配合应用车前草、钩藤后，不良反应逐步消失，后来一直炙甘草与车前草、钩藤同用，未出现过上述不良反应，车前草、钩藤每剂一般各用 30g。炙甘草不良反应与个人的体质有关，有的人炙甘草每日服 40g，连服月余也无任何不良反应出现；另有人每日仅服 15g，1 周就出现头痛、血压升高。故临床超量应用炙甘草治病时，要时刻警惕其不良反应，最好能合理配伍，防患于未然。

（李卫强　牛　阳　王丽玮　茆春阳）

第五节　中成药生产与产品开发

一、中成药生产

在国家药品监督管理局官网中以"甘草"为关键词进行检索，检索到 521 条记录，其中包括甘草甜素片、甘草锌胶囊、复方甘草酸苷片、注射用甘草酸二铵、甘草提取物粉、复方甘草口服溶液、甘草锌、复方甘草片、甘草浸膏、甘草流浸膏、炙甘草颗粒、炙甘草合剂等。这些药品涉及的剂型有浸膏剂、流浸膏剂、颗粒、片剂等。

《中国药典》2020 年版一部中收录甘草、炙甘草、甘草流浸膏、甘草浸膏，二部中收录复方甘草口服溶液、复方甘草片。除此之外还收录甘草的其他中成药，其剂型见图 3-3，复方组成、功效及应用见表 3-1。总结发现，甘草中成药剂型以丸剂、片剂为主，具有祛痰止咳、调和诸药等功效。

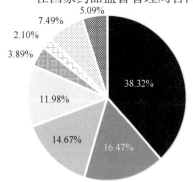

图 3-3　甘草中成药剂型占比

表 3-1　甘草相关中成药处方组成及其功效

名称	复方组成	功效	应用
二十五味珊瑚丸	珊瑚、珍珠、青金石、珍珠母、诃子、木香、红花、丁香、沉香、朱砂、龙骨、炉甘石、脑石、磁石、禹粮土、芝麻、葫芦、紫菀花、獐牙菜、藏菖蒲、榜那、打箭菊、甘草、西红花、人工麝香	开窍，通络，止痛	用于"白脉病"，神志不清，身体麻木，头昏目眩，脑部疼痛，血压不调，头痛，癫痫及各种神经性疼痛
二母宁嗽丸	川贝母、知母、石膏、炒栀子、黄芩、蜜桑白皮、茯苓、炒瓜蒌子、陈皮、麸炒枳实、炙甘草、五味子（蒸）	清肺润燥，化痰止咳	用于燥热蕴肺所致的咳嗽、痰黄而黏不易咳出、胸闷气促、久咳不止、声哑喉痛
二陈丸	陈皮、半夏（制）、茯苓、甘草	燥湿化痰，理气和胃	用于痰湿停滞导致的咳嗽痰多，胸脘胀闷，恶心呕吐
十六味冬青丸	冬青叶、石榴、石膏、肉桂、豆蔻、木香、丁香、甘草、白葡萄干、沉香、拳参、荜茇、肉豆蔻、红花、广枣、方海	宽胸顺气，止嗽定喘	用于胸满腹胀、头昏浮肿、寒嗽痰喘
十全大补丸	党参、炒白术、茯苓、炙甘草、当归、川芎、酒白芍、熟地黄、炙黄芪、肉桂	温补气血	用于气血两虚，面色苍白，气短心悸，头晕自汗，体倦乏力，四肢不温，月经量多
十香返生丸	沉香、丁香、檀香、土木香、醋香附、降香、广藿香、乳香（醋炙）、天麻、僵蚕（麸炒）、郁金、莲子心、瓜蒌子（蜜炙）、煅金礞石、诃子肉、甘草、苏合香、安息香、人工麝香、冰片、朱砂、琥珀、牛黄	开窍化痰，镇静安神	用于中风痰迷心窍引起的言语不清、神志昏迷、痰涎壅盛、牙关紧闭
七味葡萄散	白葡萄干、石膏、红花、石榴、香附、肉桂、甘草	清肺，止嗽，定喘	用于虚劳咳嗽，年老气喘，胸满郁闷
七制香附丸	醋香附、地黄、茯苓、当归、熟地黄、川芎、炒白术、白芍、益母草、艾叶（炭）、黄芩、酒萸肉、天冬、阿胶、炒酸枣仁、砂仁、醋延胡索、艾叶、粳米、盐小茴香、人参、甘草	疏肝理气，养血调经	用于气滞血虚所致的痛经、月经量少、闭经，症见胸胁胀痛、经行量少、行经小腹胀痛、经前双乳胀痛、经水数月不行
八正合剂	瞿麦、车前子（炒）、萹蓄、大黄、滑石、川木通、栀子、甘草、灯心草	清热，利尿，通淋	用于湿热下注，小便短赤，淋沥涩痛，口燥咽干
八味檀香散	檀香、石膏、红花、甘草、丁香、北沙参、拳参、白葡萄干	清热润肺，止咳化痰	用于肺热咳嗽，痰中带脓
八宝坤顺丸	熟地黄、地黄、白芍、当归、川芎、人参、白术、茯苓、甘草、益母草、黄芩、牛膝、橘红、沉香、木香、砂仁、琥珀	益气养血调经	用于气血两虚月经不调，痛经，症见经期后错、行经量少、行经腹痛
八珍丸	党参、茯苓、炒白术、熟地黄、白芍、当归、川芎、甘草	补气益血	用于气血两虚，面色萎黄，食欲不振，四肢乏力，月经过多
八珍益母丸	益母草、党参、麸炒白术、茯苓、甘草、当归、酒白芍、川芎、熟地黄	益气养血，活血调经	用于气血两虚兼有血瘀所致的月经不调，症见月经周期错后、行经量少、淋漓不净、精神不振、肢体乏力

续表

名称	复方组成	功效	应用
人参再造丸	人参、酒蕲蛇、广藿香、檀香、母丁香、玄参、细辛、醋香附、地龙、熟地黄、三七、乳香（醋制）、青皮、豆蔻、防风、制何首乌、川芎、片姜黄、黄芪、甘草、黄连、茯苓、赤芍、大黄、桑寄生、葛根、麻黄、骨碎补（炒）、全蝎、豹骨（制）、炒僵蚕、附子（制）、琥珀、醋龟甲、粉草薢、白术（麸炒）、沉香、天麻、肉桂、白芷、没药（醋制）、当归、草豆蔻、威灵仙、乌药、羌活、橘红、六神曲（麸炒）、朱砂、血竭、人工麝香、冰片、牛黄、天竺黄、胆南星、水牛角浓缩粉	益气养血，祛风化痰，活血通络	用于气虚血瘀、风痰阻络所致的中风，症见口舌歪斜、半身不遂、手足麻木、疼痛、拘挛、言语不清
人参养荣丸	人参、白术（土炒）、茯苓、炙黄芪、当归、熟地黄、白芍（麸炒）、陈皮、远志（制）、肉桂、五味子（酒蒸）、炙甘草	温补气血	用于心脾不足，气血两亏，形瘦神疲，食少便溏，病后虚弱
儿童清肺丸	麻黄、炒苦杏仁、石膏、甘草、蜜桑白皮、瓜蒌皮、黄芩、板蓝根、橘红、法半夏、炒紫苏子、葶苈子、浙贝母、紫苏叶、细辛、薄荷、蜜枇杷叶、白前、前胡、石菖蒲、天花粉、煅青礞石	清肺，解表，化痰，止嗽	用于小儿风寒外束、肺经痰热所致的面赤身热、咳嗽气促、痰多黏稠、咽痛声哑
儿感退热宁口服液	青蒿、板蓝根、菊花、苦杏仁、桔梗、连翘、薄荷、甘草	解表清热，化痰止咳，解毒利咽	用于小儿外感风热，内郁化火，发热头痛，咳嗽，咽喉肿痛
九气拈痛丸	醋香附、木香、高良姜、陈皮、郁金、醋莪术、醋延胡索、槟榔、甘草、五灵脂（醋炒）	理气，活血，止痛	用于气滞血瘀导致的胸胁胀满疼痛，痛经
九味羌活口服液	羌活、防风、苍术、细辛、川芎、白芷、黄芩、甘草、地黄	疏风解表，散寒除湿	用于外感风寒夹湿所致的感冒，症见恶寒、发热、无汗、头重而痛、肢体酸痛
三拗片	麻黄、苦杏仁、甘草、生姜	宣肺解表	用于风寒袭肺证，症见咳嗽声重，咳嗽痰多，痰白清稀；急性支气管炎病情轻者见上述证候者
大黄䗪虫丸	熟大黄、土鳖虫（炒）、水蛭（制）、虻虫（去翅足，炒）、蛴螬（炒）、干漆（煅）、桃仁、炒苦杏仁、黄芩、地黄、白芍、甘草	活血破瘀，通经消癥	用于瘀血内停所致的癥瘕、闭经，症见腹部肿块、肌肤甲错、面色暗黑、潮热羸瘦、经闭不行
口炎清颗粒	天冬、麦冬、玄参、山银花、甘草	滋阴清热，解毒消肿	用于阴虚火旺所致的口腔炎症
山东阿胶膏	阿胶、党参、黄芪、白术、枸杞子、白芍、甘草	补益气血，润燥	用于气血两虚所致的虚劳咳嗽、吐血、妇女崩漏、胎动不安
川芎茶调丸	川芎、白芷、羌活、细辛、防风、荆芥、薄荷、甘草	疏风止痛	用于外感风邪所致的头痛，或有恶寒、发热、鼻塞
女金丸	当归、白芍、川芎、熟地黄、党参、炒白术、茯苓、甘草、肉桂、益母草、牡丹皮、没药（制）、醋延胡索、藁本、白芷、黄芩、白薇、醋香附、砂仁、陈皮、煅赤石脂、鹿角霜、阿胶	益气养血，理气活血，止痛	用于气血两虚、气滞血瘀所致的月经不调，症见月经提前、月经错后、月经量多、神疲乏力、经水淋漓不净、行经腹痛

续表

名称	复方组成	功效	应用
小儿七星茶口服液	薏苡仁、稻芽、山楂、淡竹叶、钩藤、蝉蜕、甘草	开胃消滞，清热定惊	用于小儿积滞化热，消化不良，不思饮食，烦躁易惊，夜寝不安，大便不畅，小便短赤
小儿止咳糖浆	甘草流浸膏、桔梗流浸膏、氯化铵、橙皮酊	祛痰，镇咳	用于小儿感冒引起的咳嗽
小儿化毒散	人工牛黄、珍珠、雄黄、大黄、黄连、天花粉、川贝母、赤芍、乳香（制）、没药（制）、冰片、甘草	消热解毒，活血消肿	用于热毒内蕴、毒邪未尽所致的口疮肿痛、疮疡溃烂、烦躁口渴、大便秘结
小儿百寿丸	钩藤、炒僵蚕、胆南星（酒炙）、天竺黄、桔梗、木香、砂仁、陈皮、苍术、茯苓、炒山楂、六神曲（麸炒）、炒麦芽、薄荷、滑石、甘草、朱砂、牛黄	清热散风，消食化滞	用于小儿风热感冒、积滞，症见发热头痛、脘腹胀满、停食停乳、不思饮食、呕吐酸腐、咳嗽痰多、惊风抽搐
小儿百部止咳糖浆	蜜百部、苦杏仁、桔梗、桑白皮、麦冬、知母、黄芩、陈皮、甘草、制天南星、枳壳（炒）	清肺、止咳、化痰	用于小儿痰热蕴肺所致的咳嗽、顿咳，症见咳嗽、痰多、痰黄黏稠、咯吐不爽或痰咳不已、痰稠难出；百日咳见上述证候者
小儿金丹片	朱砂、橘红、川贝母、胆南星、前胡、玄参、清半夏、大青叶、关木通、桔梗、荆芥穗、羌活、西河柳、枳壳、地黄、赤芍、钩藤、葛根、牛蒡子、天麻、甘草、防风、冰片、水牛角浓缩粉、羚羊角粉、薄荷脑	祛风化痰，清热解毒	用于外感风热，痰火内盛所致的感冒，症见发热、头痛、咳嗽、气喘、咽喉肿痛、呕吐及高热惊风
小儿肺咳颗粒	人参、茯苓、白术、陈皮、鸡内金、酒大黄、鳖甲、地骨皮、北沙参、炙甘草、青蒿、麦冬、桂枝、干姜、淡附片、瓜蒌、桑白皮、款冬花、紫菀、桑白皮、胆南星、黄芪、枸杞子	健脾益肺，止咳平喘	用于肺脾不足，痰湿内壅所致咳嗽或痰多稠黄，咳吐不爽，气短，喘促，动辄汗出，食少纳呆，周身乏力，舌红苔厚，小儿支气管炎见以上证候者
小儿肺热平胶囊	人工牛黄、地龙、珍珠、拳参、牛胆粉、甘草、平贝母、人工麝香、射干、朱砂、黄连、黄芩、羚羊角、北寒水石、冰片、新疆紫草、柴胡	清热化痰，止咳平喘，镇惊开窍	用于小儿痰热壅肺所致喘嗽，症见喘咳、吐痰黄稠、壮热烦渴、神昏抽搐、舌红苔黄腻
小儿肺热咳喘口服液	麻黄、苦杏仁、石膏、甘草、金银花、连翘、知母、黄芩、板蓝根、麦冬、鱼腥草	清热解毒，宣肺化痰	用于热邪犯于肺卫所致发热、汗出、微恶风寒、咳嗽、痰黄，或兼喘息、口干而渴
小儿泻速停颗粒	地锦草、儿茶、乌梅、焦山楂、茯苓、白芍、甘草	清热利湿，健脾止泻，缓急止痛	用于小儿湿热壅遏大肠所致的泄泻，症见大便稀薄如水样，腹痛，纳差；小儿秋季腹泻及迁延性、慢性腹泻见上述证候者
小儿宝泰康颗粒	连翘、地黄、滇柴胡、玄参、桑叶、浙贝母、蒲公英、南板蓝根、滇紫草、桔梗、莱菔子、甘草	解表清热，止咳化痰	用于小儿风热外感，症见发热、流涕、咳嗽、脉浮
小儿咳喘灵口服液	麻黄、金银花、苦杏仁、板蓝根、石膏、甘草、瓜蒌	宣肺，清热，止咳，祛痰，平喘	用于上呼吸道感染引起的咳嗽；气管炎，肺炎
小儿香橘丸	木香、陈皮、苍术（米泔炒）、炒白术、茯苓、甘草、白扁豆（去皮）、麸炒山药、莲子、麸炒薏苡仁、炒山楂、炒麦芽、六神曲（麸炒）、姜厚朴、麸炒枳实、醋香附、砂仁、法半夏、泽泻	健脾和胃，消食止泻	用于脾虚食滞所致的呕吐便泻、脾胃不和、身热腹胀、面黄肌瘦、不思饮食

名称	复方组成	功效	应用
小儿豉翘清热颗粒	连翘、淡豆豉、薄荷、荆芥、炒栀子、大黄、青蒿、赤芍、槟榔、厚朴、黄芩、半夏、柴胡、甘草	疏风解表，清热导滞	用于小儿风热感冒夹滞证，症见发热咳嗽，鼻塞流涕、咽红肿痛，纳呆口渴，脘腹胀满，便秘或大便酸臭，溲黄
小儿惊风散	全蝎、炒僵蚕、雄黄、朱砂、甘草	镇惊息风	用于小儿惊风，抽搐神昏
小儿腹泻宁糖浆	党参、白术、茯苓、葛根、广藿香、甘草、木香	健脾和胃，生津止泻	用于脾胃气虚所致的泄泻，症见大便泄泻、腹胀腹痛、纳减、呕吐、口干、倦怠乏力、舌淡苔白
小儿解热丸	全蝎、胆南星、防风、羌活、天麻、麻黄、钩藤、薄荷、猪牙皂、煅青礞石、天竺黄、陈皮、茯苓、甘草、琥珀、炒僵蚕、蜈蚣、珍珠、朱砂、人工牛黄、人工麝香、冰片	清热化痰，镇惊，息风	用于小儿感冒发热，痰涎壅盛，高热惊风，项背强直，手足抽动，神志昏蒙，呕吐咳嗽
小儿解感片	大青叶、柴胡、黄芩、荆芥、桔梗、甘草	清热解表，利咽止咳	用于感冒发热，头疼鼻塞，咳嗽喷嚏，咽喉肿痛
小青龙合剂	麻黄、桂枝、白芍、干姜、细辛、炙甘草、法半夏、五味子	解表化饮，止咳平喘	用于风寒水饮，恶寒发热，无汗，喘咳痰稀
小建中片	桂枝、白芍、炙甘草、生姜、大枣、	温中补虚，缓急止痛	用于脾胃虚寒，脘腹疼痛，喜温喜按，嘈杂吞酸，食少，胃及十二指肠溃疡上述证见者
小柴胡片	柴胡、姜半夏、黄芩、党参、甘草、生姜、大枣	解表散热，疏肝和胃	用于外感病，邪犯少阳证，症见寒热往来、胸胁苦满、食欲不振、心烦喜呕、口苦咽干
开胃健脾丸	白术、党参、茯苓、木香、黄连、六神曲（炒）、陈皮、砂仁、炒麦芽、山楂、山药、煨肉豆蔻、炙甘草	健脾和胃	用于脾胃虚弱、中气不和所致的泄泻、痞满，症见食欲不振、嗳气吞酸、腹胀泄泻；消化不良见上述证候者
天王补心丸	丹参、当归、石菖蒲、党参、茯苓、五味子、麦冬、天冬、地黄、玄参、制远志、炒酸枣仁、柏子仁、桔梗、甘草、朱砂	滋阴养血，补心安神	用于心阴不足，心悸健忘，失眠多梦，大便干燥
天麻首乌片	天麻、白芷、制何首乌、熟地黄、丹参、川芎、当归、炒蒺藜、桑叶、墨旱莲、酒女贞子、白芍、黄精（蒸）、甘草	滋阴补肾，养血息风	用于肝肾阴虚所致的头晕目眩、头痛耳鸣、口苦咽干、腰膝酸软、脱发、白发；脑动脉硬化、早期高血压、血管神经性头痛、脂溢性脱发见上述证候者
千紫红金胶囊	炙黄芪、党参、山药（酒炒）、炙甘草、熟地黄、当归、阿胶（蛤粉制）、白术、茯苓、盐杜仲、川芎、陈皮、香附（醋盐炙）、肉桂、三七（熟）、砂仁（去核盐炙）、桑寄生、益母草、盐小茴香、牛膝、木香、酒白芍、丁香、艾叶（醋炙）、盐益智仁、醋延胡索、肉苁蓉、酒续断、地榆（醋炙）、荆芥（醋炙）、酸枣仁（盐炙）、海螵蛸、麦冬、椿皮、酒黄芩、白薇	益气养血，补肾暖宫	用于气血两亏，肾虚宫冷，月经不调，崩漏带下，腰膝冷痛，宫冷不孕
木香分气丸	木香、砂仁、丁香、檀香、醋香附、广藿香、陈皮、姜厚朴、枳实、豆蔻、醋莪术、炒山楂、白术（麸炒）、甘松、槟榔、甘草	宽胸消胀，理气止呕	用于肝郁气滞，脾胃不和所致的胸膈痞闷、两胁胀满、胃脘疼痛、倒饱嘈杂、恶心呕吐、嗳气吞酸

续表

名称	复方组成	功效	应用
木香顺气丸	木香、砂仁、醋香附、槟榔、甘草、陈皮、厚朴、枳壳（炒）、苍术（炒）、青皮（炒）、生姜	行气化湿，健脾和胃	用于湿浊中阻、脾胃不和所致的胸膈痞闷、脘腹胀痛、呕吐恶心、嗳气纳呆
五加生化胶囊	刺五加浸膏、当归、川芎、桃仁、干姜、甘草	益气养血，活血祛瘀	用于经期及人流术后、产后气虚血瘀所致阴道流血，血色紫暗或有血块，小腹疼痛按之不减，腰背酸痛，自汗，心悸气短，舌淡、兼见瘀点，脉沉弱等
五味沙棘散	沙棘膏、栀子、木香、甘草、白葡萄干	清热祛痰，止咳定喘	用于肺热久嗽，喘促痰多，胸中满闷，胸胁作痛；慢性支气管炎见上述证候者
五福化毒丸	水牛角浓缩粉、连翘、青黛、黄连、炒牛蒡子、玄参、地黄、桔梗、芒硝、赤芍、甘草	清热解毒，凉血消肿	用于血热毒盛，小儿疮疖，咽喉肿痛，口舌生疮，牙龈出血、痄腮
牙痛一粒丸	蟾酥、朱砂、雄黄、甘草	解毒消肿，杀虫止痛	用于火毒内盛所致的牙龈肿痛、龋齿疼痛
止血定痛片	三七、煅花蕊石、海螵蛸、甘草	散瘀，止血，止痛	用于十二指肠溃疡疼痛，胃酸过多、出血属血瘀证者
止咳宝片	紫菀、橘红、桔梗、枳壳、百部、五味子、陈皮、干姜、荆芥、罂粟壳浸膏、甘草、氯化铵、前胡、薄荷素油	宣肺祛痰，止咳平喘	用于外感风寒所致的咳嗽、痰多清稀、咳甚而喘；慢性支气管炎、上呼吸道感染见上述证候者
止咳喘颗粒	满山红、桔梗、炙甘草	止咳，平喘，祛痰	用于支气管炎，咳喘，痰多，痰稠，感冒咳嗽，肺痈吐脓，胸满胁痛
止咳橘红口服液	化橘红、陈皮、法半夏、茯苓、款冬花、甘草、瓜蒌皮、紫菀、麦冬、知母、桔梗、地黄、石膏、苦杏仁（去皮炒）、炒紫苏子	清肺，止咳，化痰	用于痰热阻肺引起的咳嗽痰多、胸满气短、咽干喉痒
止痛紫金丸	丁香、血竭、当归、熟地黄、木香、儿茶、红花、骨碎补（烫）、土鳖虫、乳香（制）、没药（制）、赤芍、自然铜（煅）、甘草	舒筋活血，消瘀止痛	用于跌打损伤，闪腰岔气，瘀血作痛，筋骨疼痛
止嗽化痰丸	罂粟壳、桔梗、知母、前胡、陈皮、大黄（制）、炙甘草、川贝母、石膏、苦杏仁、紫苏叶、葶苈子、款冬花（制）、百部（制）、玄参、麦冬、密蒙花、天冬、五味子（制）、枳壳（炒）、瓜蒌子、半夏（姜制）、木香、马兜铃（制）、桑叶	清肺止嗽，化痰定喘	用于痰热阻肺，久嗽，咯血，痰喘气逆，喘息不眠
止嗽定喘口服液	麻黄、苦杏仁、石膏、甘草	辛凉宣泄，清肺平喘	用于表寒里热，身热口渴，咳嗽痰盛，喘促气逆，胸膈满闷；急性支气管炎见上述证候者
少阳感冒颗粒	柴胡、黄芩、人参、甘草、半夏、干姜、大枣、青蒿	解表散热，和解少阳	用于外感病邪犯少阳证，症见寒热往来、胸胁苦满、食欲不振、心烦喜呕、口苦咽干
内消瘰疬片	夏枯草、浙贝母、海藻、白蔹、天花粉、连翘、熟大黄、玄明粉、煅蛤壳、大青盐、枳壳、桔梗、薄荷脑、地黄、当归、玄参、甘草	化痰，软坚，散结	用于痰湿凝滞所致的瘰疬，症见皮下结块、不热不痛

续表

名称	复方组成	功效	应用
午时茶胶囊	苍术、柴胡、羌活、防风、白芷、川芎、广藿香、前胡、连翘、陈皮、山楂、枳实、炒麦芽、甘草、六神曲（炒）、桔梗、紫苏叶、厚朴、红茶	祛风解表，化湿和中	用于外感风寒、内伤食积症，症见恶寒发热、头痛身楚、胸脘满闷、恶心呕吐、腹痛腹泻
牛黄上清丸	人工牛黄、薄荷、菊花、荆芥穗、白芷、川芎、栀子、黄连、黄柏、黄芩、大黄、连翘、赤芍、当归、地黄、桔梗、甘草、石膏、冰片	清热泻火，散风止痛	用于热毒内盛、风火上攻所致的头痛眩晕、目赤耳鸣、咽喉肿痛、口舌生疮、牙龈肿痛、大便燥结
牛黄上清胶囊	人工牛黄、薄荷、菊花、荆芥穗、白芷、川芎、栀子、黄连、黄柏、黄芩、大黄、连翘、赤芍、当归、地黄、桔梗、甘草、石膏、冰片	清热泻火，散风止痛	用于热毒内盛、风火上攻所致的头痛眩晕、目赤耳鸣、咽喉肿痛、口舌生疮、牙龈肿痛、大便燥结
牛黄千金散	牛黄、黄连、胆南星、全蝎、僵蚕（制）、天麻、朱砂、冰片、甘草	清热解毒，镇痉定惊	用于小儿惊风高热，手足抽搐，痰涎壅盛，神昏谵语
牛黄化毒片	牛黄、金银花、连翘、制天南星、白芷、乳香、没药、甘草	解毒消肿，散结止痛	用于疮疡、乳痈红肿疼痛
牛黄净脑片	人工牛黄、金银花、连翘、黄芩、黄连、石膏、蒲公英、珍珠、朱砂、煅石决明、煅磁石、赭石、猪胆膏、冰片、雄黄、麦冬、天花粉、葛根、地黄、板蓝根、玄参、栀子、大黄、郁金、甘草	清热解毒，镇惊安神	用于热盛所致的神昏狂躁，头目眩晕，咽喉肿痛等症。亦用于小儿内热，惊风抽搐等
牛黄清心丸（局方）	牛黄、当归、川芎、甘草、山药、黄芩、炒苦杏仁、大豆黄卷、大枣、炒白术、茯苓、桔梗、防风、柴胡、阿胶、干姜、白芍、人参、六神曲（炒）、肉桂、麦冬、白蔹、蒲黄（炒）、麝香或人工麝香、冰片、水牛角浓缩粉、羚人羊角、朱砂、雄黄	清心化痰，镇惊祛风	用于风痰阻窍所致的头晕目眩、痰涎壅盛、神志混乱、言语不清及惊风抽搐、癫痫
牛黄清宫丸	人工牛黄、麦冬、黄芩、莲子心、天花粉、甘草、大黄、栀子、地黄、连翘、郁金、玄参、雄黄、水牛角浓缩粉、朱砂、冰片、金银花、人工麝香	清热解毒，镇惊安神，止渴除烦	用于热入心包、热盛动风证，症见身热烦躁、昏迷、舌赤唇干、谵语狂躁、头痛眩晕、惊悸不安及小儿急热惊风
牛黄解毒丸	人工牛黄、雄黄、石膏、大黄、黄芩、桔梗、冰片、甘草	清热解毒	用于火热内盛，咽喉肿痛，牙龈肿痛，口舌生疮，目赤肿痛
牛黄镇惊丸	牛黄、全蝎、炒僵蚕、珍珠、人工麝香、朱砂、雄黄、天麻、钩藤、防风、琥珀、胆南星、制白附子、半夏（制）、天竺黄、冰片、薄荷、甘草	镇惊安神，祛风豁痰	用于小儿惊风，高热抽搐，牙关紧闭，烦躁不安
气痛丸	木香、甘草、煅赤石脂、枳壳（炒）、朱砂粉	行气止痛，健胃消滞	用于气机阻滞，脘腹胀满
气滞胃痛片	柴胡、醋延胡索、枳壳、醋香附、白芍、炙甘草	疏肝理气，和胃止痛	用于肝郁气滞，胸痞胀满，胃脘疼痛
分清五淋丸	木通、盐车前子、黄芩、茯苓、猪苓、黄柏、大黄、萹蓄、瞿麦、知母、泽泻、栀子、甘草	清热泻火，利尿通淋	用于湿热下注所致的淋证，症见小便黄赤、尿频尿急、尿道灼热涩痛

续表

名称	复方组成	功效	应用
丹桂香颗粒	炙黄芪、桂枝、吴茱萸、肉桂、细辛、桃仁、红花、当归、川芎、赤芍、丹参、牡丹皮、延胡索、片姜黄、三棱、莪术、水蛭、木香、枳壳、乌药、黄连、地黄、炙甘草	益气温胃，散寒行气，活血止痛	用于脾胃虚寒、寒凝血瘀所致的胃脘痞满疼痛、食少纳差、嘈杂嗳气、腹胀；慢性萎缩性胃炎见上述证候者
风热清口服液	山银花、熊胆粉、青黛、桔梗、瓜蒌皮、甘草	清热解毒，宣肺透表，利咽化痰	用于外感风热所致的感冒，症见发热、微恶风寒、头痛、咳嗽、口渴、咽痛；急性上呼吸道感染见上述症状者
风湿马钱片	马钱子粉、炒僵蚕、乳香（炒）、没药（炒）、全蝎、牛膝、苍术、麻黄、甘草	祛风除湿，活血祛瘀，通络止痛	用于风湿闭阻、瘀血阻络所致的痹病。症见关节疼痛、刺痛或疼痛较甚；风湿性关节炎、类风湿关节炎、坐骨神经痛见上述证候者
风湿定片	八角枫、白芷、徐长卿、甘草	散风除湿，通络止痛	用于风湿阻络所致的痹病，症见关节疼痛；风湿性关节炎、类风湿关节炎、肋神经痛、坐骨神经痛见上述证候者
风湿骨痛胶囊	制川乌、制草乌、红花、木瓜、乌梅、麻黄、甘草	温经散寒，通络止痛	用于寒湿闭阻经络所致的痹病，症见腰脊疼痛、四肢关节冷痛；风湿性关节炎见上述证候者
风寒咳嗽丸	陈皮、法半夏、青皮、苦杏仁、麻黄、紫苏叶、五味子、桑白皮、炙甘草、生姜	温肺散寒，祛痰止咳	用于外感风寒，肺气不宣所致的咳喘，症见头疼鼻塞、痰多咳嗽、胸闷气喘
乌军治胆片	乌梅、大黄、佛手、枳实、牛至、栀子、甘草、槟榔、威灵仙、姜黄	疏肝解郁，利胆排石，泄热止痛	用于肝胆湿热所致的胁痛、胆胀，症见胁肋胀痛、发热、尿黄；胆囊炎、胆道感染或胆道术后见上述证候者
乌鸡白凤丸	乌鸡（去毛爪肠）、鹿角胶、醋鳖甲、煅牡蛎、桑螵蛸、人参、黄芪、当归、白芍、醋香附、天冬、甘草、地黄、熟地黄、川芎、银柴胡、丹参、山药、芡实（炒）、鹿角霜	补气养血，调经止带	用于气血两虚，身体瘦弱，腰膝酸软，月经不调，白带量多
六一散	滑石粉、甘草	清暑利湿	用于感受暑湿所致的发热、身倦、口渴、泄泻、小便黄少；外用治痱子
六合定中丸	广藿香、紫苏叶、香薷、木香、檀香、姜厚朴、枳壳（炒）、陈皮、桔梗、甘草、茯苓、木瓜、炒白扁豆、炒山楂、六神曲（炒）、炒麦芽、炒稻芽	祛暑除湿，中和消食	用于夏伤暑湿，宿食停滞，寒热头痛，吐泻腹痛
六君子丸	党参、麸炒白术、茯苓、姜半夏、陈皮、炙甘草	补脾益气，燥湿化痰	用于脾胃虚弱，食量不多，气虚痰多，腹胀便溏
心速宁胶囊	黄连、半夏、茯苓、枳实、常山、莲子心、苦参、青蒿、人参、麦冬、甘草	清热化痰，宁心定悸	用于痰热扰心所致的心悸、胸闷、心烦、易惊、口干口苦、失眠多梦、眩晕、脉结代；冠心病、病毒性心肌炎引起的轻、中度室性过早搏动见上述证候者
心脑康胶囊	丹参、制何首乌、赤芍、枸杞子、葛根、川芎、红花、泽泻、牛膝、地龙、郁金、远志（蜜炙）、九节菖蒲、炒酸枣仁、鹿心粉、甘草	活血化瘀，通窍止痛	用于瘀血阻络所致的胸痹、眩晕，症见胸闷、心前区刺痛、眩晕、头痛；冠心病心绞痛、脑动脉硬化见上述证候者

名称	复方组成	功效	应用
心脑静片	莲子心、珍珠母、槐米、黄柏、木香、黄芩、夏枯草、钩藤、龙胆、淡竹叶、铁丝威灵仙、制天南星、甘草、人工牛黄、朱砂、冰片	平肝潜阳，清心安神	用于肝阳上亢所致的眩晕及中风，症见头晕目眩、烦躁不宁、言语不清、手足不遂。也可用于高血压肝阳上亢证
双虎清肝颗粒	金银花、虎杖、黄连、瓜蒌、白花蛇舌草、蒲公英、丹参、野菊花、紫花地丁、法半夏、麸炒枳实、甘草	清热利湿，化痰宽中，理气活血	用于湿热内蕴所致的胃脘痞闷、口干不欲饮、恶心厌油、食少纳差、胁肋隐痛、腹部胀满、大便黏滞不爽或臭秽、或身目发黄、舌质暗、边红、舌苔厚腻或黄腻、脉弦滑或弦数者；慢性乙型肝炎见上述证候者
玉泉胶囊	天花粉、葛根、麦冬、人参、茯苓、乌梅、黄芪、甘草、地黄、五味子	养阴益气，生津止渴，清热除烦	用于气阴不足，口渴多饮，消食善饥；糖尿病属上述证候者
正气片	广藿香油、紫苏叶油、木香、苍术、甘草、茯苓、陈皮、制半夏、姜厚朴、生姜	发散风寒，化湿和中	用于伤风感冒，头痛胸闷，吐泻腹胀
正柴胡饮颗粒	柴胡、陈皮、防风、赤芍、甘草、生姜	发散风寒，解热止痛	用于外感风寒所致的发热恶寒，无汗，头痛，鼻塞，喷嚏，咽痒咳嗽，四肢酸痛；流感初起、轻度上呼吸道感染见上述证候者
甘桔冰梅片	桔梗、薄荷、射干、青果、乌梅（去核）、蝉蜕、甘草、冰片	清热开音	用于风热犯肺引起的失音声哑；风热犯肺引起的急性咽炎出现的咽痛、咽干灼热、咽黏膜充血等
古汉养生精口服液	人参、炙黄芪、金樱子、枸杞子、女贞子（制）、菟丝子、淫羊藿、白芍、炙甘草、黄精（制）、炒麦芽	补气，滋肾，益精	用于气阴亏虚、肾精不足所致的头晕、心悸、目眩、耳鸣、健忘、失眠、阳痿遗精、疲乏无力；脑动脉硬化、冠心病、前列腺增生、围绝经期综合征、病后体虚见上述证候者
石斛夜光丸	石斛、人参、山药、茯苓、甘草、肉苁蓉、枸杞子、菟丝子、地黄、熟地黄、五味子、天冬、麦冬、苦杏仁、防风、川芎、麸炒枳壳、黄连、牛膝、菊花、盐蒺藜、青葙子、决明子、水牛角浓缩粉、羚羊角	清热利尿，通淋排石	用于湿热下注所致的热淋、石淋，症见尿频、尿急、尿痛或尿有砂石；尿路结石、肾盂肾炎见上述证候者
龙牡壮骨颗粒	党参、黄芪、山麦冬、醋龟甲、炒白术、山药、醋南五味子、龙骨、煅牡蛎、茯苓、大枣、甘草、乳酸钙、炒鸡内金、维生素 D_2、葡萄糖酸钙	强筋壮骨，和胃健脾	用于治疗和预防小儿佝偻病、软骨病；对小儿多汗、夜惊、食欲不振、消化不良、发育迟缓也有治疗作用
龙胆泻肝丸	龙胆、柴胡、黄芩、栀子（炒）、泽泻、木通、盐车前子、酒当归、地黄、炙甘草	清肝胆，利湿热	用于肝胆湿热，头晕目赤，耳鸣耳聋，耳肿疼痛，胁痛口苦，尿赤涩痛，湿热带下
归脾丸	党参、炒白术、炙黄芪、炙甘草、茯苓、制远志、炒酸枣仁、龙眼肉、当归、木香、大枣（去核）	益气健脾，养血安神	用于心脾两虚，气短心悸，失眠多梦，头昏头晕，肢倦乏力，食欲不振，崩漏便血
四正丸	广藿香、香薷、紫苏叶、白芷、檀香、木瓜、法半夏、厚朴（姜炙）、大腹皮、陈皮、白术（麸炒）、桔梗、白扁豆（去皮）、茯苓、槟榔、枳壳（麸炒）、山楂（炒）、六神曲（麸炒）、麦芽（炒）、甘草	祛暑解表，化湿止泻	用于内伤湿滞，外感风寒，头晕身重，恶寒发热，恶心呕吐，饮食无味，腹胀泄泻

续表

名称	复方组成	功效	应用
四君子丸	党参、炒白术、茯苓、炙甘草	益气健脾	用于脾胃气虚，胃纳不佳，食少便溏
四制香附丸	香附、川芎、当归（炒）、炒白芍、熟地黄、炒白术、泽兰、陈皮、关黄柏、炙甘草	理气和血，补血调经	用于血虚气滞，月经不调，胸腹胀痛
四逆汤	淡附子、干姜、炙甘草	温中祛寒，回阳救逆	用于阳虚欲脱，冷汗自出，四肢厥逆，下利清谷，脉微欲绝
生白合剂（生白口服液）	淫羊藿、补骨脂、附子（黑顺片）、枸杞子、黄芪、鸡血藤、茜草、当归、芦根、麦冬、甘草	温肾健脾，补益气血	用于癌症放、化疗引起的白细胞减少属脾肾阳虚，气血不足证候者，症见神疲乏力，少气懒言，畏寒肢冷，纳差便溏，腰膝酸软
白蚀丸	紫草、灵芝、降香、盐补骨脂、丹参、红花、制何首乌、海螵蛸、牡丹皮、黄药子、苍术（泡）、甘草、蒺藜、龙胆	补益肝肾，活血祛瘀，养血祛风	用于肝肾不足、血虚风盛所致的白癜风，症见白斑色乳足、多有对称、边界清楚，病程较久，伴有头晕目眩、腰膝酸软
外感风寒颗粒	桂枝、白芷、防风、柴胡、荆芥穗、羌活、白芍、葛根、桔梗、杏仁（炒）、甘草、生姜	解表散寒，退热止咳	用于风寒感冒，恶寒发热、头痛项强、全身酸痛、鼻塞流清涕、咳嗽，苔薄白、脉浮
玄麦甘桔含片	玄参、麦冬、甘草、桔梗	清热滋阴，祛痰利咽	用于阴虚火旺，虚火上浮，口鼻干燥，咽喉肿痛
加味左金丸	姜黄连、制吴茱萸、黄芩、柴胡、木香、醋香附、郁金、白芍、醋青皮、麸炒枳壳、陈皮、醋延胡索、当归、甘草	平肝降逆，疏郁止痛	用于肝郁化火，肝胃不和引起的胸脘痞闷、急躁易怒、嗳气吞酸、胃痛少食
加味生化颗粒	当归、桃仁、益母草、艾叶、炙甘草、荆芥、赤芍、川芎、炮姜、阿胶	活血化瘀，温经止痛	用于瘀血不尽，冲任不固所致的产后恶露不绝，症见恶露不绝、色紫暗或有血块、小腹疼痛
加味香连丸	木香、姜黄连、黄芩、黄柏（酒炙）、白芍、当归、姜厚朴、麸炒枳壳、槟榔、醋延胡索、制吴茱萸、炙甘草	祛湿清热，化滞止痢	用于大肠湿热所致的痢疾，症见大便脓血、腹痛下坠、里急后重
加味逍遥丸	柴胡、当归、白芍、白术（麸炒）、茯苓、甘草、牡丹皮、栀子（姜炙）、薄荷	疏肝清热，健脾养血	用于肝郁血虚，肝脾不和，两胁胀痛，头晕目眩，倦怠食少，月经不调，脐腹胀痛
加味藿香正气软胶囊	广藿香、紫苏叶、白芷、炒白术、陈皮、半夏（制）、姜厚朴、茯苓、桔梗、甘草、大腹皮、生姜、大枣	解表化湿，理气和中	用于外感风寒，内伤湿滞证，症见头痛昏重、胸膈痞闷、脘腹胀痛、呕吐泄泻；胃肠型感冒见上述证候者
老年咳喘片	黄芪、白术、防风、甘草、黄精、淫羊藿、补骨脂	补气壮阳，扶正固本	用于老年慢性支气管炎等各种虚证
耳聋丸	龙胆、黄芩、地黄、泽泻、木通、栀子、当归、九节菖蒲、甘草、羚羊角	清肝泻火，利湿通窍	用于肝胆湿热所致的头晕头痛、耳聋耳鸣、耳内流脓
芎菊上清丸	川芎、菊花、黄芩、栀子、炒蔓荆子、黄连、薄荷、连翘、荆芥穗、羌活、藁本、桔梗、防风、甘草、白芷	清热解表，散风止痛	用于外感风邪引起的恶风身热，偏正头痛，鼻流清涕，牙疼喉痛
朴沉化郁丸	醋香附、醋延胡索、麸炒枳实、檀香、木香、片姜黄、丁香、沉香、高良姜、醋青皮、陈皮、甘草、豆蔻、醋莪术、砂仁、肉桂	疏肝解郁，开胃消食	用于肝气郁滞，肝胃不和所致胃脘刺痛、胸腹胀满、呕吐恶心、停食停水、气滞闷郁

续表

名称	复方组成	功效	应用
再造丸	蕲蛇肉、全蝎、地龙、炒僵蚕、醋山甲、豹骨（油制）、人工麝香、水牛角浓缩粉、人工牛黄、醋龟甲、朱砂、天麻、防风、羌活、白芷、川芎、葛根、麻黄、肉桂、细辛、附子（附片）、油松节、桑寄生、骨碎补（炒）、威灵仙（酒炒）、粉萆薢、当归、赤芍、片姜黄、血竭、三七、乳香（制）、没药（制）、人参、黄芪、炒白术、茯苓、甘草、天竺黄、制首乌、熟地黄、玄参、黄连、大黄、化橘红、醋青皮、沉香、檀香、广藿香、母丁香、冰片、乌药、豆蔻、草豆蔻、香附（醋制）、两头尖（醋制）、红曲、建曲	祛风化痰，活血通络	用于风痰阻络所致中风，症见半身不遂、口舌歪斜、手足麻木、疼痛痉挛、言语謇涩
百合固金口服液	白芍、百合、川贝母、当归、地黄、甘草、桔梗、麦冬、熟地黄、玄参	养阴润肺，化痰止咳	用于肺肾阴虚，燥咳少痰，痰中带血，咽干喉痛
百咳静糖浆	陈皮、麦冬、前胡、炒苦杏仁、清半夏、黄芩、蜜百部、黄柏、桑白皮、甘草、蜜麻黄、炒葶苈子、炒紫苏子、炒天南星、桔梗、瓜蒌仁（炒）	清热化痰，平喘止咳	用于外感风热所致的咳嗽、咯痰；感冒，急、慢性支气管炎，百日咳见上述证候者
当归拈痛丸	当归、粉葛、党参、苍术（炒）、升麻、苦参、泽泻、炒白术、知母、防风、羌活、黄芩、猪苓、茵陈、甘草	清热利湿，祛风止痛	用于湿热闭阻所致的痹病，症见关节红肿热痛或足胫红肿热痛；亦可用于疮疡
当归调经颗粒	当归、熟地黄、川芎、党参、白芍、甘草、黄芪	补血助气，调经	用于贫血衰弱，病后、产后血虚以及月经不调，痛经
竹沥达痰丸	黄芩、半夏（制）、大黄（酒制）、橘红、甘草、沉香	豁除顽痰，清火顺气	用于痰热上壅，顽痰胶结，咳喘痰多，大便干燥，顽痰胶结，烦闷癫狂
仲景胃灵丸	肉桂、延胡索、牡蛎、小茴香、砂仁、高良姜、白芍、炙甘草	温中散寒，健胃止痛	用于脾胃虚弱，食欲不振，寒凝胃痛，脘腹胀满，呕吐酸水或清水
血府逐瘀胶囊	柴胡、当归、地黄、赤芍、红花、炒桃仁、麸炒枳壳、甘草、川芎、牛膝、桔梗	活血祛瘀，行气止痛	用于气滞血瘀所致的胸痹、头痛日久、痛如针刺而有定处、内热烦闷、心悸失眠、急躁易怒
全鹿丸	全鹿干、锁阳（酒炒）、党参、地黄、牛膝、熟地黄、楮实子、菟丝子、山药、盐补骨脂、枸杞子（盐水炒）、川芎（酒炒）、肉苁蓉、酒当归、巴戟天、炙甘草、天冬、五味子（蒸）、麦冬、炒白术、覆盆子、盐杜仲、芡实、花椒、茯苓、陈皮、炙黄芪、小茴香（酒炒）、盐续断、青盐、胡芦巴（酒炒）、沉香	补肾填精，健脾益气	用于脾肾两亏所致的老年腰膝酸软、神疲乏力、畏寒肢冷、尿次频数、崩漏带下
冰黄肤乐软膏	大黄、姜黄、硫黄、黄芩、甘草、冰片、薄荷脑	清热燥湿，活血祛风，止痒消炎	用于湿热蕴结或血热风燥引起的皮肤瘙痒；神经性皮炎、湿疹、足癣及银屑病等瘙痒性皮肤病见上述证候者
安儿宁颗粒	天竺黄、红花、人工牛黄、岩白菜、高山辣根菜、檀香、唐古特乌头、甘草	清热祛风，化痰止咳	用于小儿风热感冒，咳嗽有痰，发热咽痛，上呼吸道感染见上述证候者

续表

名称	复方组成	功效	应用
安中片	桂枝、醋延胡索、煅牡蛎、小茴香、高良姜、砂仁、甘草	温中散寒，理气止痛，和胃止呕	用于阳虚胃寒所致的胃痛，症见胃痛绵绵、畏寒喜暖、泛吐清水、神疲肢冷；慢性胃炎、胃及十二指肠溃疡见上述证候者
安神补脑液	鹿茸、淫羊藿、制何首乌、干姜、大枣、甘草、维生素 B$_1$	生精补髓，益气养血，强脑安神	用于肾精不足、气血两亏所致的头晕、乏力、健忘、失眠；神经衰弱症见上述证候者
阴虚胃痛颗粒	北沙参、麦冬、石斛、川楝子、玉竹、白芍、炙甘草	养阴益胃，缓中止痛	用于胃阴不足引起的胃脘隐隐灼痛，口干舌燥，纳呆干呕；慢性胃炎，消化性溃疡见上述证候者
防风通圣丸	防风、荆芥穗、薄荷、麻黄、大黄、芒硝、栀子、滑石、桔梗、石膏、川芎、当归、白芍、黄芩、连翘、甘草、白术（炒）	解表通里，清热解毒	用于外寒内热，表里俱实，恶寒壮热，头痛咽干，小便短赤，大便秘结，瘰疬初起，风疹湿疮
如意金黄散	姜黄、大黄、黄柏、苍术、厚朴、陈皮、甘草、生天南星、白芷、天花粉	清热解毒，消肿止痛	用于热毒瘀滞肌肤所致疮疖肿痛，丹毒流注，症见肌肤红、肿、热、痛，亦可用于跌打损伤
如意定喘片	蛤蚧、制蟾酥、黄芪、地龙、麻黄、党参、苦杏仁、白果、枳实、天冬、南五味子（酒蒸）、麦冬、紫菀、百部、枸杞子、熟地黄、远志、葶苈子、洋金花、石膏、炙甘草	宣肺定喘，止咳化痰，益气养阴	用于气阴两虚所致的久咳气喘、体弱痰多；支气管哮喘、肺气肿、肺心病见上述证候者
妇必舒阴道泡腾片	苦参、蛇床子、大黄、百部、乌梅、硼砂、冰片、白矾、甘草	清热燥湿，杀虫止痒	用于妇女湿热下注证所致的白带增多、阴部瘙痒
妇宝颗粒	地黄、忍冬藤、盐续断、杜仲叶（盐炙）、麦冬、炒川楝子、酒白芍、延胡索（醋制）、甘草、炒侧柏叶（炒）、莲房炭、大血藤	益肾和血，理气止痛	用于肾虚夹瘀所致的腰酸腿软、小腹胀痛、白带、经漏；慢性盆腔炎、附件炎见上述证候者
妇科十味片	醋香附、川芎、当归、醋延胡索、白术、甘草、大枣、白芍、赤芍、熟地黄、碳酸钙	养血疏肝，调经止痛	用于血虚肝郁所致月经不调、痛经、月经前后诸证，症见行经后错，经水量少、有血块，行经小腹疼痛，血块排出痛减、经前双乳胀痛，烦躁，食欲不振
妇科分清丸	当归、白芍、川芎、地黄、栀子、黄连、石韦、海金沙、甘草、木通、滑石	清热利湿，活血止痛	用于湿热瘀阻下焦所致妇女热淋证，症见尿频、尿急、尿少涩痛、尿赤浑浊
妇科养坤丸	熟地黄、甘草、地黄、川芎（酒）、当归（酒蒸）、延胡索（酒醋制）、酒黄芩、郁金、木香、盐杜仲、香附（酒醋制）、酒白芍、蔓荆子（酒蒸）、砂仁	疏肝理气，养血活血	用于血虚肝郁所致的月经不调，闭经，痛经，经期头痛
妇科养荣丸	当归、白术、熟地黄、川芎、酒白芍、醋香附、益母草、黄芪、杜仲、艾叶（炒）、麦冬、阿胶、甘草、陈皮、茯苓、砂仁	补养气血，疏肝解郁，祛瘀调经	用于气血不足，肝郁不舒，月经不调，头晕目眩，血漏血崩，贫血身弱及不孕症
妇科调经片	当归、川芎、醋香附、麸炒白术、白芍、赤芍、醋延胡索、熟地黄、大枣、甘草	养血柔肝，理气调经	用于肝郁血虚所致的月经不调、经期前后不定、行经腹痛
妇康宝口服液（妇康宝合剂）	熟地黄、川芎、白芍、艾叶、当归、甘草、阿胶、红糖	补血，调经，止血	用于面色萎黄，头晕乏力，月经后错，量多色淡，经期延长

名称	复方组成	功效	应用
芩连片	黄芩、连翘、黄连、黄柏、赤芍、甘草	清热解毒，消肿止痛	用于脏腑蕴热，头痛目赤，口鼻生疮，热痢腹痛，湿热带下，疮疖肿痛
芪参胶囊	黄芪、丹参、人参、茯苓、三七、水蛭、红花、川芎、山楂、蒲黄、制何首乌、葛根、黄芩、玄参、甘草	益气活血，化瘀止痛	用于冠心病稳定型劳累性心绞痛Ⅰ、Ⅱ级，中医辨证属气虚血瘀证者，症见胸痛、胸闷、心悸气短、神疲乏力、面色紫暗、舌淡紫、脉弦而涩
克咳片	麻黄、罂粟壳、苦杏仁、石膏、莱菔子、桔梗、甘草	止嗽，定喘，祛痰	用于咳嗽，喘急气短
克感利咽口服液	金银花、黄芩、荆芥、炒栀子、连翘、玄参、僵蚕（姜制）、地黄、射干、桔梗、薄荷、蝉蜕、防风、甘草	疏风清热，解毒利咽	用于风热外侵，邪热内扰所致发热，微恶风，头痛，咽痛，鼻塞流涕，咳嗽痰黏，口渴溲黄；感冒见上述证候者
苏子降气丸	炒紫苏子、厚朴、前胡、甘草、姜半夏、陈皮、沉香、当归	降气化痰，温肾纳气	用于上盛下虚，气逆痰壅所致的咳嗽喘息，胸膈痞塞
杏仁止咳合剂	杏仁水、百部流浸膏、远志流浸膏、陈皮流浸膏、桔梗流浸膏、甘草流浸膏	化痰止咳	用于痰浊阻肺，咳嗽痰多，急、慢性支气管炎见上述证候者
连花清瘟片	连翘、金银花、炙麻黄、炒苦杏仁、石膏、板蓝根、绵马贯众、鱼腥草、广藿香、大黄、红景天、薄荷脑、甘草	清瘟解毒，宣肺泄热	用于治疗流行性感冒属热毒袭肺证，症见发热、恶寒、肌肉酸痛、鼻塞流涕、咳嗽、头痛、咽干咽痛、舌偏红、苔黄或黄腻
连参通淋片	黄连、苦参、瞿麦、川木通、萹蓄、栀子、大黄、丹参、绵萆薢、茯苓、白术、石菖蒲、甘草	清热祛湿，利水通淋	用于非淋菌性尿道炎的辅助治疗，中医辨证属于湿热下注者，症见尿频、尿急、尿痛、尿道红肿刺痒、尿道口有分泌物、舌红苔黄腻、脉濡数
抗栓再造丸	红参、黄芪、胆南星、烫穿山甲、人工牛黄、冰片、烫水蛭、人工麝香、丹参、三七、大黄、地龙、苏合香、全蝎、葛根、穿山龙、当归、牛膝、何首乌、乌梢蛇、桃仁、朱砂、红花、土鳖虫、天麻、细辛、威灵仙、草豆蔻、甘草	活血化瘀，舒筋通络，息风镇痉	用于瘀血阻窍、脉络失养所致的中风，症见手足麻木、步履艰难、瘫痪、口眼歪斜、言语不清；中风恢复期及后遗症见上述证候者
男康片	白花蛇舌草、赤芍、熟地黄、肉苁蓉、炙甘草、蒲公英、鹿衔草、败酱草、黄柏、红花、鱼腥草、淫羊藿、覆盆子、白术、黄芪、菟丝子、紫花地丁、野菊花、当归	益肾活血，清热解毒	用于肾虚血瘀、湿热蕴结所致的淋证，症见尿频、尿急、小腹胀满；慢性前列腺炎见上述证候者
利肝隆颗粒	板蓝根、茵陈、郁金、五味子、甘草、当归、黄芪、刺五加浸膏	疏肝解郁，清热解毒，益气养血	用于肝郁湿热、气血两虚所致的两胁胀痛或隐痛、乏力、尿黄；急、慢性肝炎见上述证候者
利膈丸	炒莱菔子、槟榔、酒大黄、姜厚朴、山楂、六神曲（炒）、砂仁、桔梗、醋青皮、麸炒枳壳、麸炒麦芽、木香、陈皮、麸炒苍术、广藿香、草果仁、甘草	宽胸利膈，消积止痛	用于气滞不舒，胸膈胀满，脘腹疼痛，停饮
快胃片	海螵蛸、枯矾、醋延胡索、白及、甘草	制酸和胃，收敛止痛	用于肝胃不和所致的胃脘疼痛、呕吐反酸、纳食减少；浅表性胃炎、胃及十二指肠溃疡见上述证候者

续表

名称	复方组成	功效	应用
肠胃宁片	党参、白术、黄芪、赤石脂、姜炭、木香、砂仁、补骨脂、葛根、防风、白芍、延胡索、当归、儿茶、罂粟壳、炙甘草	健脾益肾，温中止痛，涩肠止泻	用于脾肾阳虚所致的泄泻，症见大便不调、五更泄泻、时带黏液，伴腹胀腹痛、胃脘不舒、小腹坠胀；慢性结肠炎、溃疡性结肠炎、肠功能紊乱见上述证候者
龟鹿补肾丸	盐菟丝子、淫羊藿（蒸）、续断（盐蒸）、锁阳（蒸）、狗脊（盐蒸）、酸枣仁（炒）、制何首乌、炙甘草、陈皮（蒸）、鹿角胶（炒）、熟地黄、龟甲胶（炒）、金樱子（蒸）、炙黄芪、山药（炒）、覆盆子（蒸）	补肾壮阳，益气血，壮筋骨	用于肾阳虚所致的身体虚弱、精神疲乏、腰膝酸软、头晕目眩、精冷、性欲减退、小便夜多、健忘、失眠
龟龄集	红参、鹿茸、海马、枸杞子、丁香、穿山甲、雀脑、牛膝、锁阳、熟地黄、补骨脂、菟丝子、杜仲、石燕、肉苁蓉、甘草、天冬、淫羊藿、大青盐、砂仁等	强身补脑，固肾补气，增进食欲	用于肾亏阳弱，记忆减退，夜梦精溢，腰酸腿软，气虚咳嗽，五更溏泻，食欲不振
沉香化气丸	沉香、木香、广藿香、醋香附、砂仁、陈皮、醋莪术、六神曲（炒）、炒麦芽、甘草	理气疏肝，消积和胃	用于肝胃气滞、脘腹胀痛、胸膈痞满、不思饮食、嗳气泛酸
启脾口服液	人参、炒白术、茯苓、甘草、陈皮、山药、炒莲子、炒山楂、六神曲（炒）、炒麦芽、泽泻	健脾和胃	用于脾胃虚弱，消化不良，腹胀便溏
补中益气丸	炙黄芪、党参、炙甘草、炒白术、当归、升麻、柴胡、陈皮	补中益气，升阳举陷	用于脾胃虚弱、中气下陷所致的泄泻、脱肛、阴挺，症见体倦乏力、食少腹胀、便溏久泻、肛门下坠或脱肛、子宫脱垂
附子理中丸	附子（制）、党参、白术（炒）、干姜、甘草	温中健脾	用于脾胃虚寒，脘腹冷痛，呕吐泄泻，手足不温
表实感冒颗粒	紫苏叶、葛根、白芷、麻黄、防风、桔梗、甘草、桂枝、陈皮、炒苦杏仁、生姜	发汗解表，祛风散寒	用于感冒风寒表实证，症见恶寒重发热轻、无汗、头项强痛、鼻流清涕、咳嗽、痰白稀
苦甘颗粒	麻黄、薄荷、蝉蜕、金银花、黄芩、苦杏仁、桔梗、浙贝母、甘草	疏风清热，宣肺化痰，止咳平喘	用于风热感冒及风温肺热引起的恶风、发热、头痛、咽痛、咳嗽、咳痰、气喘；上呼吸道感染、流行性感冒、急性气管-支气管炎见上述证候者
拨云退翳丸	密蒙花、蒺藜（盐炒）、菊花、木贼、蛇蜕、蝉蜕、荆芥穗、蔓荆子、薄荷、当归、川芎、黄连、地骨皮、花椒、楮实子、天花粉、甘草	散风清热，退翳明目	用于风热上扰所致的目翳外障、视物不清、隐痛流泪
齿痛消炎灵颗粒	石膏、荆芥、防风、青皮、牡丹皮、地黄、青黛、细辛、白芷、甘草	疏风清热，凉血止痛	用于脾胃积热，风热上攻所致的头痛身热、口干口臭、便秘燥结、牙龈肿痛；急性齿根尖周炎、智齿冠周炎、急性牙龈（周）炎、急性牙髓炎见上述证候者
肾衰宁胶囊	太子参、黄连、法半夏、陈皮、茯苓、大黄、丹参、牛膝、红花、甘草	益气健脾，活血化瘀，通腑泄浊	用于脾胃气虚、浊瘀内阻、升降失调所致的面色萎黄、腰痛倦怠、恶心呕吐、食欲不振、小便不利、大便黏滞；慢性肾功能不全见上述证候者

名称	复方组成	功效	应用
明目上清片	桔梗、熟大黄、天花粉、石膏、麦冬、玄参、栀子、蒺藜、蝉蜕、甘草、陈皮、菊花、车前子、当归、黄芩、赤芍、黄连、枳壳、薄荷脑、连翘、荆芥油	清热散风，明目止痛	用于外感风热所致的暴发火眼，红肿作痛，头晕目眩，眼边刺痒，大便燥结，小便赤黄
固本咳喘片	党参、白术（麸炒）、茯苓、麦冬、盐补骨脂、炙甘草、醋五味子	益气固表，健脾补肾	用于脾虚痰盛、肾气不固所致的咳嗽、痰多、喘息气促、动辄喘剧；慢性支气管炎、肺气肿、支气管哮喘见上述证候者
败毒散	党参、茯苓、枳壳、甘草、川芎、羌活、独活、柴胡、前胡、桔梗	发汗解表，散风祛湿	用于外感热病，憎寒壮热，项强头痛，四肢酸痛，噤口痢疾，无汗鼻塞，咳嗽有痰
和中理脾丸	党参、麸炒白术、苍术（米泔炙）、茯苓、甘草、陈皮、法半夏、木香、砂仁、麸炒枳壳、姜厚朴、豆蔻、醋香附、广藿香、南山楂、六神曲（麸炒）、炒麦芽、炒莱菔子	健脾和胃，理气化湿	用于脾胃不和所致的痞满、泄泻，症见胸膈痞满、脘腹胀闷、恶心呕吐、不思饮食、大便不调
和胃止泻胶囊	铁苋菜、鱼腥草、石榴皮、石菖蒲、姜半夏、甘草	清热解毒，化湿和胃	用于因肠胃湿热所致的大便稀溏或腹泻，可伴腹痛，发热、口渴、肛门灼热、小便短赤
金佛止痛丸	白芍、醋延胡索、三七、郁金、佛手、姜黄、甘草	行气止痛，疏肝和胃，祛瘀生新	用于气血瘀滞所致的胃脘疼痛，痛经及消化性溃疡、慢性胃炎引起的疼痛
金振口服液	山羊角、平贝母、大黄、黄芩、青礞石、石膏、人工牛黄、甘草	清热解毒，祛痰止咳	用于小儿痰热蕴肺所致的发热、咳嗽、咳吐黄痰、咳吐不爽、舌质红、苔黄腻；小儿急性支气管炎见上述证候者
金嗓清音胶囊	玄参、地黄、麦冬、黄芩、牡丹皮、赤芍、川贝母、泽泻、麸炒薏苡仁、石斛、炒僵蚕、薄荷、胖大海、蝉蜕、木蝴蝶、甘草	养阴清肺，化痰利咽	用于肺热阴虚所致的慢喉喑、慢喉痹，症见声音嘶哑、咽喉肿痛、咽干；慢性喉炎、慢性咽炎见上述证候者
金蝉止痒胶囊	金银花、栀子、黄芩、苦参、黄柏、龙胆、白芷、白鲜皮、蛇床子、蝉蜕、连翘、地肤子、地黄、青蒿、广藿香、甘草	清热解毒，燥湿止痒	用于湿热内蕴所引起的丘疹性荨麻疹，夏季皮炎等皮肤瘙痒症状
周氏回生丸	五倍子、檀香、木香、沉香、丁香、甘草、千金子霜、红大戟（醋制）、山慈菇、六神曲（麸炒）、人工麝香、雄黄、冰片、朱砂	祛暑散寒，解毒辟秽，化湿止痛	用于霍乱吐泻，痧胀腹痛
夜宁糖浆	合欢皮、灵芝、首乌藤、大枣、女贞子、甘草、浮小麦	养血安神	用于心血不足所致的失眠、多梦、头晕、乏力；神经衰弱见上述证候者
泻痢消胶囊	酒黄连、苍术（炒）、酒白芍、木香、吴茱萸（盐炒）、姜厚朴、槟榔、枳壳（炒）、陈皮、泽泻、茯苓、甘草	清热燥湿，行气止痛	用于大肠湿热所致的腹痛泄泻、大便不爽、下痢脓血、肛门灼热、里急后重、心烦口渴、小便黄赤、舌质红、苔薄黄或黄腻、脉濡数；急性肠炎、结肠炎、痢疾见上述证候者
宝咳宁颗粒	紫苏叶、桑叶、前胡、浙贝母、麻黄、桔梗、制天南星、陈皮、炒苦杏仁、黄芩、青黛、天花粉、麸炒枳壳、炒山楂、甘草、人工牛黄	清肺解表，止嗽化痰	用于小儿外感风寒、内热停食引起的头痛身烧，咳嗽痰盛，气促作喘，咽喉肿痛，烦躁不安

续表

名称	复方组成	功效	应用
参苏丸	党参、紫苏叶、葛根、前胡、茯苓、半夏（制）、陈皮、枳壳（炒）、桔梗、甘草、木香	益气解表，疏风散寒，祛痰止咳	用于身体虚弱、感受风寒所致感冒，症见恶寒发热、头痛鼻塞、咳嗽痰多、胸闷呕逆、乏力气短
参苓白术散	人参、茯苓、白术（炒）、山药、白扁豆（炒）、莲子、薏苡仁（炒）、砂仁、桔梗、甘草	补脾胃，益肺气	用于脾胃虚弱，食少便溏，气短咳嗽，肢倦乏力
参茸白凤丸	人参、鹿茸（酒制）、党参（炙）、酒当归、熟地黄、黄芪（酒制）、酒白芍、川芎（酒制）、延胡索（制）、胡芦巴（盐炙）、酒续断、白术（制）、香附（制）、砂仁、益母草（酒制）、酒黄芩、桑寄生（蒸）、炙甘草	益气补血，调经安胎	用于气血不足，月经不调，经期腹痛，经漏早产
珍珠胃安丸	珍珠层粉、甘草、豆豉姜、陈皮、徐长卿	行气止痛，宽中和胃	用于气滞所致的胃痛，症见胃脘疼痛胀满、泛吐酸水、嘈杂似饥；胃及十二指肠溃疡见上述证候者
茵山莲颗粒	茵陈、半枝莲、五味子、栀子、甘草、板蓝根	清热解毒利湿	用于湿热蕴毒所致的胁痛、口苦、尿黄、舌苔黄腻、脉弦滑数；急、慢性肝炎，胆囊炎见上述证候者
茵芪肝复颗粒	茵陈、焦栀子、大黄、白花蛇舌草、猪苓、柴胡、当归、黄芪、党参、甘草	清热解毒利湿，舒肝补脾	用于慢性乙型病毒性肝炎肝胆湿热兼脾虚肝郁证，症见右胁胀满、恶心厌油、纳差食少、口淡乏味
茵胆平肝胶囊	茵陈、龙胆、黄芩、猪胆粉、栀子、炒白芍、当归、甘草	清热，利湿，退黄	用于肝胆湿热所致的胁痛、口苦、尿黄、身目发黄；急、慢性肝炎见上述证候者
荡石胶囊	茼麻子、石韦、海浮石、蛤壳、茯苓、小蓟、玄明粉、牛膝、甘草	清热利尿，通淋排石	用于肾结石、输尿管、膀胱等泌尿系统结石
柏子养心片	柏子仁、党参、炙黄芪、川芎、当归、茯苓、远志（制）、酸枣仁、肉桂、醋五味子、半夏曲、炙甘草、朱砂	补气，养血，安神	用于心气虚寒，心悸易惊，失眠多梦，健忘
栀芩清热合剂	栀子、黄芩、连翘、淡竹叶、甘草、薄荷油	疏风散热，清热解毒	用于三焦热毒炽盛，发热头痛，口渴，尿赤等
胃立康片	广藿香、炒麦芽、茯苓、六神曲（麸炒）、苍术、姜厚朴、白术、木香、泽泻、猪苓、陈皮、清半夏、豆蔻、甘草、人参、制吴茱萸	健胃和中，顺气化滞	用于消化不良，倒饱嘈杂，呕吐胀满，肠鸣泻下
胃安胶囊	石斛、黄柏、南沙参、山楂、枳壳（炒）、黄精、甘草、白芍	养阴益胃，柔肝止痛	用于肝胃阴虚、胃气不和所致的胃痛、痞满，症见胃脘隐痛、纳少嘈杂、咽干口燥、舌红少津、脉细数；萎缩性胃炎见上述证候者
胃疡宁丸	白术（制）、乌药、山药（炒）、白及、青皮、高良姜、赤芍、仙鹤草、甘草、珍珠层粉、香附、五指毛桃	温中散寒，理气止痛，制酸止血	用于胃脘胀痛或刺痛，呕吐泛酸，胃及十二指肠溃疡属于寒凝气滞血瘀者
胃疡灵颗粒	黄芪、炙甘草、白芍、大枣、桂枝、生姜	温中益气，缓急止痛	用于脾胃虚寒、中气不足所致的胃痛，症见脘腹胀痛、喜温喜按、食少乏力、舌淡脉弱；胃及十二指肠溃疡、慢性胃炎见上述证候者

名称	复方组成	功效	应用
胃脘舒颗粒	党参、白芍、山楂（炭）、陈皮、甘草、醋延胡索	益气阴，健脾胃，消痞满	用于中虚气滞所致胃脘痞满，嗳气纳差，时有隐痛；萎缩性胃炎见上述证候者
胃康灵颗粒	白芍、白及、三七、甘草、茯苓、延胡索、海螵蛸、颠茄浸膏	柔肝和胃，散瘀止血，缓急止痛	用于肝胃不和、瘀血阻络所致的胃脘疼痛、连及两胁、嗳气、泛酸；急、慢性胃炎，胃，十二指肠溃疡，胃出血见上述证候者
胃舒宁颗粒	甘草、海螵蛸、白芍、白术、延胡索、党参	补气健脾，制酸止痛	用于脾胃气虚、肝胃不和所致的胃脘疼痛、喜温喜按、泛吐酸水；胃及十二指肠溃疡见上述证候者
咳喘宁口服液	麻黄、石膏、苦杏仁、桔梗、百部、罂粟壳、甘草	宣通肺气，止咳平喘	用于痰热阻肺所致的咳嗽频作、咯痰色黄、喘促胸闷
咳喘顺丸	紫苏子、瓜蒌仁、茯苓、鱼腥草、苦杏仁、半夏（制）、款冬花、桑白皮、前胡、紫菀、陈皮、甘草	宣肺化痰，止咳平喘	用于痰浊壅肺、肺气失宣所致的咳嗽、气喘、痰多、胸闷；慢性支气管炎、支气管哮喘、肺气肿见上述证候者
骨刺消痛片	制川乌、制草乌、秦艽、白芷、甘草、粉草薢、穿山龙、薏苡仁、制天南星、红花、当归、徐长卿	祛风止痛	用于风湿痹阻、瘀血阻络所致的痹病，症见关节疼痛、腰腿疼痛、屈伸不利；骨性关节炎、风湿性关节炎、风湿痛见上述证候者
香苏正胃丸	广藿香、紫苏叶、香薷、陈皮、姜厚朴、麸炒枳壳、砂仁、炒白扁豆、炒山楂、六神曲（炒）、炒麦芽、茯苓、甘草、滑石、朱砂	解表化湿，和中消食	用于小儿暑湿感冒，症见头痛发热、停食停乳、腹痛胀满、呕吐泄泻、小便不利
香连化滞丸	黄连、木香、黄芩、麸炒枳实、陈皮、醋青皮、姜厚朴、炒槟榔、滑石、炒白芍、当归、甘草	清热利湿，行血化滞	用于大肠湿热所致的痢疾，症见大便脓血、里急后重、发热腹痛
香砂六君丸	木香、砂仁、党参、炒白术、茯苓、炙甘草、陈皮、姜半夏	益气健脾，和胃	用于脾虚气滞，消化不良，嗳气食少，脘腹胀满，大便溏泄
香砂平胃丸	苍术、陈皮、姜厚朴、木香、砂仁、甘草	健胃，舒气，止痛	用于胃肠衰弱，消化不良，胸膈满闷，胃痛呕吐
香砂和中丸	陈皮、姜厚朴、苍术（土炒）、麸炒枳壳、醋青皮、焦山楂、砂仁、炙甘草、广藿香、清半夏、白术（土炒）、茯苓、六神曲（炒）	健脾燥湿，和中消食	用于脾胃不和，不思饮食，胸满腹胀，恶心呕吐，噫气吞酸
香砂胃苓丸	木香、砂仁、麸炒苍术、姜厚朴、麸炒白术、陈皮、茯苓、泽泻、猪苓、肉桂、甘草	祛湿运脾，行气和胃	用于水湿内停之呕吐，泄泻，浮肿，眩晕，小便不利等症
香砂养胃丸	木香、砂仁、白术、陈皮、茯苓、半夏（制）、醋香附、枳实（炒）、豆蔻（去壳）、姜厚朴、广藿香、甘草、生姜、大枣	温中和胃	用于胃阳不足、湿阻气滞所致的胃痛、痞满，症见胃痛隐隐、脘闷不舒、呕吐酸水、嘈杂不适、不思饮食、四肢倦怠
复方川贝精片	麻黄浸膏适量、川贝母、陈皮、桔梗、五味子、甘草浸膏、法半夏、远志	宣肺化痰，止咳平喘	用于风寒咳嗽、痰喘引起的咳嗽气喘、胸闷、痰多；急、慢性支气管炎见上述证候者

续表

名称	复方组成	功效	应用
复方牛黄清胃丸	大黄、牵牛子（炒）、栀子（姜炙）、石膏、芒硝、黄芩、黄连、连翘、山楂（炒）、陈皮、姜厚朴、枳实、香附、猪牙皂、荆芥穗、薄荷、防风、菊花、白芷、桔梗、玄参、甘草、人工牛黄、冰片	清热泻火，解毒通便	用于胃肠实热所致的口舌生疮、牙龈肿痛、咽膈不利、大便秘结、小便短赤
复方苦参肠炎康片	苦参、黄连、黄芩、白芍、车前子、金银花、甘草、颠茄流浸膏	清热燥湿止泻	用于湿热泄泻，症见泄泻急迫或泻而不爽、肛门灼热感、腹痛、小便短赤，急性胃肠炎见以上证候者
复方珍珠口疮颗粒	珍珠、五倍子、苍术、甘草	燥湿，生肌止痛	用于心脾湿热证口疮，症见口疮，周围红肿，中间凹陷，表面黄白，灼热疼痛，口干口臭，舌红；复发性口腔溃疡见上述证候者
恒制咳喘胶囊	法半夏、红花、生姜、白及、佛手、甘草、紫苏叶、薄荷、香橼、陈皮、红参、西洋参、砂仁、沉香、丁香、豆蔻、肉桂、煅赭石	益气温阳，燥湿化痰，降气平喘	用于阳虚痰阻所致的咳嗽痰喘，胸脘满闷，倦怠乏力
追风透骨丸	制川乌、白芷、制草乌、香附（制）、甘草、白术（炒）、没药（制）、麻黄、川芎、乳香（制）、秦艽、地龙、当归、茯苓、赤小豆、羌活、天麻、赤芍、细辛、防风、天南星（制）、桂枝、甘松	祛风除湿，通经活络，散寒止痛	用于风寒湿痹，肢节疼痛，肢体麻木
脉络舒通颗粒	黄芪、金银花、黄柏、苍术、薏苡仁、玄参、当归、白芍、甘草、水蛭、蜈蚣、全蝎	清热解毒，化瘀通络，祛湿消肿	用于湿热瘀阻脉络所致的血栓性浅静脉炎，非急性期深静脉血栓形成所致的下肢肢体肿胀、疼痛、肤色暗红或伴有条索状物
独圣活血片	三七、香附（四炙）、当归、醋延胡索、鸡血藤、大黄、甘草	活血消肿，理气止痛	用于跌打损伤，瘀血肿胀及气滞血瘀所致的痛经
独活寄生合剂	独活、桑寄生、秦艽、防风、细辛、当归、白芍、川芎、熟地黄、盐杜仲、川牛膝、党参、茯苓、甘草、桂枝	养血舒筋，祛风除湿，补益肝肾	用于风寒湿痹痹阻、肝肾两亏、气血不足所致的痹病，症见腰膝冷痛、屈伸不利
养心氏片	黄芪、党参、丹参、葛根、淫羊藿、山楂、地黄、当归、黄连、醋延胡索、灵芝、人参、炙甘草	益气活血，化瘀止痛	用于气虚血瘀所致的胸痹，症见心悸气短、胸闷、心前区刺痛；冠心病心绞痛见于上述证候者
养心定悸膏	地黄、麦冬、红参、大枣、阿胶、黑芝麻、桂枝、生姜、炙甘草	养血益气，复脉定悸	用于气虚血少，心悸气短，心律不齐，盗汗失眠，咽干舌燥，大便干结
养血当归胶囊	当归、白芍、熟地黄、茯苓、炙甘草、党参、黄芪、川芎	补气养血，调经	用于气血两虚所致的月经不调，月经量少，行经腹痛及产后血虚，或见面黄肌瘦、贫血
养阴清肺膏	地黄、麦冬、玄参、川贝母、白芍、牡丹皮、薄荷、甘草	养阴润燥，清肺利咽	用于阴虚肺燥，咽喉干痛，干咳少痰或痰中带血
养胃颗粒	炙黄芪、党参、白芍、甘草、陈皮、香附、乌梅、山药	养胃健脾，理气和中	用于脾虚气滞所致的胃痛，症见胃脘不舒、胀满疼痛、嗳气食少；慢性萎缩性胃炎见上述证候者

续表

名称	复方组成	功效	应用
前列舒丸	熟地黄、薏苡仁、冬瓜子、山茱萸、山药、牡丹皮、苍术、桃仁、泽泻、茯苓、桂枝、附子（制）、韭菜子、淫羊藿、甘草	扶正固本，益肾利尿	用于肾虚所致的淋证，症见尿频、尿急、排尿滴沥不尽；慢性前列腺炎及前列腺增生症见上述证候者
洋参保肺丸	罂粟壳、五味子（醋炙）、川贝母、陈皮、砂仁、枳实、麻黄、苦杏仁、石膏、甘草、玄参、西洋参	滋阴补肺，止嗽定喘	用于阴虚肺热，咳嗽痰喘，胸闷气短，口燥咽干，坐卧不安
宣肺止嗽合剂	荆芥、前胡、桔梗、蜜百部、蜜紫菀、陈皮、鱼腥草、薄荷、蜜罂粟壳、蜜甘草	疏风宣肺，止咳化痰	用于咳嗽属风邪犯肺证，症见咳嗽、咽痒、鼻塞流涕、恶寒发热、咯痰等
宫宁颗粒	茜草、蒲黄、三七、地榆、黄芩、地黄、仙鹤草、海螵蛸、党参、白芍、甘草	化瘀清热，固经止血	用于瘀热所致的月经过多、经期延长；放置宫内节育器后引起的子宫异常出血见上述证候者
宫瘤清胶囊	熟大黄、土鳖虫、水蛭、桃仁、蒲黄、黄芩、枳实、牡蛎、地黄、白芍、甘草	活血逐瘀，消癥破积	用于瘀血内停所致的妇女癥瘕，症见小腹胀痛、经色紫暗有块、经行不爽；子宫肌瘤见上述证候者
祛风舒筋丸	防风、桂枝、麻黄、威灵仙、制川乌、制草乌、麸炒苍术、茯苓、木瓜、秦艽、烫骨碎补、牛膝、甘草、海风藤、青风藤、穿山龙、老鹳草、茄根	祛风散寒，除湿活络	用于风寒湿闭阻所致的痹病，症见关节疼痛、局部畏恶风寒、屈伸不利、四肢麻木、腰腿疼痛
桂龙咳喘宁胶囊	桂枝、龙骨、白芍、生姜、大枣、炙甘草、牡蛎、黄连、法半夏、瓜蒌皮、炒苦杏仁	止咳化痰，降气平喘	用于外感风寒、痰湿阻肺引起的咳嗽、气喘、痰涎壅盛；急慢性支气管炎见上述证候者
桂芍镇痫片	桂枝、白芍、党参、半夏（制）、柴胡、黄芩、甘草、鲜姜、大枣	调和营卫，清肝胆	用于治疗各种发作类型的癫痫
桂附理中丸	肉桂、附片、党参、炒白术、炮姜、炙甘草	补肾助阳，温中健脾	用于肾阳衰弱，脾胃虚寒，脘腹冷痛，呕吐泄泻，四肢厥冷
桂林西瓜霜	西瓜霜、煅硼砂、黄柏、黄连、山豆根、射干、浙贝母、青黛、冰片、无患子果（炭）、大黄、黄芩、甘草、薄荷脑	清热解毒，消肿止痛	适用于风热上攻、肺胃热盛所致的乳蛾、喉痹、口糜，症见咽喉肿痛、喉核肿大、口舌生疮、牙龈肿痛或出血；急、慢性咽炎，扁桃体炎，口腔炎，口腔溃疡，牙龈炎见上述证候者及轻度烫伤（表皮未破）者
桔梗冬花片	桔梗、制远志、款冬花、甘草	止咳祛痰	用于痰浊阻肺所致的咳嗽痰多；支气管炎见上述证候者
根痛平颗粒	白芍、葛根、桃仁（燀）、红花、乳香（醋炙）、没药（醋炙）、续断、烫狗脊、伸筋草、牛膝、地黄、甘草	活血，通络，止痛	用于风寒阻络所致颈、腰椎病，症见肩颈疼痛、活动受限、上肢麻木
柴胡舒肝丸	茯苓、麸炒枳壳、豆蔻、酒白芍、甘草、醋香附、陈皮、桔梗、姜厚朴、炒山楂、防风、炒六神曲、柴胡、黄芩、薄荷、紫苏梗、木香、炒槟榔、醋三棱、酒大黄、炒青皮、当归、姜半夏、乌药、醋莪术	疏肝理气，消胀止痛	用于肝气不舒，胸胁痞闷，食滞不清，呕吐酸水
致康胶囊	大黄、黄连、三七、白芷、阿胶、龙骨（煅）、白及、醋没药、海螵蛸、茜草、龙血竭、甘草、珍珠、冰片	清热凉血止血，化瘀生肌定痛	用于创伤性出血，崩漏、呕血及便血等

续表

名称	复方组成	功效	应用
逍遥丸	柴胡、当归、白芍、炒白术、茯苓、炙甘草、薄荷	疏肝健脾，养血调经	用于肝郁脾虚所致的郁闷不舒、胸胁胀痛、头晕目眩、食欲减退、月经不调
铁笛丸	麦冬、玄参、瓜蒌皮、诃子肉、青果、凤凰衣、桔梗、浙贝母、茯苓、甘草	润肺利咽，生津止渴	用于阴虚肺热津亏引起的咽干声哑、咽喉疼痛、口渴烦躁
健民咽喉片	玄参、麦冬、蝉蜕、诃子、桔梗、板蓝根、胖大海、地黄、西青果、甘草、薄荷素油、薄荷脑	清利咽喉，养阴生津，解毒泻火	用于热盛津伤、热毒内盛所致的咽喉肿痛、失音及上呼吸道炎症
健胃片	炒山楂、六神曲（炒）、炒麦芽、焦槟榔、醋鸡内金、苍术（制）、草豆蔻、陈皮、生姜、柴胡、白芍、川楝子、醋延胡索、甘草浸膏	疏肝和胃，消食导滞，理气止痛	用于肝胃不和，饮食停滞所致的胃痛、痞满，症见胃脘胀痛、嘈杂食少、嗳气口臭、大便不调
健胃愈疡颗粒	柴胡、党参、白芍、延胡索、白及、珍珠层粉、青黛、甘草	疏肝健脾，生肌止痛	用于肝郁脾虚、肝胃不和所致的胃痛，症见胃脘胀痛、嗳气吐酸、烦躁不适、腹胀便溏等；消化性溃疡见上述证候者
健脑补肾丸	红参、鹿茸、狗鞭、肉桂、金牛草、炒牛蒡子、金樱子、杜仲炭、川牛膝、金银花、连翘、蝉蜕、山药、制远志、炒酸枣仁、砂仁、当归、龙骨（煅）、煅牡蛎、茯苓、炒白术、桂枝、甘草、豆蔻、酒白芍	健脑补肾，益气健脾，安神定志	用于脾肾两虚所致的健忘、失眠、头晕目眩、耳鸣、心悸、腰膝酸软、遗精；神经衰弱和性功能障碍见上述证候者
健脾生血颗粒	党参、茯苓、炒白术、甘草、黄芪、山药、炒鸡内金、醋龟甲、山麦冬、醋南五味子、龙骨、煅牡蛎、大枣、硫酸亚铁	健脾和胃，养血安神	用于小儿脾胃虚弱及心脾两虚型缺铁性贫血；成人气血两虚型缺铁性贫血。症见面色萎黄或㿠白、食少纳呆、腹胀脘闷、大便不调、烦躁多汗、倦怠乏力、舌胖色淡、苔薄白、脉细弱
脑乐静	甘草浸膏、大枣、小麦	养心安神	用于心神失养所致的精神忧郁、易惊不寐、烦躁
狼疮丸	金银花、连翘、蒲公英、黄连、地黄、大黄（酒炒）、甘草、蜈蚣（去头尾足）、赤芍、当归、丹参、玄参、炒桃仁、红花、蝉蜕、浙贝母	清热解毒，凉血活血	用于热毒壅滞、气滞血瘀所致的系统性红斑狼疮
益元散	滑石、甘草、朱砂	清暑利湿	用于感受暑湿，身热心烦，口渴喜饮，小便短赤
益气聪明丸	升麻、葛根、黄柏（炒）、白芍、蔓荆子、党参、黄芪、炙甘草	益气升阳，聪耳明目	用于视物昏花，耳聋耳鸣
益心通脉颗粒	黄芪、人参、北沙参、玄参、丹参、川芎、郁金、炙甘草	益气养阴，活血通络	用于气阴两虚、瘀血阻络所致的胸痹，症见胸闷心痛、心悸气短、倦怠汗出、咽喉干燥；冠心病心绞痛见上述证候者
益肾化湿颗粒	人参、黄芪、白术、茯苓、泽泻、清半夏、羌活、独活、防风、柴胡、黄连、白芍、陈皮、炙甘草、生姜、大枣	升阳补脾，益肾化湿，利水消肿	用于慢性肾小球肾炎（肾功能：SCr 小于 2mg/dl）脾虚湿盛证出现的蛋白尿，兼见水肿，疲倦乏力，畏寒肢冷，纳少等
益肺清化膏	黄芪、党参、北沙参、麦冬、仙鹤草、拳参、败酱草、白花蛇舌草、川贝母、紫菀、桔梗、苦杏仁、甘草	益气养阴，清热解毒，化痰止咳	用于气阴两虚所致的气短、乏力、咳嗽、咯血、胸痛等；晚期肺癌见上述证候者的辅助治疗

续表

名称	复方组成	功效	应用
消炎退热颗粒	大青叶、蒲公英、紫花地丁、甘草	清热解毒，凉血消肿	用于外感热病、热毒壅盛证，症见发热头痛、口干口渴、咽喉肿痛；上呼吸道感染见上述证候者，亦用于疮疖肿痛
消瘀康胶囊	当归、苏木、木香、赤芍、泽兰、乳香、地黄、泽泻、没药、川芎、川木通、川牛膝、桃仁、续断、甘草、红花、香附	活血化瘀，消肿止痛	用于治疗颅内血肿吸收期
调经丸	当归、酒白芍、川芎、熟地黄、醋艾炭、醋香附、陈皮、清半夏、茯苓、甘草、炒白术、制吴茱萸、盐小茴香、醋延胡索、醋没药、益母草、牡丹皮、续断、酒黄芩、麦冬、阿胶	理气活血，养血调经	用于气滞血瘀所致月经不调、痛经，症见月经延期、经期腹痛、经血量少或有血块，或见经前乳胀、烦躁不安、崩漏带下
调经养血丸	当归、炒白芍、香附（制）、陈皮、熟地黄、川芎、炙甘草、大枣、白术（炒）、续断、砂仁、酒黄芩	补血，理气，调经	用于血虚气滞，月经不调，腰酸腹胀，赤白带下
调胃消滞丸	姜厚朴、羌活、广东神曲、枳壳、香附（四制）、姜半夏、防风、前胡、川芎（白酒蒸）、白芷、薄荷、砂仁、草果、木香、豆蔻、茯苓、苍术（泡）、广藿香、乌药（醋蒸）、甘草、紫苏叶、陈皮（蒸）	疏风解表，散寒化湿，健胃消食	用于感冒属风寒夹湿、内伤食滞证，症见恶寒发热、头痛身困、食少纳呆、嗳腐吞酸、腹痛泄泻
通天口服液	川芎、赤芍、天麻、羌活、白芷、细辛、菊花、薄荷、防风、茶叶、甘草	活血化瘀，祛风止痛	用于瘀血阻滞，风邪上扰所致的偏头痛，症见头部胀痛或刺痛，痛有定处，反复发作，头晕目眩，或恶心呕吐，恶风
通幽润燥丸	麸炒枳壳、木香、姜厚朴、桃仁（去皮）、红花、当归、炒苦杏仁、火麻仁、郁李仁、熟地黄、地黄、黄芩、槟榔、熟大黄、大黄、甘草	清热导滞，润肠通便	用于胃肠积热所致的便秘，症见大便不通、脘腹胀满、口苦尿黄
通脉养心丸	地黄、鸡血藤、麦冬、甘草、制何首乌、阿胶、五味子、党参、醋龟甲、大枣、桂枝	益气养阴，通脉止痛	用于冠心病心绞痛及心律不齐之气阴两虚证，症见胸痛、胸闷、心悸、气短、脉结代
通宣理肺颗粒	紫苏叶、前胡、桔梗、苦杏仁、麻黄、甘草、陈皮、半夏（制）、茯苓、麸炒枳壳、黄芩	解表散寒，宣肺止咳	用于风寒束表、肺气不宣所致的感冒咳嗽，症见发热、恶寒、咳嗽、鼻塞流涕、头痛、无汗、肢体酸痛
桑菊感冒合剂	桑叶、菊花、连翘、薄荷、苦杏仁、桔梗、甘草、芦根	疏风清热，宣肺止咳	用于风热感冒初起，头痛，咳嗽，口干，咽痛
理中丸	党参、土白术、炙甘草、炮姜	温中散寒，健胃	用于脾胃虚寒，呕吐泄泻，胸满腹痛，消化不良
培元通脑胶囊	制何首乌、熟地黄、天冬、醋龟甲、鹿茸、酒苁蓉、肉桂、赤芍、全蝎、烫水蛭、地龙、炒山楂、茯苓、炙甘草	益肾填精，息风通络	用于肾元亏虚，瘀血阻络证，症见半身不遂、口舌歪斜、语言不清、偏身麻木、眩晕耳鸣、腰膝酸软、脉沉细；缺血性中风中经络恢复期见上述证候者

续表

名称	复方组成	功效	应用
黄氏响声丸	薄荷、浙贝母、连翘、蝉蜕、胖大海、酒大黄、川芎、方儿茶、桔梗、诃子肉、甘草、薄荷脑	疏风清热，化痰散结，利咽开音	用于风热外束、痰热内盛所致的急、慢性喉喑，症见声音嘶哑、咽喉肿痛、咽干灼热、咽中有痰，或寒热头痛，或便秘尿赤；急慢性喉炎及声带小结、声带息肉初起见上述证候者
黄芪健胃膏	黄芪、白芍、桂枝、生姜、甘草、大枣	补气温中，缓急止痛	用于脾胃虚寒所致的胃痛，症见胃痛拘急、畏寒肢冷、喜温喜按、心悸自汗；胃、十二指肠溃疡见上述证候者
黄连上清片	黄连、栀子、连翘、炒蔓荆子、防风、荆芥穗、白芷、黄芩、菊花、薄荷、酒大黄、黄柏、桔梗、川芎、石膏、旋覆花、甘草	散风清热，泻火止痛	用于风热上攻、肺胃热盛所致的头晕目眩，暴发火眼，牙齿疼痛，口舌生疮，咽喉肿痛，耳痛耳鸣，大便秘结，小便短赤
黄疸肝炎丸	茵陈、滇柴胡、炒栀子、青叶胆、醋延胡索、郁金（醋炙）、醋香附、麸炒枳壳、槟榔、青皮、佛手、酒白芍、甘草	疏肝理气，利胆退黄	用于肝气不舒，湿热蕴结所致的黄疸，症见皮肤黄染、胸胁胀痛、小便短赤；急性肝炎、胆囊炎见上述证候者
草薢分清丸	粉草薢、石菖蒲、甘草、乌药、盐益智仁	分清化浊，温肾利湿	用于肾不化气，清浊不分所致的白浊、小便频数
排石颗粒	连钱草、盐车前子、木通、徐长卿、石韦、忍冬藤、滑石、瞿麦、苘麻子、甘草	清热利水，通淋排石	用于下焦湿热所致的石淋，症见腰腹疼痛、排尿不畅或伴有血尿；泌尿系结石见上述证候者
虚寒胃痛颗粒	炙黄芪、炙甘草、桂枝、党参、白芍、高良姜、大枣、干姜	益气健脾，温胃止痛	用于脾虚胃弱所致的胃痛，症见胃脘隐痛、喜温喜按、遇冷或空腹加重，十二指肠球部溃疡、慢性萎缩性胃炎见上述证候者
银屑灵膏	苦参、甘草、白鲜皮、防风、土茯苓、蝉蜕、黄柏、地黄、山银花、赤芍、连翘、当归	清热燥湿，活血解毒	用于湿热蕴肤，郁滞不通所致的白疕，症见皮肤呈红斑湿润，偶有浅表小脓疱，多发于四肢屈侧部位；银屑病见上述证候者
银翘伤风胶囊	山银花、连翘、牛蒡子、桔梗、芦根、薄荷、淡豆豉、甘草、淡竹叶、荆芥、人工牛黄	疏风解表，清热解毒	用于外感风热、温病初起，发热恶寒、高热口渴、头痛目赤、咽喉肿痛
银翘散	金银花、连翘、桔梗、薄荷、淡豆豉、淡竹叶、牛蒡子、荆芥、芦根、甘草	辛凉透表，清热解毒	用于外感风寒，发热头痛，口干咳嗽，咽喉疼痛，小便短赤
银翘解毒片	金银花、连翘、薄荷、荆芥、淡豆豉、牛蒡子（炒）、桔梗、淡竹叶、甘草	疏风解表，清热解毒	用于风热感冒，症见发热头痛、咳嗽口干、咽喉疼痛
痔宁片	地榆炭、侧柏叶炭、地黄、槐米、酒白芍、荆芥炭、当归、黄芩、枳壳、刺猬皮（制）、乌梅、甘草	清热凉血，润燥疏风	用于实热内结或湿热瘀滞所致的痔疮出血、肿痛
羚羊感冒片	羚羊角、牛蒡子、淡豆豉、金银花、荆芥、连翘、淡竹叶、桔梗、薄荷素油、甘草	清热解表	用于流行性感冒，症见发热恶风、头痛头晕、咳嗽、胸闷、咽喉肿痛
清肺化痰丸	酒黄芩、苦杏仁、瓜蒌子、川贝母、胆南星（砂炒）、法半夏（砂炒）、陈皮、茯苓、麸炒枳壳、蜜麻黄、桔梗、白苏子、炒莱菔子、蜜款冬花、甘草	降气化痰，止咳平喘	用于肺热咳嗽，痰多作喘，痰涎壅盛，肺气不畅

续表

名称	复方组成	功效	应用
清泻丸	大黄、黄芩、枳实、甘草、朱砂	清热，通便，消滞	用于实热积滞所致的大便秘结
清胃保安丸	麸炒白术、六神曲（麸炒）、陈皮、茯苓、砂仁、醋青皮、姜厚朴、炒麦芽、甘草、槟榔、麸炒枳壳、枳实、白酒曲、炒山楂	消食化滞，和胃止呕	用于食滞胃肠所致积滞，症见小儿停食、停乳、脘腹胀满、呕吐、心烦、口渴
清胃黄连片	黄连、石膏、桔梗、甘草、知母、玄参、地黄、牡丹皮、天花粉、连翘、栀子、黄柏、黄芩、赤芍	清胃泻火，解毒消肿	用于肺胃火盛所致的口舌生疮，齿龈、咽喉肿痛
清咽丸	桔梗、北寒水石、薄荷、诃子肉、甘草、乌梅肉、青黛、硼砂（煅）、冰片	清热利咽，生津止渴	用于肺胃热盛所致的咽喉肿痛、声音嘶哑、口舌干燥、咽下不利
清咽利膈丸	射干、连翘、栀子、黄芩、熟大黄、炒牛蒡子、薄荷、天花粉、玄参、荆芥穗、防风、桔梗、甘草	清热利咽，消肿止痛	用于外感风邪，脏腑积热所致的咽部红肿、咽痛、面红腮肿、痰涎壅盛、胸膈不利、口苦舌干、大便秘结、小便黄赤
清咽润喉丸	射干、山豆根、桔梗、炒僵蚕、栀子（姜炙）、牡丹皮、青果、金果榄、麦冬、玄参、知母、地黄、白芍、浙贝母、甘草、冰片、水牛角浓缩粉	清热利咽，消肿止痛	用于风热外袭、肺胃热盛所致的胸膈不利、口渴心烦、咳嗽痰多、咽部红肿、咽痛、失音声哑
清音丸	诃子肉、川贝母、百药煎、乌梅肉、葛根、茯苓、甘草、天花粉	清热利咽，生津润燥	用于肺热津亏，咽喉不利，口舌干燥，声哑失音
清宣止咳颗粒	桑叶、薄荷、炒苦杏仁、桔梗、白芍、枳壳、陈皮、紫菀、甘草	疏风清热，宣肺止咳	用于小儿外感风热咳嗽，症见咳嗽、咯痰、发热或鼻塞、流涕、微恶风寒、咽红或痛、苔薄黄
清热灵颗粒	黄芩、连翘、大青叶、甘草	清热解毒	用于感冒热邪壅肺证，症见发热、咽喉肿痛
清热银花糖浆	金银花、菊花、白茅根、通草、大枣、甘草、绿茶叶	清热解毒，通利小便	用于外感暑湿所致的头痛如裹、目赤口渴、小便不利
清淋颗粒	瞿麦、萹蓄、木通、盐车前子、滑石、栀子、大黄、炙甘草	清热泻火，利水通淋	用于膀胱湿热所致的淋症、癃闭，症见尿频涩痛、淋沥不畅、小腹胀满、口干咽燥
清暑益气丸	人参、黄芪（蜜炙）、炒白术、苍术（米泔炙）、麦冬、泽泻、醋五味子、当归、黄柏、葛根、醋青皮、陈皮、六神曲（麸炒）、升麻、甘草	祛暑利湿，补气生津	用于中暑受热，气津两伤，症见头晕身热、四肢倦怠、自汗心烦、咽干口渴
清膈丸	金银花、连翘、玄参、射干、山豆根、黄连、熟大黄、龙胆、石膏、玄明粉、桔梗、麦冬、薄荷、地黄、硼砂、甘草、人工牛黄、冰片、水牛角浓缩粉	清热利咽，消肿止痛	用于内蕴毒热引起的口渴咽干，咽喉肿痛，水浆难下，声哑失音，面赤腮肿，大便燥结
清瘟解毒丸	大青叶、连翘、玄参、天花粉、桔梗、炒牛蒡子、羌活、防风、葛根、柴胡、黄芩、白芷、川芎、赤芍、甘草、淡竹叶	清瘟解毒	用于外感时疫，憎寒壮热，头痛无汗，口渴咽干，痄腮，大头瘟
寄生追风酒	独活、白芍、槲寄生、熟地黄、杜仲（炒）、牛膝、秦艽、桂枝、防风、细辛、党参、甘草、当归、川芎、茯苓	补肝肾，祛风湿，止痹痛	用于肝肾两亏，风寒湿痹，腰膝冷痛，屈伸不利；风湿性关节炎、腰肌劳损、跌打损伤后期见上述证候者

名称	复方组成	功效	应用
维 C 银翘片	山银花、连翘、荆芥、淡豆豉、淡竹叶、牛蒡子、芦根、桔梗、甘草、马来酸氯苯那敏、对乙酰氨基酚、维生素 C、薄荷素油	疏风解表，清热解毒	用于外感风热所致的流行性感冒，症见发热、头痛、咳嗽、口干、咽喉疼痛
琥珀还睛丸	琥珀、菊花、青葙子、黄连、黄柏、知母、石斛、地黄、麦冬、天冬、党参（去芦）、麸炒枳壳、茯苓、炙甘草、山药、炒苦杏仁、当归、川芎、熟地黄、枸杞子、沙苑子、菟丝子、酒肉苁蓉、杜仲（炭）、羚羊角粉、水牛角浓缩粉	补益肝肾，清热明目	用于肝肾两亏，虚火上炎引起的内外翳障，瞳仁散大，视力减退，夜盲昏花，目涩羞明，迎风流泪
琥珀抱龙丸	山药（炒）、朱砂、甘草、琥珀、天竺黄、檀香、枳壳（炒）、茯苓、胆南星、枳实（炒）、红参	清热化痰，镇静安神	用于饮食内伤所致的痰食型急惊风，症见发热抽搐、烦躁不安、痰喘气急、惊痫不安
越鞠二陈丸	醋香附、麸炒苍术、川芎、清半夏、炒麦芽、六神曲（炒）、茯苓、炒栀子、陈皮、甘草	理气解郁，化痰和中	用于胸腹闷胀，嗳气不断，吞酸呕吐，消化不良，咳嗽痰多
葛根汤颗粒	葛根、麻黄、白芍、桂枝、甘草、生姜、大枣	发汗解表，升津舒经	用于风寒感冒，症见发热恶寒、鼻塞流涕、咳嗽咽痒、咯痰稀白、汗出、头痛身疼、项背强急不舒、苔薄白或薄白润、脉浮或浮紧
葛根芩连片	葛根、黄芩、黄连、炙甘草	解肌清热，止泻止痢	用于湿热蕴结所致的泄泻、痢疾，症见身热烦渴、下痢臭秽、腹痛不适
莘贝胶囊	葶苈子、蜜麻黄、川贝母、苦杏仁、瓜蒌皮、石膏、黄芩、鱼腥草、旋覆花、赭石、白果、蛤蚧、桔梗、甘草	清肺化痰，止咳平喘	用于痰热壅肺所致的咳嗽，咯痰，喘息，胸闷，苔黄或黄腻；慢性支气管炎急性发作见上述症状者
紫花烧伤软膏	紫草、地黄、熟地黄、冰片、黄连、花椒、甘草、当归	清热凉血，化瘀解毒，止痛生肌	用于 I、II 度以下烧伤烫伤
紫雪散	石膏、北寒水石、滑石、磁石、玄参、木香、沉香、升麻、甘草、丁香、芒硝（制）、硝石（制）、水牛角浓缩粉、羚羊角、人工麝香、朱砂	清热开窍，止痉安神	用于热入心包、热动肝风证，症见高热烦躁、神昏谵语、惊风抽搐、斑疹吐衄、尿赤便秘
暑症片	猪牙皂、细辛、薄荷、广藿香、木香、白芷、防风、陈皮、清半夏、桔梗、甘草、贯众、枯矾、雄黄、朱砂	祛寒辟瘟，化浊开窍	用于夏令中恶昏厥，牙关紧闭，腹痛吐泻，四肢发麻
跌打丸	三七、当归、白芍、赤芍、桃仁、红花、血竭、北刘寄奴、烫骨碎补、续断、苏木、牡丹皮、乳香（制）、没药（制）、姜黄、醋三棱、防风、甜瓜子、枳实（炒）、桔梗、甘草、木通、煅自然铜、土鳖虫	活血散瘀，消肿止痛	用于跌打损伤，筋断骨折，瘀血肿痛，闪腰岔气
蛤蚧定喘胶囊	蛤蚧、炒紫苏子、瓜蒌子、炒苦杏仁、麻黄、石膏、甘草、紫菀、醋鳖甲、黄芩、麦冬、黄连、百合、煅石膏	滋阴清肺，止咳定喘	用于肺肾两虚、阴虚肺热所致的虚劳咳喘、气短胸闷、自汗盗汗
舒肝平胃丸	姜厚朴、陈皮、麸炒枳壳、法半夏、苍术、炙甘草、焦槟榔	疏肝和胃，化湿导滞	用于肝胃不和、湿浊中阻所致的胸胁胀满，胃脘痞塞疼痛，嘈杂嗳气，呕吐酸水，大便不调

续表

名称	复方组成	功效	应用
舒肝和胃丸	醋香附、白芍、佛手、木香、郁金、炒白术、陈皮、柴胡、广藿香、焦槟榔、炙甘草、莱菔子、乌药	舒肝解郁，和胃止痛	用于肝胃不和，两胁胀满，胃脘疼痛，食欲不振，呃逆呕吐，大便失调
舒筋活络酒	木瓜、桑寄生、玉竹、续断、川牛膝、当归、川芎、红花、独活、羌活、防风、白术、蚕沙、红曲、甘草	祛风除湿，活血通络，养阴生津	用于风湿阻络、血脉瘀阻兼有阴虚所致的痹病，症见关节疼痛、屈伸不利、四肢麻木
猴头健胃灵胶囊	猴头菌丝体、海螵蛸、醋延胡索、酒白芍、醋香附、甘草	疏肝和胃，理气止痛	用于肝胃不和，胃脘胁肋胀痛，呕吐吞酸；慢性胃炎、胃及十二指肠溃疡见上述证候者
痧药	丁香、苍术、天麻、麻黄、大黄、甘草、冰片、人工麝香、制蟾酥、雄黄、朱砂	祛暑解毒，辟秽开窍	用于夏令贪凉饮冷，感受暑湿，症见猝然闷乱烦躁、腹痛吐泻、牙关紧闭、四肢逆冷
湿毒清胶囊	地黄、当归、丹参、蝉蜕、苦参、白鲜皮、甘草、黄芩、土茯苓	养血润肤，祛风止痒	用于血虚风燥所致的风瘙痒，症见皮肤干燥、脱屑、瘙痒，伴有抓痕、血痂、色素沉着；皮肤瘙痒症见上述证候者
溃疡散胶囊	甘草、白及、延胡索、泽泻、海螵蛸、薏苡仁、黄芩、天仙子	理气和胃，制酸止痛	用于脾胃湿热，胃脘胀痛，胃酸过多；溃疡病、慢性胃炎见上述证候者
疏风定痛丸	马钱子粉、麻黄、乳香（醋制）、没药（醋制）、千年健、自然铜（煅）、地枫皮、桂枝、牛膝、木瓜、甘草、杜仲（盐制）、防风、羌活、独活	祛风散寒，活血止痛	用于风寒湿痹痛，筋脉不舒，四肢麻木，腰腿疼痛，跌打损伤，瘀血作痛
疏风活络丸	制马钱子、秦艽、麻黄、木瓜、虎杖、甘草、菝葜、防风、桂枝、桑寄生	祛风散寒，除湿通络	用于风寒湿闭阻所致的痹病，症见关节疼痛、局部畏恶风寒、四肢麻木、腰背疼痛
疏风解毒胶囊	虎杖、连翘、板蓝根、柴胡、败酱草、马鞭草、芦根、甘草	疏风清热，解毒利咽	用于急性上呼吸道感染属风热证，症见发热、恶风、咽痛、头痛、鼻塞、流浊涕、咳嗽等
蒲元和胃胶囊	延胡索、香附、醋乳香、蒲公英、枯矾、甘草	行气和胃止痛	用于胃脘胀痛、嗳气反酸、烦躁易怒、胁胀；胃及十二指肠溃疡属气滞证者
感冒舒颗粒	大青叶、连翘、荆芥、防风、薄荷、牛蒡子、桔梗、白芷、甘草	疏风清热，发表宣肺	用于风热感冒，头痛体困，发热恶寒，鼻塞流涕，咳嗽咽痛
腰痛宁胶囊	马钱子粉（调制）、土鳖虫、川牛膝、甘草、麻黄、乳香（醋制）、没药（醋制）、全蝎、僵蚕（麸炒）、麸炒苍术	消肿止痛，疏散寒邪，温经通络	用于寒湿瘀阻经络所致的腰椎间盘突出症、坐骨神经痛、腰肌劳损、腰肌纤维炎、风湿性关节痛，症见腰腿痛、关节疼痛及肢体活动受限者
解肌宁嗽丸	紫苏叶、前胡、葛根、苦杏仁、桔梗、半夏（制）、陈皮、浙贝母、天花粉、枳壳、茯苓、木香、玄参、甘草	解表宣肺，化痰止咳	用于外感风寒、痰浊阻肺所致的小儿感冒发热、咳嗽痰多
解郁安神颗粒	柴胡、大枣、石菖蒲、姜半夏、炒白术、浮小麦、制远志、炙甘草、炒栀子、百合、胆南星、郁金、龙齿、炒酸枣仁、茯苓、当归	疏肝解郁，安神定志	用于情志不畅，肝郁气滞所致的失眠、心烦，焦虑，健忘；神经官能症、围绝经期综合征见上述证候者

续表

名称	复方组成	功效	应用
痹祺胶囊	马钱子粉、地龙、党参、茯苓、白术、川芎、丹参、三七、牛膝、甘草	益气养血，祛风除湿，活血止痛	用于气血不足，风湿瘀阻，肌肉关节酸痛，关节肿大、僵硬变形或肌肉萎缩，气短乏力；风湿性关节炎、类风湿关节炎、腰肌劳损、软组织损伤属上述证候者
痰饮丸	肉桂、淡附片、苍术、麸炒白术、炒紫苏子、炒莱菔子、干姜、炒白芥子、炙甘草	温补脾肾，助阳化饮	用于脾肾阳虚、痰饮阻肺所致的咳嗽、气促发喘，咯吐白痰，畏寒肢冷，腰酸背冷、腹胀食少
障眼明片	石菖蒲、决明子、肉苁蓉、葛根、青葙子、党参、蔓荆子、枸杞子、车前子、白芍、山茱萸、甘草、菟丝子、升麻、蕤仁（去内果皮）、菊花、密蒙花、川芎、酒黄精、熟地黄、关黄柏、黄芪	补益肝肾，退翳明目	用于肝肾不足所致的干涩不舒、单眼复视、腰膝酸软，或轻度视力下降；早、中期老年性白内障见上述证候者
慢肝解郁胶囊	当归、白芍、三棱、柴胡、茯苓、白术、甘草、薄荷、丹参、麦芽、香橼、川楝子、延胡索	疏肝解郁，健脾养血	用于肝郁脾虚所致的肝区胀痛，胸闷不舒，食欲不振，腹胀便溏者；迁延性肝炎或慢性肝炎见上述证候者
鼻炎片	苍耳子、辛夷、防风、连翘、野菊花、五味子、桔梗、白芷、知母、荆芥、甘草、黄柏、麻黄、细辛	祛风宣肺，清热解毒	用于急、慢性鼻炎风热蕴肺证，症见鼻塞、流涕、发热、头痛
鼻渊通窍颗粒	辛夷、炒苍耳子、麻黄、白芷、薄荷、藁本、黄芩、连翘、野菊花、天花粉、地黄、丹参、茯苓、甘草	疏风清热，宣肺通窍	用于急鼻渊（急性鼻窦炎）属外邪犯肺证，症见前额或颧骨部压痛，鼻塞时作，流涕黏白或黏黄，或头痛，或发热，苔薄黄或白，脉浮
镇咳宁糖浆	甘草流浸膏、桔梗、盐酸麻黄碱、桑白皮	止咳，平喘，祛痰	用于风寒束肺所致的咳嗽、气喘、咳痰；支气管炎、支气管哮喘见上述证候者
橘红颗粒	化橘红、陈皮、法半夏、茯苓、甘草、桔梗、苦杏仁、炒紫苏子、紫菀、款冬花、瓜蒌皮、浙贝母、地黄、麦冬、石膏	清肺，止咳，化痰	用于痰热咳嗽，痰多，色黄黏稠，胸闷口干
橘红化痰丸	化橘红、锦灯笼、炒苦杏仁、川贝母、罂粟壳、五味子、白矾、甘草	敛肺化痰，止咳平喘	用于肺气不敛，痰浊内阻，咳嗽，咯痰，喘促，胸膈满闷
橘红痰咳液	化橘红、蜜百部、茯苓、半夏（制）、白前、甘草、苦杏仁、五味子	理气化痰，润肺止咳	用于痰浊阻肺所致的咳嗽、气喘、痰多；感冒、支气管炎、咽喉炎见上述证候者
鹭鸶咯丸	麻黄、苦杏仁、石膏、甘草、细辛、炒紫苏子、炒芥子、炒牛蒡子、瓜蒌皮、射干、青黛、蛤壳、天花粉、栀子（姜炙）、人工牛黄	宣肺，化痰，止咳	用于痰浊阻肺所致的顿咳、咳嗽，症见咳嗽阵作、痰鸣气促、咽干声哑；百日咳见上述证候者
藿香正气口服液	苍术、陈皮、姜厚朴、白芷、茯苓、大腹皮、生半夏、甘草浸膏、广藿香油、紫苏叶油	解表化湿，理气和中	用于外感风寒、内伤湿滞或夏伤暑湿所致的感冒，症见头痛昏重、胸膈痞闷、脘腹胀痛、呕吐泄泻；胃肠型感冒见上述证候者
藿香正气水	苍术、陈皮、姜厚朴、白芷、茯苓、大腹皮、生半夏、甘草浸膏、广藿香油、紫苏叶油	解表化湿，理气和中	用于外感风寒、内伤湿滞或夏伤暑湿所致的感冒，症见头痛昏重、胸膈痞闷、脘腹胀痛、呕吐泄泻；胃肠型感冒见上述证候者

续表

名称	复方组成	功效	应用
藿香正气软胶囊	苍术、陈皮、姜厚朴、白芷、茯苓、大腹皮、生半夏、甘草浸膏、广藿香油、紫苏叶油	解表化湿，理气和中	用于外感风寒、内伤湿滞或夏伤暑湿所致的感冒，症见头痛昏重、胸膈痞闷、脘腹胀痛、呕吐泄泻；胃肠型感冒见上述证候者
藿香正气滴丸	苍术、陈皮、姜厚朴、白芷、茯苓、大腹皮、生半夏、甘草浸膏、广藿香油、紫苏叶油	解表化湿，理气和中	用于外感风寒、内伤湿滞或夏伤暑湿所致的感冒，症见头痛昏重、胸膈痞闷、脘腹胀痛、呕吐泄泻；胃肠型感冒见上述证候者

二、申请专利

第一个关于甘草中活性成分医药用途的专利是 1963 年的德国专利"甘草酸在抗炎的治疗用途"。韩国和日本对于甘草的专利申请较多，其专利涵盖了甘草的抗炎、抗病毒、皮肤护理、保肝作用、对心脑血管疾病的作用、抗肿瘤作用、免疫调节作用、用于兽药及饲料添加剂等方面。我国第一个甘草专利与甘草粗提物抗肿瘤、抗病毒作用相关。我国甘草的专利申请人主要是高校，其中浙江大学的申请数量居首位，国外甘草专利申请人主要是企业，因此我国企业需要在发展创新药物中加强研究投入。

与甘草相关的医药专利有上万项，大多数类型与甘草中有效成分的制备方法有关，其次有组合物、制剂、诊断与分化检验、新用途、生物技术等，如一种甘草酸联产甘草浸膏和低酸甘草霜的水氨循环生产方法、甘草酸二铵冻干制剂及其制备方法等。

在国家知识产权局专利检索及分析数据库以检索因素"甘草"进入药物检索项，在方剂组成中搜索"甘草"，检索到共计 64 128 条数据（以申请日为检索要求）。以检索因素"甘草"进入常规检索项，检索式为"复合文本"，检索到共计 125 484 条数据，过滤条件选择日期筛选为 2010 年到 2020 年 10 月，文献类型选择授权公告文献，发明类型全选，选择有效专利后进行检索，最终检索到 7744 条相关数据，随后对其中的 7743 条数据添加到专利分析库中进行专利分析（申请号相同的数据取最晚公开日期，加入数据总量会减少），结果见图 3-4～图 3-8。

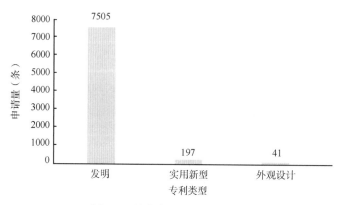

图 3-4　甘草专利类型分析结果

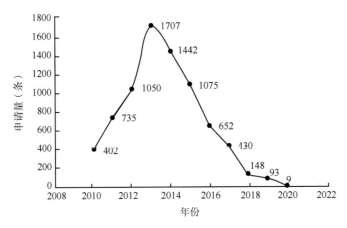

图 3-5　甘草专利分年度申请变化趋势

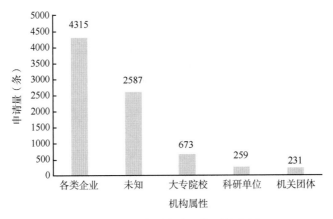

图 3-6　甘草专利申请机构属性分析

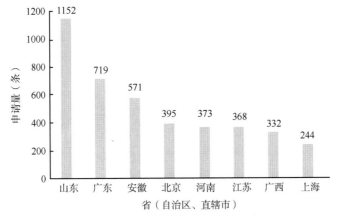

图 3-7　各省（自治区、直辖市）甘草专利申请量分析（取排名前八）

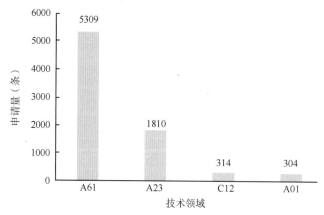

图 3-8　甘草专利技术领域分析（取排名前四）

A61 为医学或兽医学、卫生学；A23 为其他类不包括的食物或食料、水果、蔬菜、牛奶等；

C12 为生物化学、啤酒、酶、醋等；A01 为农业、林业、畜牧业等

通过对甘草专利的分析发现，甘草相关专利在 2013 年申请量达最高，其后每年相关专利的数量都在下降，分析原因可能是由于经历专利申请高潮后压缩了后续针对甘草技术领域创新的空间。近十年甘草相关专利的类型一半都为发明专利，专利的研发和授权单位也大多为企业，科研单位和机关团体的专利授权量相对较少。

三、综合利用

甘草的药理作用较多，临床应用较广泛。甘草与白芍配伍用以治疗胃痛、腓肠肌痉挛；与茯苓配伍用以治疗心悸不安；与附子配伍用以减少风湿痛；甘草与麻黄配伍用以增强抗炎作用；甘草与大黄配伍用以缓解大黄的泻下作用；将甘草和海藻应用于治疗乳腺增生症能取得良好疗效。

甘草具有抗炎和抗变态反应的药理作用，因此广泛应用于治疗咳嗽气喘、祛痰，对于皮肤病和皮肤炎症具有较好效果，如接触性皮炎、过敏性皮炎、湿疹、原发性血小板减少性紫癜等；此外，甘草可以治疗大便燥结、心律失常、尿崩症、肾上腺皮质功能减退症、产后垂体功能减退症、肺结核、急性血吸虫病、类风湿关节炎、肩周炎、抗心律失常、三叉神经痛、过敏性鼻炎、抗肿瘤等。甘草外用可以治疗冻疮、手足癣、皮肤皲裂等，也可用于治疗新型冠状病毒感染。

甘草和西药的合用：甘草与链霉素合用，可以降低链霉素对脑神经的损害；阿糖腺苷与甘草合用，可以提高治疗慢性乙型肝炎的疗效；甘草与可的松在抗体产生抑制、应激反应抑制上具有协同作用；甘草与硫酸镁等泻药联合应用，可以使药效温和、减少药物对大肠刺激产生的腹痛作用；甘草与喜树碱合用，可减少抗癌药物的副作用；炙甘草汤和抗心律失常药物合用能够改善心功能并且缩短住院时间；大黄甘草汤透皮剂穴位贴敷联合西药治疗化疗呕吐患者，可有效改善患者的恶心呕吐、腹痛腹胀、便秘等症状。

与甘草相关的国产保健品多达上百条，如龙润牌润疏茶，保健功能为通便；速可牌速可颗粒具有增强骨密度的保健功能；纽崔莱养藏牌善衡片的保健功能为辅助保护化学性肝损伤；汉草堂牌相傅含片具有清咽的保健功能；万仁牌怡欣舒中丸的保健功能为保护胃黏膜损伤；金士

力牌芷菲胶囊具有减肥的保健功能；松珍牌辐宁胶囊具有抗辐射的保健功能。甘草保健品的功能多样，其保健功能主要体现在清咽润喉的应用上。此外，甘草提取物具有美白、防晒功能，可以阻止黑色素的形成，也有研究将甘草应用于抗菌洗手液中。表3-2列出了一些甘草相关的保健品。

表 3-2　甘草保健品的相关信息

产品名称	生产企业	主要原料	保健功能
悦康牌金银花罗汉果西洋参含片	悦康药业集团股份有限公司	西洋参提取物、罗汉果提取物、胖大海提取物、金银花提取物、甘草浸膏、薄荷脑	清咽
可可康牌余甘子桔梗胶囊	广州天启生物科技有限公司	余甘子、桔梗、甘草、橘红、玄参、麦冬、淀粉、二氧化硅	清咽
松珍牌松花粉黄芪肉苁蓉酒	烟台新时代健康产业有限公司	淫羊藿、松花粉、黄芪、熟地黄、肉苁蓉、枸杞子、桑椹、甘草、肉桂	经动物实验评价，具有缓解体力疲劳的保健功能
日升月恒牌葛根甘草胶囊	河南海丝克生物科技股份有限公司	葛根、甘草、白芍、决明子、砂仁、高良姜、薄荷	经动物实验评价，具有对化学性肝损伤辅助保护功能的保健功能
修真 R 熟地黄银杏叶西洋参甘草红花酒	北京燕康科技有限公司	西洋参、枸杞子、熟地黄、银杏叶、红花、甘草、菊花	经动物实验评价，具有增强免疫力、缓解体力疲劳的保健功能
东流水牌陈皮阿胶块	山东宏济堂阿胶有限公司	鲜驴皮、甘草、香附、陈皮、木香、白芷、肉桂	经动物实验评价，具有增强免疫力的保健功能
夏方牌甘草片	河南龙亭药业有限公司	甘草浸膏粉、薄荷油香精、八角茴香油	增强免疫力
皓月牌牛肝葛根丹参胶囊	吉林省长春皓月清真肉业股份有限公司	葛根提取物、五味子提取物、丹参提取物、甘草提取物、牛肝冻干粉	经动物实验评价，具有对化学性肝损伤辅助保护功能的保健功能
三生牌人参枸杞子灵芝酒	佛山市南海三生酒业有限公司	人参、枸杞子、黄芪、灵芝、茯苓、酸枣仁、白术、黄精、覆盆子、甘草、白酒、甜黄酒	经动物实验评价，具有增强免疫力的保健功能
济真堂牌黄芪大枣甘草片	包头市千年健医药科技有限公司	黄芪提取物、大枣提取物、甘草提取物	经动物实验评价，具有增强免疫力的保健功能
亮康牌老东关茶	西安碑林药业股份有限公司	陕西绿茶、胖大海、青果、薄荷、菊花、橘红、杏仁、甘草	清咽润喉

甘草渣应用于卷烟生产，可以减少其资源浪费；甘草可以作为食品添加剂，加工制作成口香糖、巧克力等食品；甘草榨汁液可以抑制酱油咸度，使口味变得柔和；在日本，甘草可被应用于豆酱、腌制品、风味食品和冷冻甜食中，甘草与其他食品甜味剂复配后加入食物中不易酸败和霉变；应用于啤酒可以使发泡力增强；将甘草应用于糖果果冻中具有清凉润肺、增甜增香的作用；甘草应用于果脯中也可增香、增味并且具有保健功能；甘草应用于肉蛋制品中可以提高其防腐保健功能，延长食物的保质期；有人将含甘草等药材的面粉做成面条，不仅提高了面条的口感，而且还具有补气血的功能。

甘草应用于水产动物的养殖中，发现其对草鱼的出血病具有很好的疗效，而且还可以提高鱼体的抗应激能力；将甘草应用于冷却肉的保鲜中，可以使肉制品保持良好的外观和风味，延长货架期，甘草综合利用情况见图3-9。

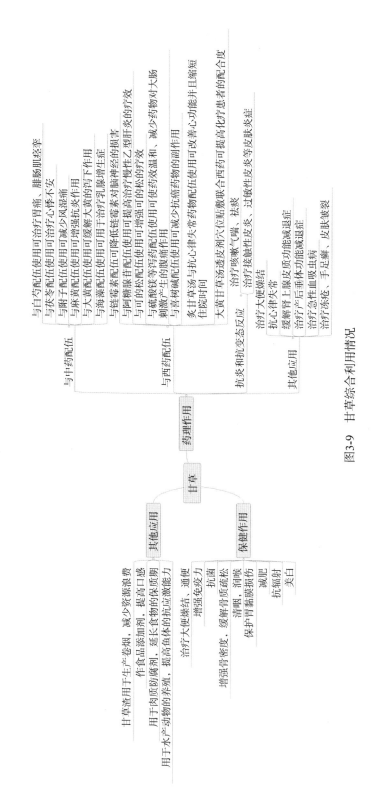

图3-9　甘草综合利用情况

（赵启鹏　张佳妮　孟金妮）

银柴胡的生产与现代应用

银柴胡是干旱地区重要的药材种类,由于资源匮乏,人工种植已成为主要的药材供给途径,我国银柴胡分布区域较窄,产区不广,宁夏银柴胡栽培历史长,规模大,是我国银柴胡的主产区和道地产区,2019 年宁夏人工栽培银柴胡约 1371hm²,年产量 1000～1500 吨。

第一节　品　种　来　源

一、基原

银柴胡为石竹科植物银柴胡 *Stellaria dichotoma* L. var. *lanceolata* Bge. 的干燥根,为石竹科繁缕属叉歧繁缕 *Stellaria dichotoma* L.的变种,又名披针叶繁缕,主产于宁夏、陕西、内蒙古、甘肃、辽宁等地,是宁夏著名道地药材。

二、形态特征

银柴胡为多年生草本,高 15～60cm,全株扁球形,被腺毛。主根圆柱形,直径 1～2cm,粗壮而伸长,外皮淡黄色,断面黄白色,根头顶端有许多疣状的残茎痕迹;茎从根头部丛生,直立而纤细,节部膨大,从基部多次二歧分枝,圆柱形,被腺毛或短柔毛;叶对生,无柄,茎下部叶较大,叶片线状披针形、披针形或长圆披针形,基部微包茎,全缘,表面绿色,背面淡绿色,叶背被短毛,长 5～30mm,宽 1.5～7mm;花期 6～8 月,二歧聚伞花序顶生,多次分叉,具多数花,苞片与叶形状相同,较小;花梗纤细,萼片 5,矩圆状披针形或披针形,先端锐尖,背面具腺毛和柔毛,边缘狭膜质白色;花瓣 5,白色,近椭圆形,长 4mm,宽 2mm,二叉状分裂至 1/3 处或中部,裂片近线形;雄蕊 10,长仅花瓣的 1/3～1/2,5 短 5 长,2 轮生,花丝基部稍合生,黄色;雌蕊 1,子房上位,花柱 3,细长;果期 7～9 月,蒴果椭圆形,成熟时顶端 6 齿裂,外被宿存萼,常含种子 1 枚,种子椭圆形,种皮深棕褐色,具有小突起(彩图 11)。

三、银柴胡资源及原植物检索表

1. 银柴胡资源

繁缕属植物全世界约 120 种,我国分布 63 种 15 变种 2 变型。生长在沙漠地区的繁缕属植物有 5 种 1 变种，这个变种就是银柴胡，宁夏分布该属植物 7 种 1 变种。

银柴胡在我国分布区域较窄，生长在土地贫瘠的干旱荒漠地带，主要集中于宁夏、内蒙古、陕西 3 省区交界处，即宁夏盐池、灵武、同心、中卫等地，内蒙古鄂尔多斯市、锡林郭勒盟、乌兰察布市、包头、呼和浩特，陕西榆林等地。

20 世纪 60~80 年代，银柴胡需求量增大，商品药材供应严重不足，各地将同科蝇子草属植物山蚂蚱草（*Silene jenisseensis* Willd.）、鹤草（*S. fortunei* Vis.），无心菜属植物老牛筋（*Arenaria juncea* M. Bieb.），石头花属植物长蕊石头花（*Gypsophila oldhamiana* Miq）等植物的根，作"银柴胡"药用。这些"银柴胡"伪品与正品银柴胡原植物在生长环境、植物形态、药材性状等方面差别显著，目前有文献记载的银柴胡主要伪品见表 4-1。

表 4-1　银柴胡主要伪品

科	属	种	拉丁名
石竹科	无心菜属	老牛筋	*Arenaria juncea* M. Bieb.（灯心草蚤缀）
		毛叶老牛筋	*A. capillaris* Poir.（腺毛蚤缀）
		小腺无心菜	*A. glanduligera* Edgew.
	石头花属	长蕊石头花	*Gypsophila oldhamiana* Miq（丝石竹、霞草）
		细叶石头花	*G. licentiana* Hand.-Mazz.（窄叶丝石竹、尖叶丝石竹）
		大叶石头花	*G. pacifica* Kom.（细梗石头花、大叶丝石竹）
		圆锥石头花	*G. paniculata* L.（锥花丝石竹）
		草原石头花	*G. davurica* Turcz. ex Fcnzl（兴安丝石竹）
	蝇子草属	山蚂蚱草	*Silene jenisseensis* Willd.（旱麦瓶草）
		鹤草	*S. fortunei* Vis.（蝇子草）
		女娄菜	*S. aprica* Turcx. ex Fisch. et Mey.
		粘萼蝇子草	*S. viscidula* Franch.（瓦草）
		石生蝇子草	*S. tatarinowii* Regel（山女娄菜）
	繁缕属	二柱繁缕	*Stellaria bistyla* Y. Z. Zhao Stellaria
		叉歧繁缕	*S. dichotoma* L.
	金铁锁属	金铁锁	*Psammosilene tunicoides* W.C.Wu et C.Y.Wu
伞形科	柴胡属	北柴胡	*Bupleurum chinense* DC.
		红柴胡	*B. scorzonerifolium* Willd.（狭叶柴胡、南柴胡）
	迷果芹属	迷果芹	*Sphallerocarpus gracilis*（Bess.）K. -Pol.
桔梗科	党参属	党参	*Codonopsis pilosula*（Franch.）Nannf.
		羊乳	*C. lanceolata*（Sieb. et Zucc.）Trautv.
	金钱豹属	大花金钱豹	*Campanumoea javanica* Bl.
白花丹科	补血草属	二色补血草	*Limonium bicolor*（Bag.）Kuntze（苍蝇花）
大戟科	大戟属	狼毒	*Euphorbia fischeriana* Steud.

上述伪品中，以石竹科植物较为常见，其植物形态与正品银柴胡也较为相近。

2. 原植物检索表

（1）宁夏繁缕属植物分种检索表

1. 花柱 2，稀 3；蒴果顶端 4 裂，稀 6 裂 ·· 二柱繁缕 *S. bistylata* Di

1. 花柱 3；蒴果顶端 6 裂 ··· 2

2. 花无花瓣；花序为伞状聚伞花序 ·· 伞花繁缕 *S. umbellata* Turcz.

2. 花具花瓣；花序为聚伞花序 ··· 3

3. 茎下部叶具长柄，向上渐短或近无柄 ··· 4

3. 茎生叶无柄或叶片下延成短柄，抱茎 ··· 5

4. 茎上侧生一列短柔毛，不具腺毛；花瓣较萼片稍短 ····································· 繁缕 *S. media*（L.）Cyr.

4. 茎上具腺毛；花瓣较萼片稍长 ·· 森林繁缕 *S. nemorum* L.

5. 茎圆柱形；叶卵形至卵状披针形；花瓣 2 中裂 ··· 6

5. 茎四棱形；叶线形、线状披针形或披针形；花瓣 2 裂达基部 ·· 7

6. 叶卵形、长卵形或卵状披针形，长 0.4～2cm，宽 3～10mm，先端锐尖或短渐尖，蒴果含 1～5 粒种子
   ·· 叉歧繁缕 *S. dichotoma* L.

6. 叶线状披针形、披针形或长圆状披针形，长 0.2～2.5cm，宽 1.5～5mm，先端渐尖。蒴果常含 1 粒种
   子 ·· 银柴胡 *S. dichotoma* L. var. *lanceolata* Bge.

7. 叶披针形或线状披针形，宽 3～8mm，基部近圆形或渐狭 ·························· 异色繁缕 *S. discolor* Turcz.

7. 叶线形或狭线形，宽 0.5～2.0mm，基部稍狭 ·································· 长叶繁缕 *S. longiflora* Muehl.

（2）银柴胡与石竹科伪品分类检索表

1. 萼片离生，稀基部合生；花瓣近无爪，稀缺花瓣；雄蕊周位生，稀下位生 ············· 2（繁缕亚科）

1. 萼片合生；花瓣具明显爪；雄蕊下位生 ··· 3（石竹亚科）

2. 花瓣深 2 裂，稀多裂（有时缺花瓣） ··· 5（繁缕属）

2. 花瓣全缘，稀凹缺或具齿 ··· 7（无心菜属）

3. 花柱 3 或 5；花萼具连合纵脉 ·· 9（蝇子草属）

3. 花柱 2；花萼无连合纵脉 ··· 4

4. 雄蕊 5；蒴果具 1 种子 ··· 金铁锁 *P. tunicoides*

4. 雄蕊 10；蒴果具多数种子，稀少数。石头花属 ··· 13

5. 花柱 3，蒴果宽卵形，顶端 6 齿裂 ··· 6

5. 花柱 2（极少 3），蒴果倒卵形，顶端 4（稀 6）齿裂 ································· 二柱繁缕 *S. bistyla* Y. Z. Zhao

6. 叶片线状披针形、披针形或长圆状披针形，长 5～25mm，宽 1.5～5mm，蒴果常具 1 种子 ···········
   ·· 银柴胡 *S. dichotoma* L. var. *lanceolata* Bge.

6. 叶片卵形或卵状披针形，长 4～20mm，宽 3～10mm，蒴果含 1～5 种子 ····· 叉歧繁缕 *S. dichotoma* L.

7. 茎高 2～6cm，花 1～2 朵，生于茎顶端，花瓣紫红色，萼片急尖，顶端及边缘变硬 ·······················
   ··· 小腺无心菜 *A. glanduligera* Edgew.

7. 茎高 12cm 以上，聚伞花序，具数花至多花，花瓣白色；萼片顶端钝，稀急尖或渐尖 ····················· 8

8. 茎高 12～15cm，茎基部无淡褐色长而硬的叶基；叶片细线形，长 2～5cm。花梗无毛；萼片无毛，具
   3 脉 ·· 毛叶老牛筋 *A. capillaris* Poir.

8. 茎高 30～60cm，茎基部密具淡褐色长而硬的枯萎叶基；叶片细线形，长 10～25cm。花梗密被腺柔毛；
   萼片具 1～3 脉，外面无毛或被腺柔毛 ··· 老牛筋 *A. juncea* M. Bieb.

9. 多年生草本，雄蕊外露；花柱外露 ··· 10

9. 一年生或二年生草本，雄蕊不外露，花柱不外露 ············· 女娄菜 *S. aprica* Turcz. ex Fisch. et Mey.

10. 茎无毛 ·· 山蚂蚱草 *S. jenisseensis* Willd.

10. 茎被短柔毛或近无毛 ··· 11

11. 聚伞状圆锥花序 ··· 鹤草 *S. fortunei* Vis.

（赵云生　李林霏　王　琳）

第二节　栽培要点

一、生物学特性

喜阳光，多生长于干旱少雨的荒漠、半荒漠草原区，极耐干旱、耐贫瘠、耐寒，忌涝。在年降雨量 200mm 以下、土壤含水量 3.8%、含有机质 0.2%～0.3% 的松砂土中仍能继续生长，在 −30℃ 能安全越冬。适合生长于阳光充足、土层深厚的砂壤土地或松砂土中。黏重土壤、盐碱低洼处土地不适宜银柴胡的生长。银柴胡喜温暖、冷凉气候，具有耐旱、耐寒、喜光、忌水渍的特性。我国的银柴胡主要集中分布于宁夏、内蒙古和陕西等省区的毗邻地区，主栽于宁夏。

二、选地整地

选地：育苗地宜选择有多年耕种史，无病虫或严重草害史，熟化土层厚，土壤肥力较好的壤土、淡灰钙土、风沙土。

整地：种植地播前机械深翻 20～22cm，精细耙耱，使土壤表层达到"上虚下实"。同时结合整地均施腐熟农家肥 3～5m³/亩，"天脊"牌高效复合肥（22-9-9）30～50kg/亩。

三、播种方法

播种：播种时间为 8 月下旬至 9 月下旬。一级种子 1kg/亩，二级种子 1.5kg/亩，三级种子 2.0kg/亩。

种植模式：宜露地直播，可以是条播，播前耕翻镇压，播后耙耱；也可以是撒播，播前耕翻，播后耙耱。

四、田间管理（彩图 12）

1. 旱地直播田间管理

（1）间苗、定苗：当株高 7～8cm 时，按株距 4～5cm 进行间苗；株高 10～12cm 时，按株距 10～12cm 定苗。

（2）中耕除草：地上植株封垄前，及时中耕除草；当植株长高完全封垄覆盖地表后，无须中耕除草。

（3）追肥：每年 5 月至植株封垄前，追施尿素或氮磷钾复合肥 1～2 次，每次 10～20kg/亩。

2. 移栽苗田间管理

（1）灌溉：移栽后 1 周内开始灌第 1 水，灌水定额为 60～80m³/亩或喷灌湿润深度 40～60cm；6 月中、下旬灌第 2 次水，灌水定额为 30～40m³/亩或喷灌湿润深度 30～40cm；7 月中、下旬灌第 3 次水，灌水定额为 40～60m³/亩或喷灌湿润深度 30～40cm。全年灌 3～4 次水。

（2）施肥、除草：苗高 10cm 以上和幼苗分枝期，喷施磷酸二氢钾型叶面肥浓度为原药 20～25g 兑水 15kg 喷雾，全年 2～3 次；同时，结合灌水每次追尿素 10～15kg/亩，或有机无机复合液体肥 20kg，全年 2 次。人工除草应结合灌水中耕进行，出苗期不宜除草，以免拔除杂草时，将银柴胡幼苗带出。苗地杂草不宜超过 10cm。拔除的杂草应及时清理出苗地。

五、病虫害防治

防治原则：预防为主，综合防治。通过科学施肥、加强田间管理等措施，采用农业防治、生物防治、物理机械防治和化学防治相结合的方法。

（1）巨膜长蝽

农业防治：清除田边地埂杂草，阻断害虫从荒漠草原向农田传播。

药剂防治：叶面喷雾处理，可选用阿维菌素有效成分用量 21.6g/亩，安全间隔期 5d，每年最多使用 3 次。或选用啶虫脒有效成分用量 1.2g/亩，安全间隔期 14d，每年最多使用 3 次。药液量 30L/亩。

（2）小云斑鳃金龟

农业防治：播种前结合整地人工捡拾幼虫。

生物防治：播种时将绿僵菌剂拌到肥料中，顺播种沟撒施 667g/亩。

（3）根腐病

农业防治：选择土壤疏松、排水条件好的地块。合理施肥控制氮肥，促进植株抗病能力。

生物防治：选用枯草芽孢杆菌等生防制剂（活性菌为细菌），将菌剂拌到肥料中顺播种沟撒施，生防菌数量不低于 6.67 万亿/亩。

药剂防治：可选用甲霜灵有效成分用量 6g/亩，安全间隔期 21d，每年最多使用 3 次。药液量 30L/亩。

六、采收加工

银柴胡药用部位为地下根，种植 3～4 年才可采挖。根据银柴胡的生长期特点，一般在 9 月上旬（白露前后）或第四年 3 月底至 4 月初采挖。银柴胡为直根系，入土较深，鲜根质地较脆，易断，故采挖时须从田块的一侧顺行开沟，顺序向另一边挖掘，保持药材根部完整，现多用机械采收（彩图 13）。

将采收的银柴胡，拣出杂质，去掉泥沙。经过剁、切、剪进行分类。剁切掉过于纤细的须根和支根，以及受过冻伤、损伤、霉烂的部分。

将银柴胡码放在露天晾晒场或搭建有遮雨棚的晾晒场，下面用木杠或木板垫等工具架起10~20cm，晒至六七成干时，趁柔软时，理顺捆成小把，晒干至含水量12%以下。晾干过程要注意：银柴胡干品也较脆，为防止根梢折断，在将根的中部进行捆扎时，也应趁柔软时将根梢捆扎起来。晒干过程不得受冻，以免引起"曝皮"（根皮曝起），影响质量。

七、贮藏与养护

按不同商品规格分级后包装。包装袋上应注明产品名称、重量、产地、销售单位名称、地址、生产日期、储藏条件等。应存放在清洁卫生、阴凉干燥、通风、防潮、防虫蛀、无异味的库房中，定期检查和养护，发现霉变、虫害，应及时进行无害化处理。

（张新慧　张文晋）

第三节　质量评价与饮片生产

一、药材鉴定

1. 性状鉴定

本品呈类圆柱形，偶有分枝，长15~40cm，直径5~25mm。表面浅棕黄色至浅棕色，有扭曲的纵皱纹和支根痕，呈孔状凹陷或盘状凹陷，习称"砂眼"，从砂眼处折断，见棕色裂隙中有细砂包裹其中或散出。根头部略膨大，顶端有密集的茎痕呈疣状突起，为芽苞、茎或根茎的残基，习称"珍珠盘"。质硬而脆，易折断，断面疏松不平坦，有裂隙，皮部甚薄，木部有黄、白色相间的放射状纹理（菊花心）。气微，味甘。

栽培品有分枝，微呈扭曲样，直径6~12mm。表面浅棕黄色或浅黄棕色，纵皱纹细腻明显，细支根痕多呈点状凹陷，几乎没有"砂眼"，根头部有疣状突起。但"珍珠盘"不明显，不易折断，折断面质地较紧密，皮部很薄，木部占大部分，几乎没有裂隙，略显粉性，木部放射状纹理不甚明显。气微，味微甜。

2. 理化鉴定

（1）取本品粉末1.0g，加无水乙醇10ml，浸泡15分钟，过滤，取滤液2ml，在紫外光灯（365nm）下观察，滤液显亮蓝微紫色的荧光。

（2）取本品粉末0.1g，加甲醇25ml，超声提取10分钟，过滤，滤液移至50ml的量瓶中，加甲醇至刻度。照紫外-可见分光光度法测定，在波长为270nm处有最大吸收波长。

（3）薄层色谱法：采用薄层色谱法对银柴胡进行鉴别，以苯-乙酸乙酯（10：2）为展开剂，置紫外光灯（365nm）下检视。结果显示，银柴胡色谱分别显2个亮蓝色荧光斑点、8个蓝色荧光斑点。以石油醚-乙酸乙酯-乙醇（7：2：1）为展开剂，碘蒸气中熏1h。银柴胡在薄层色谱图上显示5个斑点。

3. 显微鉴定

粉末呈灰黄白色。

本品横切面：木栓细胞数列到十几列，栓内层较窄。韧皮部筛管群明显。形成层成环。木质部发达。射线宽至十几列细胞。薄壁细胞中含草酸钙砂晶，在射线细胞中较为多见，砂晶呈三角形、楔形、方形、箭形等，直径 2～5μm。具有具缘纹孔和网纹导管，直径 9～132μm。具缘纹孔呈椭圆形，并列或互列，纹孔口呈细裂缝，有的纹孔口横向相连。

二、化学成分

1. 甾醇类

从银柴胡乙醚提取物中分析鉴定出 7 种甾醇类化合物，分别是 α-菠甾醇葡萄糖苷、豆甾-7-烯醇葡萄糖苷、微量麦角-7-烯醇葡萄糖苷、β-谷甾醇、豆甾醇、α-菠甾醇、豆甾-7-烯醇（图 4-1）。

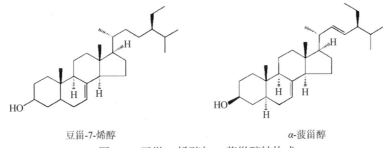

豆甾-7-烯醇　　　　　　　　　　　　　α-菠甾醇

图 4-1　豆甾-7-烯醇与 α-菠甾醇结构式

2. 环肽类

银柴胡中含有的环肽类化合物主要为 5～8 环肽化合物，分别为五环肽化合物银柴胡索（dichotomin）E、六环肽化合物 dichotomin A～D 以及银柴胡环肽 cycl（-Tyr-Val-Ala-Ala-Gly-Gly-）、八环肽化合物 dichotomin H～K，其中多肽 H、I 均表现体外抗肿瘤活性，多肽 A 则显示出抑制细胞生长的活性。

3. 生物碱类

银柴胡中分离出的生物碱类主要包括 β-咔啉类生物碱银柴胡胺（dichotomine）A～D 和银柴胡氨（dichotomide）Ⅰ、Ⅱ以及 β-咔啉类生物碱苷银柴胡碱葡萄糖苷（glucodichotomine）B，生物碱 C、D 具有明显的抗过敏反应作用，且生物碱 D 的作用更明显。

4. 酚酸类

银柴胡中酚酸类成分主要包括香草酸、3,4-二甲氧基苯丙烯酸、二氢阿魏酸等。

5. 挥发类物质

挥发油也是银柴胡的重要成分，采用气相色谱-质谱（GC-MS）对银柴胡的挥发油化学成分进行分析，银柴胡挥发油的主要化学成分为 2-甲基-5-异丙烯基-2,5-己二烯-1-乙酸酯（11.38%）、14-甲基十五烷酸甲酯（28.05%）和去乙酰基蛇形毒素（23.18%）。

三、含量测定

银柴胡加氯仿提取，采用双波长薄层扫描法，以 525nm 为测定波长，700nm 为参比波长，测定样品中 α-菠甾醇和豆甾-7-烯醇的含量。采用紫外分光光度法，以 546nm 为检测波长，测定银柴胡中总甾醇（以 α-菠甾醇和豆甾-7-烯醇的混合物计）的含量。银柴胡样品加甲醇回流提取，以甲醇-水（70∶30）为流动相，采用 HPLC 法对银柴胡中的生物碱成分银柴胡碱 C 进行含量测定。银柴胡中含有大量的挥发性物质，采用 GC-MS 对银柴胡的挥发油化学成分进行分析鉴定。

《中国药典》2020 年版规定用冷浸法测定银柴胡醇溶性浸出物含量，要求其甲醇浸出物不得少于 20.0%。

四、炮制方法

净制：除去杂质，洗净，润透，切厚片，干燥。

五、商品规格

商品规格主要分为选货和统货，其中选货又分为一等和二等，具体规格如下。

选货一等：干货。根呈类圆柱形，有分枝。表面浅棕黄色至浅棕色，纵皱纹细腻明显，细支根痕多呈点状凹陷，几无砂眼。根头部有多处疣状突起。折断面质地较紧密，几无裂隙，略呈粉性，木部放射状纹理不甚明显。气微，味微甜。表面浅棕黄色，根部分枝少，条形顺直，直径大于 0.8cm，杂质≤0.5%。

选货二等：二等与一等不同之处在于表面浅棕黄色至浅棕色，根部有分枝，条形较顺，直径在 0.6～0.8cm 之间，杂质≤1%。

统货：干货。除去杂质。根呈类圆柱形，有分枝，直径在 0.6～0.9cm 之间，杂质≤3%。表面浅棕黄色或浅棕色，纵皱纹细腻明显，细支根痕多呈点状凹陷，几无砂眼。根头部有多处疣状突起。折断面质地较紧密，几无裂隙，略呈粉性，木部放射状纹理不甚明显。气微，味微甜。

（付雪艳　董　琳）

第四节　临床应用

一、性能功效

1. 性味归经
甘、微寒。归肝、胃经。

2. 功效
清虚热，除疳热。

二、现代药理作用

1. 解热作用
对于伤寒、副伤寒甲乙三联菌苗致热的家兔，银柴胡水煎醇沉液 5.4g/kg 腹腔注射具有解热作用，且作用随生长年限增加而增强，生长年限在 2 年或 2 年以下的银柴胡无明显解热作用。有研究表明：对引种和野生的银柴胡化学成分比较发现二者的乙醚粗提物有明显的解热作用。将大鼠分为对照、野生、引种 3 组，按酵母发热法，以皮下注射 15%酵母混悬液 20ml/kg，分别在 1h、2.5h 和

4h 时测肛温。4h 后立即给野生、引种组大鼠银柴胡乙醚粗提物混悬液灌胃各 3ml，对照组注射等量生理盐水，每隔 1.5h 测肛温 1 次，结果表明引种与野生银柴胡的乙醚粗提物有明显的解热作用。

2. 抗炎作用

银柴胡中主要的化学成分为卡巴林生物碱。研究表明卡巴林生物碱具有明显的抗氧化、抗应激、抗炎症等多种药理活性，对人体具有明显的保护作用。有研究表明：卡巴林生物碱对炎症因子具有较好的抑制作用，对 12 个卡巴林生物碱进行炎症因子抑制测试发现最小半抑制浓度（IC_{50}）仅为 0.33μg/ml，因此，银柴胡中的卡巴林生物碱可能是其抗炎、治疗过敏性疾病、扩张血管等作用的主要成分，为其进一步的研究奠定了理论基础。

3. 抗变态反应

有研究显示，银柴胡根部的乙醇萃取物的水提物在小鼠耳被动皮肤过敏反应中显示了抗应变性和抑制体外 RBL-2 细胞内 β-己糖胺酶释放的活性。在进一步实验中，β-咔啉类生物碱 dichotomines C（IC_{50} = 62μmol/L）显示了抑制体外 RBL-2H3 细胞内 β-己糖胺酶释放的活性，并抑制了 IgE 介导的肿瘤坏死因子-α（TNF-α）和白细胞介素-4（IL-4）的释放，这两个物质在 I 型变态反应的后期发挥作用。

4. 抗癌作用

Morita H 等自银柴胡中分离得到的多肽 Dichotomins H、I、J、K 均对 P-388 细胞（IC_{50} 13.0μg/ml、22.3μg/ml、13.0μg/ml、22.3μg/ml）的细胞生长显示了中度抑制作用，表现出体外抗肿瘤活性，由银柴胡根中提取的环肽类成分 Dichotomin A 显示了抑制细胞生长的活性。

5. 其他药理作用

银柴胡中分离出来的环肽 Dichotomins J、K 能抑制鼠大动脉由去甲肾上腺素诱导的血管收缩，表现出温和的舒张鼠大动脉血管的作用。

三、临床主治

1. 阴虚发热，骨蒸劳热

治疗阴虚发热，骨蒸劳热，潮热盗汗，多与地骨皮、青蒿、鳖甲等同用，如清骨散。

2. 小儿疳积

治小儿疳积发热，腹大消瘦，毛发焦枯，常与胡黄连、鸡内金等同用。

四、用法用量及使用注意

1. 用法用量

煎服，3～10g。

2. 使用注意

外感风寒、血虚无热者忌用。

五、常用处方

1. 清骨散

银柴胡 5g，胡黄连 3g，秦艽 3g，鳖甲（醋炙）3g，地骨皮 3g，青蒿 3g，知母 3g，甘草 2g。

2. 过敏煎

银柴胡、防风、乌梅、五味子、蝉蜕各 10g，甘草 6g。

六、名医临证用药经验

庞赞襄用银柴胡治疗眼病：如逍遥散和加味逍遥散在历代医书中其药味组成均用柴胡，加味逍遥散一方出自薛己《校注妇人良方》，是在《太平惠民和剂局方》逍遥散的基础上加减而成，自傅仁宇在《审视瑶函》中最早用于治疗"暴盲"以后，广为后世中医眼科专著中引用，且同样都是用柴胡，唯独近代庞赞襄老中医不仅在加味逍遥散中用银柴胡取代之，在其他方中也多有引用，在眼科界用银柴胡乃独树一帜。庞老认为银柴胡具有"益精明目"之功，庞老用临床经验总结写出的《中医眼科临床实践》中，在有关视神经乳头炎、球后视神经炎诊治篇章中，提到肝气郁结证治时指出"此型多见于小儿，视力多突然失明，或患高热病而得。成人多见于妇女，平素情志不遂，易怒，胸胁胀满，气逆叹息，口苦咽干，舌红，脉弦数或弦细，宜疏肝解郁，健脾清热之剂"，方用逍遥散加减，其方药组成为：当归、白芍、茯苓、白术、栀子各 9g，银柴胡 6g，牡丹皮、丹参、赤芍各 4.5g、五味子、升麻、甘草各 3g；又如在论述中心性浆液性视网膜脉络膜病变的治疗中，提及肝经郁热，湿热蕴脾证型证治时说"多见于性情急躁之人，因性急之人，肝必抑郁，郁久生热，湿与热和，蕴结于脾，使精气受损，而目暗不明。宜清肝解郁，健脾渗湿，佐以益阴之品"，方用清肝解郁益阴渗湿汤，组方如下：银柴胡 6g、菊花、蝉蜕、木贼草、羌活、防风、苍术、白术、女贞子、赤芍、生地黄、菟丝子各 9g、甘草 3g。

庞氏不仅在疏肝解郁类方剂中取用银柴胡，在治疗属其他诸多证型眼病中，亦同样如此。如治疗非充血性青光眼时，配以滋阴补肾之明目地黄丸加减，治疗中心性浆液性视网膜脉络膜病变属产后气血两虚者，采用益气养血之补中益气汤，以及治疗眼肌麻痹，疏风清热之羌活胜风汤中，均以银柴胡取代原方中柴胡。

（李卫强　牛　阳　王丽玮　苪春阳）

第五节　中成药生产与产品开发

一、中成药生产

《中国药典》2020 年版一部中收录的银柴胡，收录了含银柴胡的中成药有乌鸡白凤丸、乌鸡白凤颗粒、乌鸡白凤片等。《药物集成》还收录了参茸鹿胎膏、参茸鹿胎丸、女宝胶囊和小儿珍珠镇惊丸，其具体处方组成及其功效见表 4-2，剂型主要以丸剂、胶囊剂为主，具体剂型占比见图 4-2。乌鸡白凤丸是经典中成药，在国家药品监督管理局中以"乌鸡白凤丸"作为关键词进行搜索，查到共有 216 个厂家生产乌鸡白凤丸，该药物用于治疗女性月经不调疗效较好。银柴胡是宁夏道地药材，但目前宁夏关于银柴胡研究较少。

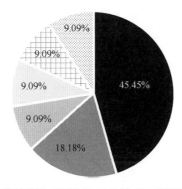

图 4-2　银柴胡中成药剂型占比

表 4-2　银柴胡相关中成药处方组成及其功效

名称	复方组成	功效	应用
乌鸡白凤丸	乌鸡（去毛、爪、肠）、人参、白芍、丹参、香附（醋炙）、当归、牡蛎（煅）、鹿角霜、桑螵蛸、甘草、青蒿、天冬、地黄、川芎、黄芪、银柴胡、芡实（炒）、山药、鳖甲（制）	补气养血，调经止带	用于气血两虚，身体瘦弱，腰膝酸软，月经不调，带下
乌鸡白凤颗粒	乌鸡（去毛、爪、肠）、鹿角胶、醋鳖甲、牡蛎（煅）、桑螵蛸、人参、黄芪、当归、白芍、香附（醋制）、天冬、甘草、地黄、熟地黄、川芎、银柴胡、丹参、山药、芡实（炒）、鹿角霜	补气养血，调经止带	用于气血两虚，身体瘦弱，腰膝酸软，月经不调，崩漏带下
乌鸡白凤片	乌鸡（去毛、爪、肠）、鹿角胶、当归、白芍、熟地黄、人参、黄芪、香附（醋制）、丹参、桑螵蛸、鹿角霜、牡蛎（煅）、制鳖甲、天冬、甘草、地黄、川芎、银柴胡、山药、芡实（炒）	补气养血，调经止带	用于气血两虚，身体瘦弱，腰膝酸软，月经不调，带下
同仁乌鸡白凤丸	白芍、川芎、丹参、当归、地黄、甘草、黄芪、鹿角、牡蛎（煅）、芡实（炒）、青蒿、人参、桑螵蛸、山药、熟地黄、天冬、乌鸡（去毛、爪、肠）、香附（醋炙）、银柴胡	补气养血，调经止带	用于气血两亏引起月经不调，行经腹痛，少腹冷痛，体弱乏力，腰酸腿软
乌鸡白凤胶囊	木瓜蛋白酶、石蜡、白芍、鳖甲（制）、丹参、地黄、甘草、黄芪、鹿角霜、牡蛎（煅）、人参、乌鸡（去毛、爪、肠）、香附（醋炙）、银柴胡	补气养血，调经止带	用于气血两虚，身体瘦弱，腰膝酸软，月经不调，崩漏带下
乌鸡白凤口服液	白芍、鳖甲（制）、川芎、丹参、当归、地黄、甘草、黄芪、鹿角胶、鹿角霜、牡蛎（煅）、芡实（炒）、人参、桑螵蛸、山药、熟地黄、天冬、乌鸡（去毛、爪、肠）、香附（醋炙）、银柴胡	补气养血，调经止带	用于心慌气短，疲乏无力，月经不调，腰腿酸软，白带量多
乌鸡白凤浓缩丸	白芍、鳖甲（制）、川芎、丹参、当归、地黄、甘草、黄芪、鹿角胶、鹿角霜、牡蛎（煅）、芡实（炒）、人参、桑螵蛸、山药、熟地黄、天冬、乌鸡（去毛、爪、肠）、香附（醋炙）、银柴胡	补气养血，调经止带	用于气血两虚，身体瘦弱，腰膝酸软，月经不调，崩漏带下
参茸鹿胎膏	白芍、白术（麸炒）、槟榔（炒焦）、沉香、赤芍、川芎、丹参、当归、豆蔻、杜仲（炭）、茯苓、附子（制）、甘草龟甲（醋制）、海螵蛸、红花、厚朴（姜制）、化橘红、荆芥穗（炒炭）、莱菔子、六神曲（炒）、鹿茸、鹿胎、麦芽（炒）、牡丹皮、木瓜、木香、牛膝、人参、肉桂、砂仁、山药、山楂（焦）、熟地黄、桃仁（炒）、乌药、香附（醋制）、小茴香（盐制）、延胡索（醋制）、益母草、银柴胡、泽泻（盐制）	调经活血，温宫止带，逐瘀生新	用于月经不调，行经腹痛，四肢无力，子宫寒冷，赤白带下，久不受孕，骨蒸劳热，产后腹痛

续表

名称	复方组成	功效	应用
参茸鹿胎丸	白芍、白术（炒）、槟榔（炒焦）、苍术（炒）、沉香、赤芍、川芎、丹参、当归、豆蔻、杜仲（炭）、蜂蜜（炼）、茯苓、附子（制）、甘草、龟甲（醋制）、海螵蛸、红花、厚朴（姜制）、化橘红、荆芥穗（炭）、莱菔子（炒）、六神曲、鹿茸、鹿胎、麦芽（炒）、牡丹皮、木瓜、木香、牛膝、人参（去芦）、肉桂（去粗皮）、砂仁、山药、山楂（炒焦）、熟地黄、桃仁（炒）、乌药、吴茱萸（盐制）、香附（醋制）、小茴香、续断、延胡索（醋制）、益母草（炭）、银柴胡、泽泻	调经活血，温宫止带，逐瘀生新	用于月经不调，行经腹痛，四肢无力，子宫寒冷，赤白带下，久不受孕，骨蒸劳热，产后腹痛
女宝胶囊	白芍（酒制）、白术（炒）、鳖甲（醋制）、槟榔（炒焦）、沉香、陈皮、赤芍、川芎、丹参、当归、豆蔻、杜仲（炒炭）、阿胶、莪术、茯苓、附子（制）、干漆（炒炭）、甘草（炒炭）、龟甲（醋制）、海螵蛸、红花、厚朴（姜制）、荆芥穗（炒炭）、鹿茸（去毛）、鹿胎、牡丹皮、木香、牛膝、炮姜（炒炭）、蒲黄（炒炭）、青皮、人参、肉桂、乳鹿、三棱、砂仁、熟地黄、桃仁（炒）、乌药、吴茱萸（制）、香附（醋制）、小茴香（盐制）、延胡索（醋制）、银柴胡、泽泻（盐炒）、棕榈（炒炭）	调经止血，温宫止带，逐瘀生新	用于月经不调，行经腰腹疼痛，四肢无力，带下，产后腹痛
小儿珍珠镇惊丸	槟榔、胆南星、胡黄连、琥珀、鸡内金（炒）、雷丸、六神曲、木香、人工牛黄、人工天竺黄、银柴胡、珍珠、朱砂	清热化痰镇惊	用于小儿痰热惊风兼内伤食积所致的惊惧不安，痰涎壅盛

二、申请专利

在国家知识产权局专利检索及分析数据库，以检索因素"银柴胡"进入药物检索项，在方剂组成中搜索"银柴胡"，共检索到 662 条数据（过滤条件：选择日期筛选为 1990 年到 2020 年 10 月）。以检索因素"银柴胡"进入常规检索项，检索式为"复合文本"，共检索到 942 条数据，最终将 785 条数据添加到专利分析库中进行专利分析（申请号相同的数据取最晚公开日期）结果见图 4-3～图 4-7。

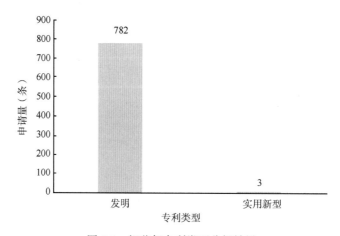

图 4-3 银柴胡专利类型分析结果

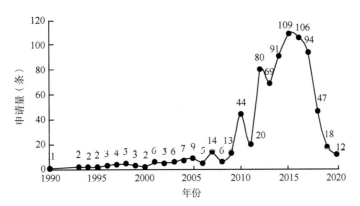

图 4-4　银柴胡专利分年度申请变化趋势

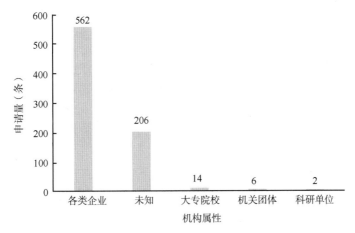

图 4-5　银柴胡专利申请机构属性分析

部分银柴胡专利具有多家申请机构。

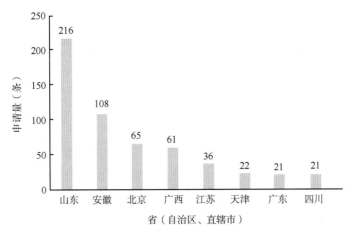

图 4-6　各省（自治区、直辖市）银柴胡专利申请量分析（取排名前八）

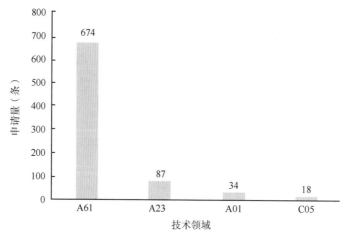

图 4-7　银柴胡专利技术领域分析（取排名前四）

A61 为医学或兽医学、卫生学；A23 为其他类不包括的食物或食料、水果、蔬菜、牛奶等；

A01 为农业、林业、畜牧业等；C05 为肥料、肥料制造。

　　有关银柴胡的专利申请，在 2015 年的申请量最多，最近几年的银柴胡专利申请热潮有所下降，在山东省和安徽省银柴胡的专利申请量较多，大部分申请机构是企业。有关银柴胡的研究较少，专利数量也不多，目前研究主要集中在中药煎剂及复方制剂，对银柴胡的单味药的研究较少，加强银柴胡开发研究将是推动银柴胡应用的基础。宁夏作为银柴胡的道地产区，相关企业应加大研发力度，不断提高其经济价值。

三、综合利用

　　银柴胡具有较为明显的抗炎和解热作用。银柴胡与柴胡相比，其退虚热、疗骨蒸、治热从髓出的效果远好于后者。如乌鸡白凤丸中应用到银柴胡起到滋阴清热功能；银柴胡与青蒿等药材配伍应用具有抗菌消炎作用，可以治疗感冒发热；以银柴胡为主与胡黄连、蟾蜍干、牡丹皮等配成散剂或煎剂可以治疗小儿疳积发热；《临证药王歌诀》中记录银柴胡是治疗疳热之王。秋季过敏可以喝防风银柴胡，中医认为过敏与风邪有关系，患者体内可能存在热邪或湿邪，银柴胡具有清湿热的作用，因此银柴胡对于过敏症状具有一定的改善作用。银柴胡还可应用于小儿外感高热，因小儿脾功能不足，外感易积食，常为阴虚发热，故将银柴胡应用于小儿外感高热疗效好。

　　野生银柴胡常分布在宁夏、陕西、内蒙古等干旱少雨地带，由于长期无节制地采挖和自然资源恶化造成野生银柴胡资源匮乏，市场经常供应不足，宁夏作为银柴胡的道地产区，已开展了银柴胡的人工种植，一定程度上弥补了资源匮乏的现状。目前与银柴胡有关的药物、保健品等开发利用较少，从它的化学成分和药理作用看，可以在抗菌、消炎、清热、抗肿瘤这几个方面进一步研究，宁夏本地相关企业应投入精力和财力开发银柴胡相关药品以提高其经济价值，银柴胡综合利用情况见图 4-8。

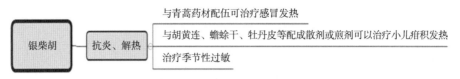

图 4-8　银柴胡综合利用情况

（赵启鹏　张佳妮　孟金妮）

第五章

小茴香的生产与现代应用

茴香是一种多用途芳香植物，其叶和种子均有特殊的香味，嫩叶通常作为蔬菜食用，种子药用或作调味品和香料，我国南北各地均有种植，以宁夏、内蒙古、山西产量较多。海原县是宁夏小茴香的传统产区，所产小茴香产量高、品质好，种植面积逐年扩大，成为产区农民脱贫致富的区域优势支柱产业，2019 年宁夏茴香种植面积 1733hm^2。

第一节　品　种　来　源

一、基原

小茴香为伞形科植物茴香 *Foeniculum vulgare* Mill.的干燥成熟果实。全国大部分地区均有栽培，主产于宁夏、内蒙古、山西、新疆等地。

茴香属植物约 4 种，分布于欧洲、美洲及亚洲西部。我国有 1 种，即本种，茴香在宁夏海原县种植历史长、规模大，为当地特色农产品。

二、形态特征

茴香为一年生草本，有强烈香味，高 0.4～2m，全株无毛，有强烈香气。根肥厚，纺锤形，茎直立，圆柱形，中空，光滑，无毛，苍绿色，上部分枝。基生叶丛生，具长柄，基部具抱茎的叶鞘，边缘膜质，中部或上部的叶柄部分或全部成鞘状，叶鞘边缘膜质；叶片轮廓卵状三角形，长 4～30cm，宽 5～40cm，3～5 回羽状全裂，末回裂片丝状，宽约 1mm，长 0.4～6cm，先端锐尖。复伞形花序侧生或顶生，具细纵棱，花序梗长 2～25cm；无小总苞片与总苞片，伞辐 6～29，不等长，长 1～10cm，具纵条纹，无毛；小伞形花序直径 6～12mm，具花 10～39朵，花梗纤细，长 1～10mm；无萼齿，花瓣黄色，倒卵形或近倒卵圆形，长约 1mm，先端有内折的小舌片，中脉 1 条；花丝略长于花瓣，花药卵圆形，淡黄色；花柱基圆锥形，花柱极短，向外叉开或贴伏在花柱基上；雌蕊 1，雄蕊 5，子房下位。双悬果，果实椭圆形，暗棕色，侧扁，宽 1.5～3mm，长 3～7mm，分果有纵棱 5 条且隆起，每棱槽下有油管 1，合生面有油管 2，胚乳腹面近平直或微凹。花期 7～8 月，果期 8～9 月（彩图 14）。

三、原植物检索表

1. 果实背面略扁压，分生果有时有狭翅状边缘（莳萝属），侧棱彼此紧密靠拢，粗壮，背棱和中棱粗线形，多数较窄 ……………………………………………………………………………………………………… 4

1. 果实背部不扁压，果棱彼此近似，粗细几相等，但侧棱通常略宽，均有狭翅（亮蛇床属的棱翅稍宽）；

分生果的横剖面通常呈五角状圆形 ·· 7

2. 果棱圆钝，背棱和侧棱均为木栓质，侧棱稍有增厚；分生果顶端萼齿部分收缩成颈（或喙）····· 水芹属

2. 果棱线形，粗细均匀或侧棱略粗厚 ·· 3

3. 萼齿显著长钻形、三角形以至椭圆形，果时凋落；总苞片多数；小总苞片通常分离；果实通常有毛 ·
··· 岩风属

3. 萼齿不明显或短而厚，果时宿存；小总苞片基部常联合或达中部；果实有毛或光滑 ·········· 西风芹属

4. 花白色，总苞片和小总苞片叶状 ·· 苞裂芹属

4. 花黄绿色或黄色；总苞片和小总苞片不成叶状 ··· 5

5. 棱槽中油管多数或不规则的分裂成多数小油管；花瓣有 1 中脉；萼齿缺乏 ··················· 亮叶芹属

5. 每棱槽中油管 1，合生面油管 2，粗大 ··· 6

6. 侧棱较宽，有窄翅 ··· 蒔萝属

6. 侧棱较背棱稍粗壮 ··· 茴香属（茴香 F. vulgare）

7. 分生果有 5 条相等的棱，棱线形，无翅或有窄翅，每棱槽中油管 1 ··························· 8

7. 分生果的棱全部有翅或一部分果棱有翅 ··· 9

8. 萼齿不明显；果棱钝而无翅，全部木栓质 ·· 蛇床属

8. 萼齿明显，宿存；果棱有窄翅，基部扩大，木栓质 ··· 翅棱芹属

9. 萼齿缺乏或有短三角形的萼齿；分生果的背面弧形扁压 ······································ 10

9. 萼齿显著；分生果背面扁压，果棱有翅 ·· 16

10. 果棱增厚，通常硬膜质或有柔毛；植株几近无茎 ··· 狭腔芹属

10. 果棱光滑无毛；植株茎叶发达 ··· 11

11. 每棱槽中油管 1 或 2～3 ··· 12

11. 每棱槽中油管 3 至多数，有时很小 ··· 14

12. 果棱粗细、宽狭不一致，侧棱横剖面的面积大于背棱 2 倍，背棱有锐翅，紧邻的侧棱彼此分开（分生果仅有窄狭的贴合部分）；果实全部有翅 10 条；花柱长于花柱基数倍；茎上部的棱尖锐，多数有薄翅 ··· 亮蛇床属

12. 果棱粗细宽狭一致，二分生果的侧棱彼此几近并合（分生果有广阔的联合部分）；果实全部有翅 8 条；茎棱稍尖且无翅 ··· 13

13. 果棱中空，外果皮与种子胚乳部分容易分离；花柱长过于花柱基 2 倍；第一回羽片柄的分枝垂直或向下；小总苞片狭窄，明显被有乳头状毛，边缘白色 ······································· 空棱芹属

13. 果棱充实；外果皮与种子胚乳部分联合；花柱长过于花柱基 3 倍；第一回羽片相的分枝稍叉开；小总苞片的边缘光滑或有尖锐乳头状毛或缘毛 ································· 蛇床属

14. 单伞形花序，近球形，或顶生伞形花序稍有分枝；花瓣棕褐色；花药、花丝绿色 ·········· 单球芹属

14. 复伞形花序；花瓣白色 ··· 15

15. 胚乳的合生面平直或略凹；果棱突起稍有翅；花瓣倒心形，顶端微缺，有内折小舌片 ········ 藁本属

15. 胚乳的合生面有明显的沟槽，果棱圆钝近于线形，突起，稍有翅；花瓣顶端稍有内折的小舌片，微缺 ··· 厚棱芹属

16. 果实背棱和中棱线形突起或略呈翅状，但不呈宽翅，侧棱比前者宽 2 倍以上 ·············· 喜峰芹属

16. 果棱 5 条均发达呈宽翅，棱翅不等宽，木栓质 ··· 栓果芹属

（赵云生　马　燕）

第二节　栽培要点

一、产地与生物学特性

1. 分布及产地

茴香原产于地中海地区，其因适应性极强而被温热带地区广泛引种，现在世界各地均有分

布。茴香在我国栽培历史悠久，我国从北到南大部分省区均有栽培，主要分布在西北、华北及东北地区，适宜在砂壤和轻砂壤土上种植，主产地在内蒙古、山西、宁夏、甘肃、辽宁、吉林、黑龙江、河北、陕西、山东、湖北、广西、四川、贵州等地也有栽培。茴香虽然在我国各地均有栽培，但在气候凉爽的地区生长较好，如在北方以及南方海拔 1000m 以上的山区、丘陵生长较为正常，且病虫害少、结果率高，因此，我国以生产果实为目的的栽培主要分布在内蒙古、山西、甘肃等北方各省区。喜湿润凉爽气候，耐盐，适应性强，对土壤要求不严，但以地势平坦、肥沃疏松、排水良好的砂壤土或轻碱性黑土为宜。前茬以玉米、高粱、荞麦和豆类为好。

2. 对环境的适应性

茴香原产于欧洲，属一年生草本植物，生长期短，仅 150d 左右，现在世界各地均有栽培。我国南北各地均有种植，在我国南方可宿根越冬，成为多年生草本植物。

（1）水分：茴香是一种比较耐旱作物，降水正常年份（300～400mm），水地灌一水就有收成，主要在播前灌安苗水 1 次，每公顷产量就能达到 1500～2250kg，干旱年份生育期内需再补灌 1 次，每次补灌量 60～100m³/亩，旱地春墒特别好时亦可种植。

（2）土壤：茴香对土壤要求不严，有耐瘠薄、耐盐碱、耐连作、抗旱等特点，适宜种植在中性或弱酸性的砂壤和轻砂壤土上。pH 在 5.5～7.5 之间，过高过低对茴香出苗影响较大，易造成缺苗断垄。

（3）光照：茴香整个生长发育过程均需要充足的光照条件，在低温长日照的条件下幼苗极易提早抽薹，所以，播种过早的小茴香抽薹早，产量相对较低，此外，如果种植密度过大，生长旺期时叶片之间相互遮阴，同样影响花粉的形成和授粉，因此田间密度过大，会造成空秕粒增多。

（4）热量：茴香喜温和冷凉的气候，生长发育适温为 15～25℃，过高过低的温度都将抑制生长、影响品质，夏季温度在30℃左右，相对湿度30%，风速3m/s，对小茴香的开花授粉有很大的影响，所以茴香的生长发育温度不应高于 30℃或低于 10℃，≥5℃的有效积温不低于2400℃，≥10℃的有效积温不低于1800℃。

二、选地整地

茴香最好选择肥力中上等，含有机质 1.5%～1.8%的砂壤土。由于小茴香籽粒小，顶土能力差，整地时要精耕细作，达到地无小坑，无 3cm 以上的土块，无残膜、杂草、茎秆，土松、地平、墒足。旱耕地春季结合返潮打碾镇压 1 次，有利于播种。

也可选择在压砂地上种植，一方面利于压砂地西瓜轮作倒茬，另一方面拓宽了茴香的种植范围。

三、播种方法

1. 选种

茴香种子要求籽粒饱满、大小均匀、颜色鲜亮。

2. 播种

在海原县，茴香播种时间一般为 4 月上中旬，宜采用机械条播，下籽均匀，深浅一致，播深 3～5cm，行距 20cm，亩播量 1.5kg。

四、田间管理

播种前要结合耕翻，每亩施优质农家肥 $2\sim3m^3$，播种时施种肥磷酸二铵 $2.5\sim3kg$。当幼苗成行时，要及时除草、松土、间苗，直到留苗达到适宜的株数，即每 $20\sim30$ 株$/m^2$，间下的苗可作蔬菜食用。小茴香比较耐旱，一般播种前灌好安苗水，根据降雨情况，在苗期至开花期灌水 $1\sim2$ 次（彩图 15）。

五、病虫害防治

在茴香全生育期危害最多的害虫有蚜虫、螨类、蓟马等，可选择高效、低毒、低残留的农药交替喷雾防治，可有效减轻虫害损失。多雨年份，为了防止霜霉病的发生，可于 6 月中、下旬亩喷施粉锈宁或百菌清 1 次，每亩用药量 $40\sim50ml$。按照绿色栽培的要求，若茴香生育期内，病虫发生较轻，尽量不施用或少施农药。

六、采收加工

商品用小茴香以淡绿色为上等，所以除留种田块外，一般在完全成熟 $7\sim10d$ 前开始收割，收获应特别注意选择晴朗的天气，以免下雨造成小茴香果实变色发黑、发霉，影响其商品价值。收割后的小茴香应及时风干、脱粒、分选、包装。

七、贮藏与养护

收割后风干好的小茴香应尽快打碾，清选、分级定量包装，存放在干燥通风的地方，防止雨淋受潮，以待适时销售。

（张新慧　张文晋）

第三节　质量评价与饮片生产

一、药材鉴定

1. 性状鉴定

本品为双悬果，呈小圆柱形，有的稍弯曲，两端稍尖，长 $4\sim8mm$，直径 $1.5\sim2.5mm$。表面黄绿色或淡黄色，两端略尖，顶端残留有黄棕色突起的柱基，基部有时见细小的果梗。分果呈长椭圆形，背面有 5 条纵棱，横切面略呈五边形，背面的四边约等长，较短；腹面一边较长，接合面平坦，较宽。中央种仁灰白色，横切面微呈肾形，油性强。有特异香气，味微甜、辛。

2. 理化鉴定

取本品粉末 2g，加乙醚 20ml，超声提取 10 分钟，过滤，滤液蒸干，残渣加三氯甲烷 1ml 溶解，作为供试品溶液。另取茴香醛对照品，加乙醇制成每 1ml 含 1μl 的溶液，作为对照品溶液。照薄层色谱法试验，吸取供试品溶液 5μl、对照品溶液 1μl，分别点于同一硅胶 G 薄层板上，以石油醚-乙酸乙酯（17∶2.5）为展开剂，展至8cm，取出，晾干，喷以二硝基苯肼试液。供试品色谱中，在与对照品色谱相应的位置上，显相同的橙红色斑点。

3. 显微鉴定

本品分果横切面：外果皮为1列扁平细胞，外层为角质层。中果皮纵棱处有维管束，其周围有多数木化网纹细胞；背面纵棱间各有大的椭圆形棕色油管1个，接合面有油管2个，共6个。内果皮为1列扁平薄壁细胞，细胞长短不一。种皮细胞扁长，含棕色物。胚乳细胞多角形，含多数糊粉粒，每个糊粉粒中含有细小草酸钙簇晶。

二、化学成分

挥发油：挥发油在小茴香果实中含量为3%～6%，主要成分由多到少依次为茴香醚、反式茴香脑（图5-1）、小茴香酮，此外还含有少量的A-烯、水芹烯、莰烯、二戊烯等成分。

脂肪油：小茴香含脂肪油约占其化学成分的20%，其脂肪酸组成中，含量由高到低依次为洋芫荽子酸、油酸、亚油酸、棕榈酸，尚含齐墩果酸、7-羟基香豆素、6,7-二羟基香豆素、胆碱和乙酰胆碱。

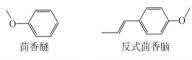

茴香醚　　　　　　　反式茴香脑

图5-1　茴香醚与反式茴香脑结构式

甾醇及糖苷：小茴香中含有甾醇基-β-呋喃果糖苷和Δ^7-豆甾烯醇、豆甾醇、甾醇及菜油甾醇。小茴香中还含有维生素E、维生素B_1、维生素B_2、胡萝卜素等。

三、含量测定

《中国药典》2020年版一部中含量测定要求测定挥发油与反式茴香脑含量。挥发油照"挥发油测定法（通则2204）"测定，本品含挥发油不得少于1.5%（ml/g）。反式茴香脑按照"气相色谱法（通则0521）"测定，色谱条件与系统适用性试验：聚乙二醇毛细管柱（柱长为30m，内径为0.32mm，膜厚度为0.25μm），柱温145℃，理论板数按反式茴香脑峰计算应不低于5000。对照品溶液的制备：取反式茴香脑对照品适量，精密称定，加乙酸乙酯制成每1ml含0.4mg的溶液，即得。供试品溶液的制备：取本品粉末（过三号筛）约0.5g，精密称定，精密加入乙酸乙酯25ml，称定重量，超声处理（功率300W，频率40kHz）30分钟，放冷，再称定重量，用乙酸乙酯补足减失的重量，摇匀，滤过，取续滤液，即得。测定法：分别精密吸取对照品溶液与供试品溶液各2μl，注入气相色谱仪，测定，即得。本品含反式茴香脑（$C_{10}H_{12}O$）不得少于1.4%。

四、炮制方法

净制：即取原药材，除去杂质及残梗，筛去灰屑。

盐小茴香：取净小茴香，每100kg用食盐2kg。用适量水将食盐溶解，用盐水拌匀，闷润，待盐水被吸尽后，置炒制容器内，用文火加热，炒至微黄色，有香气溢出时，取出放凉。

五、商品规格

仅统货一种规格。

（付雪艳 董 琳）

第四节 临 床 应 用

一、性能功效

1. 性味归经

辛、温。归肝、肾、脾、胃经。

2. 功效

散寒止痛，理气和胃。

二、现代药理作用

1. 对胃肠功能的调节作用

曾有研究者用小茴香精油类对动物肠管运动的影响做了一系列研究，发现小茴香对活体家兔肠的蠕动运动有促进作用，即使摘去肠管也有收缩作用。之后又有研究者用小鼠离体肠管、豚鼠回肠及鹌鹑离体直肠作为研究对象进行实验，也均证实了小茴香油有增强肠的收缩作用及促进肠的蠕动作用。另外，小茴香有利胆作用，伴随着胆汁固体成分增加促进胆汁分泌。

2. 抗溃疡作用

研究者用小茴香（600mg/kg，十二指肠或口服给药）做实验，其在胃液分泌实验中有 38.9% 的抑制效果，Shay 溃疡实验抑制效果是 34.9%，应激溃疡实验抑制效果是 33.8%。小茴香末（1000mg/kg，口服）对大鼠应激性溃疡的抑制效果为 20.7%，与对照组相比无统计学意义，用同等量十二指肠内给药，对阿司匹林溃疡无效。

3. 缓解疼痛、抗炎

实验证明大鼠肝脏炎症在小茴香的作用下能得到抑制，是由于小茴香的化学成分减少了细胞分泌 TNF-α，而 TNF-α 是由单核巨噬细胞所产生的一种多肽，是参与多种炎症与免疫过程的重要介质，同时也是机体产生最快，到达高峰时间最早的炎症介质。小茴香挥发油能使二甲苯致小鼠耳廓肿胀、蛋清致大鼠足肿胀两种动物模型的炎症反应得到缓解，同时能抑制乙酸引起的小鼠扭体反应，所以小茴香挥发油具有缓解疼痛和抗炎的作用。

4. 保肝、抗肝纤维化

小茴香挥发油对于四氯化碳所引起的小鼠肝脏毒害具有保护作用，同时对于部分肝摘除的大鼠，在用小茴香油治疗 10d 后可以发现组织的再生度得到增加；小茴香能抑制肝纤维化的进展，从而对肝微粒体氧化酶有影响作用；小茴香通过拮抗醛固酮受体，抑制肝星状细胞的活化和增殖，减少胶原纤维的生成，提高肝的各项功能，增强肝脏对醛固酮的灭活作用。

5. 性激素性作用

研究者观察了小茴香的丙酮浸出物对雌雄大鼠的作用，雄性大鼠喂药 15d 后，发现蛋白浓度明显在睾丸、输精管中减少，同时在精囊和前列腺中增加。并且，这些器官的酸性磷酸酶、碱性磷酸酶活性全部降低（除了血管中的碱性磷酸酶活性没有改变），雌性大鼠给药 10d 后，出现阴道内皮细胞角化。此外也可使乳腺、输卵管、子宫内膜、子宫肌层重量增加。

6. 其他药理、生理作用

研究表明阿魏酸酯、人参皂苷、茴香脑、肉桂酸盐配合使用能减轻抗癌药的副作用，此作用与提高抗体免疫力有关。有研究者还证实，由小茴香提取的植物聚多糖，有抗肿瘤作用；另外根据报道，小茴香油对真菌、孢子、乌型结核菌、金黄色葡萄球菌等有灭菌作用；除此之外，小茴香还具有促渗、抗癌、抗突变作用，其他药理作用有待进一步研究。

三、临床主治

1. 寒疝，睾丸偏坠，少腹冷痛，痛经

治疗寒疝腹痛，常与吴茱萸、乌药、川楝子等散寒行气止痛药同用，也可单用本品，炒热，布包温熨痛处；治肝郁气滞睾丸偏坠胀痛，常与橘核、荔枝核等行气止痛药合用，如香橘散；治寒侵肝经之少腹冷痛，或冲任虚寒之痛经，常与肉桂、川芎、当归等温经活血止痛药同用，如少腹逐瘀汤。

2. 中焦寒凝气滞证

治胃寒气滞之脘腹胀痛、呕吐食少，常与高良姜、香附、木香等温中降逆、行气止痛药同用；治脾胃虚寒之脘腹冷痛、食少吐泻，常与白术、陈皮、生姜等温中健脾行气药同用。

四、用法用量及使用注意

1. 用法用量

煎服，3～6g。盐炙小茴香温肾散寒止痛，用于寒疝腹痛，睾丸偏坠，经寒腹痛。

2. 使用注意

阴虚火旺者慎用。

五、常用处方

1. 暖肝煎

枸杞 9g，茯苓 6g，当归 6～9g，茴香 6g，乌药 6g，肉桂 3～6g，沉香（或木香）3g，生姜三五片。

2. 少腹逐瘀汤

小茴香（炒）1.5g，干姜（炒）3g，元胡 3g，没药（研）6g，当归 9g，川芎 6g，官桂 3g，赤芍 6g，蒲黄（生）9g，五灵脂（炒）6g。

六、名医临证用药经验

袁心静用茴漆牵牛散治水肿：小茴香多用治水肿，但用之治疗黄疸、哮喘病证尚缺乏有关资料。袁心静云："诸病乃源，肾虚为本，蕴于脾胃，气化为先。"中药小茴香味辛气窜，为宣化气机之良药；性温而煦，有暖丹田、助肾阳、固元气之妙用。小茴香治疗黄疸的机制如下：其一，"小茴治病，当以'五行'立论"。"五行"中肾属"水"，又为五脏中"封藏之本"，人体中称之为"先天之本"。肾为先天所给，水为宇宙所有，肾水共济乃是人体生命之源。在治病时，运用五行中的肾水滋润肝木，则称为"水济木旺"，肝正气舒达，肝病邪得除。其二，在五行中又有水畅（肾气旺盛）则脾土更润之说，《素问·水热穴论》曰："肾水者，胃之关也。"亦体现肾水滋养使脾土旺达，肾水滋养则黄疸病证的脾胃病邪"谷疸"自然而除。哮喘一证，乃肺金之病，用小茴香治之，亦是借肾水之精气，肾中精气充盈，封藏摄纳有力，能制约心"火"，心火转而克约肺"金"，使肺金得降，哮喘立可而止；亦可用肾水济脾土，脾土生肺金的扶正固本的机制辨证治疗哮喘证。此乃五行的相生相克规律。小茴香温肾助阳化气，肾阳对水液有蒸腾气化功能，当体表内有过多水液滞留时，肾阳会通过腠理发泄的途径将体表内部分水液蒸腾气化，另一部分化为尿液，向下注入膀胱而排出体外，亦符合五行中借火生土，以土掩水的生克辨证规律。

方药组成及应用：小茴香 250g、鲜泽漆（猫儿眼草）500g、牵牛子 125g。制法：将鲜泽漆全草切碎用沙白布包住拧汁，用汁水浸拌小茴香籽后，将小茴香籽晒干，并放在步瓦上（即民房上用的泥浇小瓦）烤黄，再将牵牛子放在锅内微炒。然后将小茴香与牵牛子共研细末。用法：取上药 10～15g 用麦面稀糊汤送下，每天早上空腹时服 1 次，服后约 1 小时即可泻下大便，3 日后水肿逐渐消退，主治：水肿证，即现代医学中的肾炎性水肿及肝硬化腹水等病。方释：方中小茴香温补肾元，燮理气机；泽漆活血化瘀，有利水功效；牵牛子是泻下逐水之良药，用以增强利水作用，以求速效。小茴香治疗黄疸使水消而正气不伤，实为攻补兼施治疗水肿之良方奇治。

（李卫强　牛　阳　王丽玮）

第五节　中成药生产与产品开发

一、中成药生产

《中国药典》2020 年版一部中收录小茴香，卫生部《药品标准：维吾尔药分册》中记录了小茴香露剂，用于肝肾不利，视弱、乳少、寒性肿痛。关于小茴香的提取物小茴香油，日本、美国、韩国的药典中均有记载。

《中国药典》2020 年版一部中收录的含小茴香的中成药的处方组成及其功效见表 5-1。总结发现，含小茴香的中成药大多与小茴香的散寒止痛、理气功效相关，多应用于血瘀、阳虚等证候的治疗；丸剂、片剂为小茴香中成药的主要剂型，其剂型占比见图 5-2。

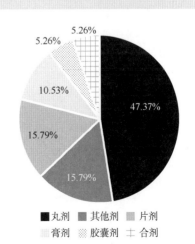

图 5-2　小茴香中成药剂型占比

表 5-1　小茴香相关中成药处方组成及其功效

名称	复方组成	功效	应用
十滴水	樟脑、干姜、大黄、小茴香、肉桂、辣椒、桉油	健胃，祛暑	用于因中暑而引起的头晕、恶心、腹痛、胃肠不适
七制香附丸	醋香附、地黄、茯苓、当归、熟地黄、川芎、炒白术、白芍、益母草、艾叶（炭）、黄芩、酒萸肉、天冬、阿胶、炒酸枣仁、砂仁、醋延胡索、艾叶、粳米、盐小茴香、人参、甘草	疏肝理气，养血调经	用于气滞血虚所致的痛经、月经量少、闭经，症见胸胁胀痛、经行量少、行经小腹胀痛、经前双乳胀痛、经水数月不行
千金止带丸（水丸）	党参、炒白术、当归、白芍、川芎、醋香附、木香、砂仁、小茴香（盐炒）、醋延胡索、盐杜仲、续断、盐补骨脂、鸡冠花、青黛、椿皮（炒）、煅牡蛎	健脾补肾，调经止带	用于脾肾两虚所致的月经不调、带下病，症见月经先后不定期、量多或淋漓不净、色淡无块或带下量多、色白清稀，神疲乏力，腰膝酸软
千紫红金胶囊	炙黄芪、党参、山药（酒炒）、炙甘草、熟地黄、当归、阿胶（蛤粉制）、白术、茯苓、盐杜仲、川芎、陈皮、香附（醋盐炙）、肉桂、三七（熟）、砂仁（去核盐炙）、桑寄生、益母草、盐小茴香、牛膝、木香、酒白芍、丁香、艾叶（醋炙）、盐益智仁、醋延胡索、肉苁蓉、酒续断、地榆（醋炙）、荆芥（醋炙）、酸枣仁（盐炙）、海螵蛸、麦冬、椿皮、酒黄芩、白薇	益气养血，补肾暖宫	用于气血两亏，肾虚宫冷，月经不调，崩漏带下，腰膝冷痛，宫冷不孕
少腹逐瘀丸	当归、蒲黄、五灵脂（醋炒）、赤芍、小茴香（盐炒）、延胡索（醋制）、没药（炒）、川芎、肉桂、炮姜	温经活血，散寒止痛	用于寒凝血瘀所致的月经后期、痛经、产后腹痛，症见行经后错、行经小腹冷痛、经血紫暗、有血块、产后小腹疼痛喜热，拒按
化癥回生片	益母草、红花、花椒（炭）、烫水蛭、当归、苏木、醋三棱、两头尖、川芎、降香、醋香附、人参、高良姜、姜黄、没药（醋炙）、炒苦杏仁、大黄、人工麝香、盐小茴香、桃仁、五灵脂（醋炙）、虻虫、鳖甲胶、丁香、醋延胡索、白芍、蒲黄炭、乳香（醋炙）、干漆（煅）、制吴茱萸、阿魏、肉桂、醋艾炭、熟地黄、紫苏子	消癥化瘀	用于瘀血内阻所致的癥积、妇女干血痨、产后血瘀、少腹疼痛拒按
冯了性风湿跌打药酒	丁公藤、桂枝、麻黄、羌活、当归、川芎、白芷、补骨脂、乳香、猪牙皂、陈皮、苍术、厚朴、香附、木香、枳壳、白术、山药、黄精、菟丝子、小茴香、苦杏仁、泽泻、五灵脂、蚕沙、牡丹皮、没药	祛风除湿，活血止痛	用于风寒湿痹，手足麻木，腰腿酸痛；跌扑损伤，瘀滞肿痛
仲景胃灵丸	肉桂、延胡索、牡蛎、小茴香、砂仁、高良姜、白芍、炙甘草	温中散寒，健胃止痛	用于脾胃虚弱，食欲不振，寒凝胃痛，脘腹胀满，呕吐酸水或清水
全鹿丸	全鹿干、锁阳（酒炒）、党参、地黄、牛膝、熟地黄、楮实子、菟丝子、山药、盐补骨脂、枸杞子（盐水炒）、川芎（酒炒）、肉苁蓉、酒当归、巴戟天、炙甘草、天冬、五味子（蒸）、麦冬、炒白术、覆盆子、盐杜仲、芡实、花椒、茯苓、陈皮、炙黄芪、小茴香（酒炒）、盐续断、青盐、胡芦巴（酒炒）、沉香	补肾填精，健脾益气	用于脾肾两亏所致的老年腰膝酸软、神疲乏力、畏寒肢冷、尿次频数、崩漏带下
安中片	桂枝、醋延胡索、煅牡蛎、小茴香、高良姜、砂仁、甘草	温中散寒，理气止痛，和胃止呕	用于阳虚胃寒所致的胃痛，症见胃痛绵绵、畏寒喜暖、泛吐清水、神疲肢冷；慢性胃炎、胃及十二指肠溃疡见上述证候者

续表

名称	复方组成	功效	应用
尿塞通片	丹参、泽兰、桃仁、红花、赤芍、败酱、王不留行、川楝子、白芷、盐小茴香、泽泻、盐关黄柏、陈皮	理气活血，通淋散结	用于气滞血瘀、下焦湿热所致的轻、中度癃闭，症见排尿不畅、尿急变细、尿频尿急；前列腺增生见上述证候者
妙济丸	黑木耳（醋制）、当归、酒白芍、川芎、木瓜、盐杜仲、续断、酒川牛膝、苍术、盐小茴香、木香、丁香、母丁香、乳香（制）、茯苓、土茯苓、龟甲（制）	补益肝肾，祛湿通络，活血止痛	用于肝肾不足、风湿瘀阻所致的痹病，症见骨节疼痛、腰膝酸软、肢体麻木拘挛
肾宝糖浆	蛇床子、菟丝子、茯苓、小茴香、金樱子、当归、制何首乌、熟地黄、山药、胡芦巴、肉苁蓉、川芎、补骨脂、红参、五味子、白术、覆盆子、车前子、枸杞子、淫羊藿、黄芪、炙甘草	温补肾阳，固精益气	用于肾阳亏虚、精气不足所致的阳痿遗精、腰腿酸痛、精神不振、夜尿频多、畏寒怕冷，月经过多，白带清稀
狗皮膏	生川乌、生草乌、羌活、独活、青风藤、香加皮、防风、铁丝威灵仙、苍术、蛇床子、麻黄、高良姜、小茴香、官桂、当归、赤芍、木瓜、苏木、大黄、油松节、续断、川芎、白芷、乳香、没药、冰片、樟脑、丁香、肉桂	祛风散寒，活血止痛	用于风寒湿邪、气血瘀滞所致的痹病，症见四肢麻木、腰腿疼痛、筋脉拘挛，或跌打损伤、闪腰岔气、局部肿痛；或寒湿瘀滞所致的脘腹冷痛、行经腹痛、寒湿带下、积聚痞块
茴香橘核丸	盐小茴香、八角茴香、盐橘核、荔枝核、盐补骨脂、肉桂、川楝子、醋延胡索、醋莪术、木香、醋香附、醋青皮、昆布、槟榔、乳香（制）、桃仁、穿山甲（制）	散寒行气，消肿止痛	用于寒凝气滞所致的寒疝，症见睾丸坠胀疼痛
调经丸	当归、酒白芍、川芎、熟地黄、醋艾炭、醋香附、陈皮、清半夏、茯苓、甘草、炒白术、制吴茱萸、盐小茴香、醋延胡索、醋没药、益母草、牡丹皮、续断、酒黄芩、麦冬、阿胶	理气活血，养血调经	用于气滞血瘀所致月经不调、痛经，症见月经延期、经期腹痛、经血量少、或有血块，或见经前乳胀、烦躁不安、崩漏带下
筋痛消酊	乳香（制）、没药（制）、大黄、红花、煅自然铜、三七、血竭、川芎、郁金、当归、栀子、刘寄奴、紫荆皮、儿茶、白芷、肉桂、防风、木香、香附、厚朴、小茴香、制川乌、制草乌、浙贝母、天南星（制）、木瓜、樟脑、冰片、木鳖子、羌活、陈皮	活血化瘀，消肿止痛	用于急性闭合性软组织损伤
强阳保肾丸	淫羊藿（炙）、阳起石（煅、酒淬）、肉苁蓉（酒制）、盐胡芦巴、盐补骨脂、醋五味子、沙苑子、蛇床子、覆盆子、韭菜子、麸炒芡实、肉桂、盐小茴香、茯苓、制远志	补肾壮阳	用于肾阳不足引起的腰酸腿软、精神怠倦、阳痿遗精
暖脐膏	当归、白芷、乌药、小茴香、八角茴香、木香、香附、乳香、母丁香、没药、肉桂、沉香、人工麝香	温里散寒，行气止痛	用于寒凝气滞，少腹冷痛，脘腹痞满，大便溏泻

二、申请专利

　　小茴香有关的药物专利数量众多，其中申请专利最多的是关于制备方法（如一种小茴香酒的制备方法及其应用），其次还有组合物、制剂、新用途（如小茴香总黄酮在制备治疗绝经前综合征药物中的应用、中药小茴香的新用途）、诊断与分析化验、生物技术、给药装置（如一种小茴香热敷包加热器）、剂型等专利。

在国家知识产权局专利检索及分析数据库以检索因素"小茴香"进入药物检索项，在方剂组成中搜索"小茴香"，共检索到3965条数据（以申请日为检索要求）。以检索因素"小茴香"进入常规检索项，检索式为"复合文本"，共检索到11 273条数据，将过滤条件选择日期筛选为专利公开日2005年到2020年10月，文献类型选择授权公告文献，发明类型全选，选择有效专利后进行检索，最终检索到796条相关数据，随后对796条数据添加到专利分析库中进行专利分析，结果见图5-3～图5-7。

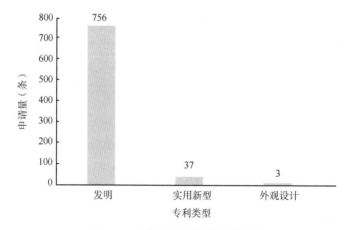

图 5-3　小茴香专利类型分析结果

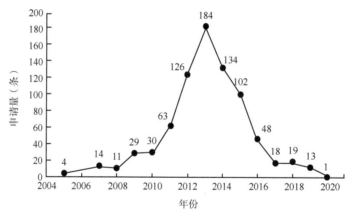

图 5-4　小茴香专利分年度申请变化趋势

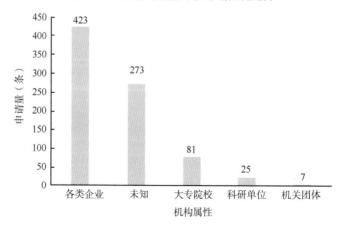

图 5-5　小茴香专利申请机构属性分析

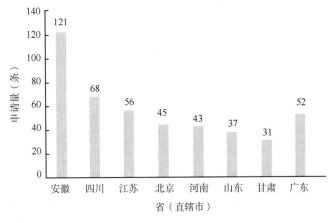

图 5-6　各省（直辖市）小茴香专利申请量分析（取排名前八）

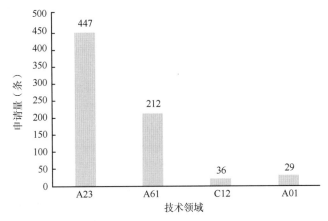

图 5-7　小茴香专利技术领域分析（取排名前四）

A23 为其他类不包括的食物或食料、水果、蔬菜、牛奶等；A61 为医学或兽医学、卫生学；

C12 为生物化学、啤酒、酶、醋等；A01 为农业、林业、畜牧业等。

　　小茴香的专利类型大多是发明专利，2013 年专利申请量达到了顶峰，之后逐年下降，大部分是企业在申请专利保护，以安徽省和江苏省申请专利的数量最多。

▼ 三、综合利用

　　小茴香是中、蒙、维医的常用药。中医认为小茴香具有散寒止痛、理气和胃的功效，应用于寒疝腹痛、睾丸胀痛、痛经、呕吐等；在蒙医中，小茴香可祛赫依（风、气），性热、解毒、明目、开胃、消肿，治疗胃腹胀满、视物模糊、中毒性呕吐、泄泻、食欲不振和恶心等症状；在维医中，小茴香可以健胃、明目、通络，可以治疗因胃液过多而引起的胃纳不佳，脑虚肝虚引起的视力下降，肾虚引起的尿道不通等，小茴香在维医中还可治疗乳汁少、乳汁不下、青光眼、气喘咳嗽、毒虫咬伤等疾病。关于中医、蒙医、维医三者应用小茴香治疗疾病的不同之处，各民族之间可以相互借鉴，不断发挥小茴香的临床价值。

　　小茴香的果实当作香料使用可以提高食欲；用于肉类食物中，可以去腥增香；小茴香可以用于药膳中，比如茴香粥可以散寒止痛；茴香姜糖汤可以治疗感冒、胃痛等；茴香炖牛肉可以温肝暖胃、行气止痛；小茴香花茶具有温肾散寒、和胃理气、缓解痛经的功效；小茴香精油的提取物可用于制作牙膏、肥皂、香水等洗漱用品；国外还将小茴香做成酒类饮品。

关于小茴香的保健品数量不多，小茴香保健品主要具有抗衰老、排毒养颜、抗疲劳、改善睡眠等保健作用。表 5-2 罗列了一些小茴香相关保健品的信息，小茴香综合利用情况见图 5-8。

表 5-2　小茴香保健品相关信息

名称	生产企业	主要原料	保健功能
奇正 R 改善睡眠片	甘肃奇正藏药有限公司	肉豆蔻、酸枣仁、红景天、蝙蝠蛾被毛孢菌丝体、麦冬、百合、小茴香、珍珠粉、丁香	改善睡眠
康桑 R 康桑藏秘片	拉萨雪峰天然药材开发有限公司	蝙蝠蛾拟青霉、佛手、人参果、黄精、天门冬、红景天、余甘子、小茴香	增强免疫力、缓解体力疲劳
回元液	通化汇金堂保健品有限公司	鲜人参花、高山红景天、雄蚕蛾、枸杞子、冬虫夏草、小茴香、白酒	抗疲劳
健儿宝牌宝宝水	利来药业有限公司	莳萝（小茴香）、碳酸氢钠、蔗糖、纯净水	改善胃肠道功能（促进消化）
小茴香复合片	美国 G21 生物科学公司	小茴香	排毒养颜、便秘、抑幽门螺杆菌
参茸御宝酒（25°和 36°）	烟台御宝酒业有限公司和北京高得赛尔商贸有限责任公司	人参、耳叶牛皮消、枸杞子、桑椹、当归、熟地、小茴香、砂仁、益智仁、蛤蚧、鹿茸、海马、海狗肾	免疫调节、延缓衰老（抗氧化）
马百良牌海宝胶囊	马百良药厂有限公司	海豹鞭、枣肉、肉苁蓉、山药、茯苓、枸杞子、干姜、红花、小茴香、五味子、薄荷	抗疲劳
欣蕾牌浓缩草本植物胶囊	仙妮蕾德生产厂	山药、茯苓、芡实、枸杞子、小茴香、葛根、韭菜子	抗疲劳

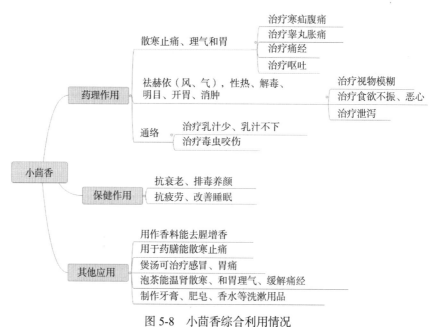

图 5-8　小茴香综合利用情况

（赵启鹏　张佳妮　孟金妮）

近年来由于自然环境的改变，野生菟丝子产量锐减，使菟丝子成为紧缺药材。为了保障药用的需要，菟丝子在宁夏的种植规模不断扩大，种植面积已达 666.7hm²，每年可提供菟丝子药材 200～400 吨，所产药材主要成分金丝桃苷含量高于药典标准。宁夏局部地区人工栽培种植的菟丝子以籽粒饱满坚实、无公害、绿色环保、无杂质等优质特性而备受青睐。

第一节　品 种 来 源

一、基原

菟丝子为旋花科植物南方菟丝子 *Cuscuta australis* R. Br. 或菟丝子 *Cuscuta chinensis* Lam. 的干燥成熟种子。

菟丝子通常寄生于菊科、豆科、藜科等多种植物上，产于宁夏全区，在我国南北均有分布。我国菟丝子属植物共 8 种，其中宁夏分布有 4 种，分别为金灯藤、南方菟丝子、菟丝子与欧洲菟丝子（大菟丝子），但药用基原为南方菟丝子 *C. australis* 与菟丝子 *C. chinensis*，其余均为伪品。近年来因自然环境的改变，野生菟丝子产量锐减，菟丝子成为紧缺药材之一，目前，宁夏惠农区、平罗县、中卫沙坡头等地区规模化种植南方菟丝子 *C. australis*。

二、形态特征

1. 南方菟丝子（*C. australis*）

一年生寄生草本，无根，全体不被毛。茎缠绕，金黄色，纤细，直径约 1mm，无叶。头状花序侧生，具多花，总花序梗近无；苞片及小苞片均小，鳞片状；花梗稍粗壮，长 1～2.5mm；花萼杯状，基部连合，裂片 3-4-5，裂片卵圆形，通常不等大，长 0.8～1.8mm，先端急尖或钝；花冠乳白色或淡黄色，杯状，长 2～2.5mm，裂片卵形或长圆形，顶端圆，与花冠管近等长，直立，宿存；雄蕊着生于花冠裂片凹缺处，比花冠裂片稍短或近等长；鳞片小，边缘短流苏状毛少；子房扁球形，花柱 2，分离，柱头球形。蒴果扁球形，直径 3～4mm，下半部为宿存花冠所包，成熟时不规则开裂，不为周裂。通常有种子 4 粒，淡褐色，卵形，长约 1.5mm，表面粗糙。花期 6～7 月，果期 8～9 月（彩图 16）。

2. 菟丝子（*C. chinensis*）

一年生寄生草本，无根，全体不被毛。茎缠绕，黄色，细弱，直径约 1mm，无叶。头状花序侧生，具多花，近于无总花序梗；苞片及小苞片小，鳞片状；花梗稍粗壮，长约 1mm；花萼杯状，中部以下连合，先端 5 裂，裂片三角状，长约 2mm，顶端钝；花冠白色，壶状或钟状，长约 3mm，长约为花萼长的 2 倍，先端 5 裂，裂片三角状卵形，顶端锐尖或钝，向外反折，宿存；雄蕊 5，着生于花冠裂片凹缺微下处，花丝短；鳞片长圆形，边缘长流苏状；子房扁球形，长约 2.3mm，直径约 4mm，花柱 2，直立，柱头球形。蒴果球形，直径约 3mm，几乎全为宿存的花被所包围，成熟时盖裂。种子 2～49 粒，淡褐色，卵形，长约 1mm，表面粗糙。花期 7～8 月，果期 8～10 月。

三、原植物检索表

1. 花柱 2；花通常簇生成小伞形或小团伞花序；茎纤细，毛发状 ·················· 2
1. 花柱 1；总状或圆锥花序；茎较粗似细绳。常寄生于木本植物 ·················· 5
2. 柱头球状或头状，不伸长 ·················· 3
2. 柱头伸长，圆柱状、棒状或短圆锥状 ·················· 4
3. 雄蕊着生于花冠裂片凹缺处；蒴果仅下半部被宿存花冠包围，成熟时不规则开裂 ·················· 南方菟丝子 *C. australis*
3. 雄蕊着生于花冠裂片凹缺微下处；蒴果被宿存花冠全包围，成熟时整齐周裂 ····· 菟丝子 *C. chinensis*
4. 萼片背部以至顶端肉质增厚；花柱和柱头比子房长或等长 ·················· 杯花菟丝子 *C. cupulata*
4. 萼片不增厚；花柱和柱头比子房短很多 ·················· 欧洲菟丝子 *C. europaea*
5. 花较大，花冠长 5～9mm；有短花梗，花柱极短有时近无，柱头 2，舌状长圆形，明显比花柱长 ·················· 大花菟丝子 *C. reflexa*
5. 花较小，花冠长 3～4mm；花柱通常明显，比柱头长得多或近相等 ·················· 6
6. 花柱短，几与柱头等长，柱头头状，中央有浅裂缝 ·················· 单柱菟丝子 *C. monogyna*
6. 花柱明显比柱头长，柱头 2 裂 ·················· 7
7. 柱头明显有 2 裂片 ·················· 金灯藤 *C. japonica*
7. 柱头头状，微 2 裂 ·················· 啤酒花菟丝子 *C. lupuliformis*

（赵云生　马　燕）

第二节　栽培要点

一、产地与生物学特性

1. 分布与产地

菟丝子在全国大部分地区都有分布，以北方地区为主。近年来，宁夏回族自治区有较大面积种植。菟丝子在宁夏主要分布区为东经 105°66′，北纬 37°48′，主要生长在宁夏中、北部地区引黄灌区。

2. 产区生境特点

菟丝子生长于海拔 200～3000m 的田边，山坡阳处、路边灌丛或海边沙丘，通常寄生于豆科、菊科、藜科等多种植物上。生长区的年平均气温为 7.9～8.8℃；极端最高气温为 37.7℃，极端最低气温为-30.3℃；相对湿度为 20%～75%；年降水量为 178～277mm；年蒸发量为 1312～2204.0mm；无霜期 153～205d；年日照 3000h 左右。生长区的土壤类型为淡灰钙土，土质为松沙土。

3. 生长习性

菟丝子喜高温湿润气候，对土壤要求不严，适应性较强。野生菟丝子常见于平原、荒地、地边以及豆科、菊科、蓼科、藜科等植物地内。遇到适宜寄主就缠绕在上面，在接触处形成吸根伸入寄主，吸根进入寄主组织后，部分组织分化为导管和筛管，分别与寄主的导管和筛管相连，自寄主吸取养分和水分。菟丝子一旦幼芽缠绕于寄主植物体上，生活力极强，生长旺盛，最喜寄生于豆科植物上。

二、选地整地

菟丝子对土壤要求不严，但宜选土质疏松、肥沃、排水良好的砂质壤土种植，有利种子萌发出苗，生长健壮。播前整平耙细，精细整地，做到"齐、平、松、碎、净、墒"。

三、播种方法

1. 种子处理
播前用 50℃温水浸泡 3～4h，捞出后用少量呋喃丹拌种，防止虫食。

2. 播种时间
播种时间为 5 月下旬至 6 月上中旬。

3. 种植模式
菟丝子种植模式分黄豆单种和小麦套种黄豆模式。

黄豆单种模式：黄豆播种期为 4 月中旬，行距不超过 20cm，以利于菟丝子后期遮阴，黄豆每亩播种量 5kg 以上，播种深度 5cm，大豆播种前每 10kg 种子拌种大豆根瘤菌剂 150ml。大豆用滚动式可调增容播种器播种或用开沟器式播种器播种，穴距 10～13cm，每穴 2～3 粒种子。

小麦套种黄豆模式：同常规麦套玉米模式一样，小麦出苗后播种黄豆，黄豆行距不超过 20cm，以利于菟丝子后期遮阴，黄豆每亩播种量为 2～3kg。

4. 播种方法
菟丝子播种期为小麦灌浆第 2 时期，基本上为 5 月下旬至 6 月上旬。待大豆株高 20cm 上下，即可播种菟丝子，每亩播种量 0.5kg。菟丝子种子须播种在大豆植株旁，越靠近大豆植株越好。还可将菟丝子种子与细沙混拌均匀，然后均匀撒在地表，并用工具或脚踩实保墒，也可用耙子人工轻耙，宜浅不宜深，或人工撒播在大豆带内的土壤缝隙。播后须保持土壤湿润，以利全苗。

四、田间管理（彩图 17）

1. 保全苗、查补苗
大豆缺苗断垄严重时，应及时补种。菟丝子缺苗断垄时，利用菟丝子藤茎繁殖的习性，灌水前 1d 或者灌水后进行人工辅助补苗。方法是随意割一段菟丝子茎蔓缠绕在大豆上寄生即可。

2. 灌水追肥

小麦灌溉第 1 水时追施尿素或水溶性好的硝酸复合肥 10kg/亩，灌第 2 水时根据小麦长势酌情追肥，一般追施尿素水溶性好的硝酸复合肥 5kg/亩。小麦收获后及时对大豆进行灌溉，根据大豆长势酌情追施尿素或水溶性好的硝酸复合肥 5kg/亩，促进大豆生长发育，避免大豆植株由于菟丝子寄生吸附养分导致早衰或枯死。追肥一般进行 2～3 次，以促进豆苗生长旺盛。菟丝子幼芽出土 3～5d 后，就能缠绕到豆棵上，成活率极高，生长迅速。

3. 杂草防除

封闭除草：大豆出苗前每亩用 2，4-D 丁酚 8～10g 兑水 10～15kg 在土壤表面喷雾。
中耕除草：大豆出苗后，进行 1 次中耕除草，中耕宜浅，避免伤根。

五、病虫害防治

菟丝子的病虫主要为蚜虫和红蜘蛛。6 月上中旬及时防治蚜虫，用 50%灭蚜净 1500～2000 倍液稀释喷雾，或 50%抗蚜威可湿性粉剂 225～450g/hm² 兑水稀释喷雾。7 月下旬及时防治红蜘蛛，当发现豆株叶片上出现黄白斑危害状，田边或豆地中央有点片虫害发生时立即喷药防治。用 20%三氯杀螨醇乳油、30%杀螨特乳油等 1000 倍液稀释喷雾，也可用 73%的克螨特乳油 1500 倍液稀释喷雾。

六、采收加工

菟丝子收获在每年 10 月中、下旬，当有 1/3 以上的豆棵枯萎时，菟丝子果壳也已变黄，然后连同豆棵一起割下，晒干，脱粒，用竹筛将菟丝子种子筛出，去净果壳及杂质，晒干即成商品。

七、贮藏与养护

密闭贮藏，防潮。

（张新慧　崔高畅）

第三节　质量评价与饮片生产

一、药材鉴定

1. 性状鉴定

本品呈类球形，直径 1～2mm。表面灰棕色、黄棕色、红棕色或棕褐色，粗糙，具细密突起的小点，种脐线形或扁圆形，不易用指甲压碎。气微，味淡。

2. 理化鉴定

（1）取本品少量，加沸水浸泡后，表面有黏性；加热煮至种皮破裂时，可露出黄白色卷旋状的胚，形如吐丝。

（2）取本品粉末 0.5g，加甲醇 40ml，加热回流 30 分钟，滤过，滤液浓缩至 5ml，作为供试品溶液。另取菟丝子对照药材 0.5g，同法制成对照药材溶液。再取金丝桃苷对照品，加甲醇制成每 1ml 含 1mg 的溶液，作为对照品溶液。照薄层色谱法试验，吸取上述三种溶液各 1～2μl，分别点于同一聚酰胺薄膜上，以甲醇-冰醋酸-水（4：1：5）为展开剂，展开，取出，晾干，喷以三氯化铝试液，置紫外光灯（365nm）下检视。供试品色谱中，在与对照药材色谱和对照品色谱相应的位置上，显相同颜色的荧光斑点。

3. 显微鉴定

本品粉末黄褐色或深褐色。种皮表皮细胞断面观呈类方形或类长方形，侧壁增厚；表面观呈圆多角形，角隅处壁明显增厚。种皮栅状细胞成片，断面观 2 列，外列细胞较内列细胞短，具光辉带，位于内侧细胞的上部；表面观呈多角形，皱缩。胚乳细胞呈多角形或类圆形，胞腔内含糊粉粒。子叶细胞含糊粉粒及脂肪油滴。

二、化学成分

菟丝子的主要药效成分为黄酮类化合物（图 6-1），此外还含有木脂素类化合物、甾体类化合物等。

黄酮类化合物主要含有山柰酚（图 6-1a）、紫云英苷（图 6-1b）、金丝桃苷（图 6-1c）、紫云英苷-6″-O-没食子酸酯（图 6-1d）、槲皮素-3-O-（6-没食子酰基）-β-D-葡萄糖苷（图 6-1e），异鼠李素、d-芝麻素等。

甾类化合物主要含有 β-谷甾醇（图 6-1）、β-谷甾醇-3-O-β-D-吡喃木糖苷、豆甾醇、Δ⁵-燕麦甾醇、菜油甾醇、胆固醇、豆甾-5-烯-3-O-β-D-吡喃葡萄糖苷四乙酸、豆甾-5-烯-3-O-β-D-吡喃葡萄糖苷、豆甾-5-烯基-3-乙酸、胡萝卜苷等化合物。

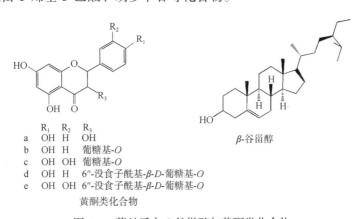

	R_1	R_2	R_3
a	OH	H	OH
b	OH	H	葡糖基-O
c	OH	OH	葡糖基-O
d	OH	H	6″-没食子酰基-β-D-葡糖基-O
e	OH	OH	6″-没食子酰基-β-D-葡糖基-O

黄酮类化合物

β-谷甾醇

图 6-1　菟丝子中 β-谷甾醇与黄酮类化合物

菟丝子中挥发油成分主要有 2-戊基呋喃和十二烷，其他的成分尚有 3-丁烯-2-醇、糠醛、2-呋喃甲醇、庚醛、3,7-二甲基-1,6-辛二烯-3-醇、冰片、α-萜品醇，石竹烯、α-石竹烯等。

木脂素类化合物：菟丝子苷 A、B，新菟丝子苷 A、B、C。

生物碱类化合物：菟丝子胺、苦参碱、槐醇、甲基金雀花碱、7'-（3',4'-二羟基苯）-N-（4-丙烯胺）、7'-（4'-羟基-3'-甲氧基苯）-N-[（4-丁基苯）乙基]丙烯胺。

多糖类化合物：从菟丝子中分离出的多糖一般均由阿拉伯糖、鼠李糖、木糖和半乳糖组成。

三、含量测定

按照《中国药典》（2020 年版四部）"高效液相色谱法"（通则 0512）测定。色谱条件与系统适用性试验：以十八烷基硅烷键合硅胶为填充剂；以乙腈-0.1%磷酸溶液（17∶83）为流动相；检测波长为 360nm。理论板数按金丝桃苷峰计算应不低于 5000。对照品溶液的制备：取金丝桃苷对照品适量，精密称定，加甲醇制成每 1ml 含 48μg 的溶液，即得。供试品溶液的制备：取本品粉末（过四号筛）1g，精密称定，置 50ml 量瓶中，加 80%甲醇 40ml，超声处理（功率 500W，频率 40kHz）1h，放冷，加 80%甲醇至刻度，摇匀，滤过，取续滤液，即得。测定法：分别精密吸取对照品溶液与供试品溶液各 10μl，注入液相色谱仪，测定，即得。

本品按干燥品计算，含金丝桃苷（$C_{21}H_{20}O_{12}$）不得少于 0.10%。

四、炮制方法

净制：菟丝子除去杂质，洗净，干燥。

盐菟丝子：取净菟丝子，将 100g 菟丝子用 30ml 盐水（食盐—水：15∶1）拌匀，焖润至水被吸尽，置锅内用文火炒至微鼓起，微有爆裂声，并有香气溢出时，取出放凉。

清炒菟丝子：将 100g 菟丝子置铁锅内，用文火加热，炒至微黄色，有爆裂声，放凉。

酒炙菟丝子：取净菟丝子，将 100g 菟丝子用 30ml 黄酒拌匀，焖润至水被吸尽，置锅内用文火炒至微鼓起，微有爆裂声，并有香气溢出时，取出放凉。

菟丝子饼：将 100g 菟丝子加 30ml 蒸馏水浸泡 2h，置锅内煮，边煮边铲，至吐丝。稍冷取出压平，做成块状，烘干。

酒菟丝子饼：将 100g 菟丝子用 30ml 黄酒拌匀，闷润 24h，再用流通蒸汽蒸 1h，取出趁热捣成稠粥状，做饼，切成小块，烘干。

五、商品规格

规格分为栽培和野生，其中栽培又分为选货和统货，具体规格如下。

选货：呈类球形，直径 1～2mm，表面黄棕色至棕褐色，粗糙，一端有浅色近圆形微凹陷的种脐。质坚实，不易以指甲压碎，气微，味淡。无虫蛀、霉变。杂质率符合药典规定。千粒重≥0.85g。

统货：性状与选货相同，不同之处在于千粒重≥0.80g。

野生：呈类球形、卵形，直径 1～1.8mm，表面黄棕色至棕色，粗糙，一端有微凹的线形或近圆形种脐，质坚实，不易以指甲压碎，气微，味淡。无虫蛀、霉变。杂质率符合药典规定。千粒重≥0.60g。

（付雪艳　董　琳）

第四节　临床应用

一、性能功效

1. 性味归经

辛、甘、平。归肝、脾、肾经。

2. 功效

补益肝肾，固精缩尿，安胎，明目，止泻。

二、现代药理作用

1. 对生殖内分泌系统的作用

菟丝子作为温补肾阳之要药，通过作用于下丘脑-垂体-性腺轴的不同环节来调节机体的生殖内分泌活动。菟丝子黄酮提取物表现有雌激素样活性，能增加成年大鼠腺垂体、卵巢和子宫的重量，增强卵巢人绒毛膜促性腺激素/黄体生成素（hCG/LH）受体功能，作用于去卵巢大鼠时，能增强腺垂体对促黄体生成激素释放激素（LRH）的反应性，对心理应激所造成的卵巢分泌功能降低有明显改善作用；作用于未成年大鼠、小鼠时，促进未成年大鼠睾丸间质细胞睾酮的基础分泌和人绒毛膜促性腺激素（hCG）刺激的分泌；能促进未成年小鼠生殖系统的发育，具有促性腺激素样作用，能明显增加幼年小鼠睾丸及附睾的重量。

2. 免疫调节作用

菟丝子是一种能够增强体液免疫及细胞吞噬能力的免疫增强剂，参与体内多种免疫调节，可促进小鼠免疫器官脾、胸腺增长，并提高巨噬细胞吞噬功能；促进淋巴细胞增殖反应；诱导白细胞介素的产生。菟丝子水煎剂能明显增强 D-半乳糖所致衰老模型小鼠的红细胞免疫功能，表明菟丝子具有增强小鼠机体免疫功能和免疫调节的作用。

3. 抗氧化作用

菟丝子多糖具有一定的抗氧化、延缓衰老的作用，有研究者采用菟丝子多糖灌胃给药，使 D-半乳糖致衰老小鼠肝、肾组织中的丙二醛（MDA）及脑组织中的脂褐质（LF）出现不同程度的下降和超氧化物歧化酶（SOD）及谷胱甘肽氧化物酶（GSH-P）活力不同程度的提高，提示菟丝子多糖能显著清除氧化基及活性氧和抗脂质过氧化，可见菟丝子能增加老龄小鼠 SOD 活性，抑制体内脂质过氧化和脑脂褐素的生成，具有一定的抗衰老的作用。临床试验也表明菟丝子能使糖尿病患者红细胞膜 SOD 活性增强，抑制体内自由基的产生，使血清 LPO 水平明显下降。

4. 神经营养作用

研究者以大鼠嗜铬神经瘤（PC12）株为实验模型，考察了菟丝子提取物诱导 PC12 细胞分化及相关激酶活性的影响，发现了菟丝子提取物不仅能诱导 PC12 细胞分化、延伸突起，而且能延长 PC12 细胞无血清培养的存活时间，能明显地增加神经生长因子（NGF）诱导的 PC12 细胞分化，但在饱和剂量下，这种增强作用并不明显，菟丝子提取物还能促进有丝分裂原激活蛋白激酶（MAPK）磷酸化，而且也能够抑制 PC12 细胞因去血清而引起的凋亡，说明菟丝子提取物对 PC12 细胞具有一定的营养作用,菟丝子提取物具有与 NGF 相似的功能,但其结合位点与 NGF 不同, 因此菟丝子提取物对神经细胞凋亡有着延缓或抑制作用, 其作用机制有待进一步研究。

5. 对血糖、血脂的作用

菟丝子多糖对糖尿病模型小鼠灌胃后,其血糖值明显下降,体重增加,肝糖原的含量也增加, 显示其有抗糖尿病的作用。菟丝子多糖在体内还可通过提高 SOD 的水平而降低血糖, 在体外通过抑制淀粉酶活性来降糖;此外菟丝子黄酮能促使双侧去势雌性大鼠的血三酰甘油水平明显降低, 胸主动脉平滑肌细胞雌激素受体数量明显升高;菟丝子水提物体外培养离体大鼠的脂肪组织可促进释放游离脂肪酸, 还可加快离体脂肪组织的分解代谢并呈量效关系。

6. 保肝作用

在给慢性肝损伤造模小鼠使用菟丝子水煎液时发现,其血清中的谷氨酸氨基转移酶、门冬氨酸氨基转移酶明显降低, 而 SOD 则升高,同时小鼠的肝组织损伤情况明显好转,体现了保肝的功效。表明一定剂量的菟丝子多糖体外培养大鼠肝脏的干细胞,具有提高活性、细胞增殖的功效, 从而保护肝脏的干细胞。

7. 明目及抑制白内障形成

动物实验发现菟丝子有抑制白内障形成的作用,用菟丝子水提取液 4g/kg 给白内障大鼠模型灌胃, 能抑制及纠正晶状体酶异常变化, 延缓白内障形成, 菟丝子可使白内障晶状体中醛糖还原酶、过氧化氢酶等的活性基本恢复正常,此外菟丝子还对晶状体氧化还原物及糖类含量的异常变化具有纠正作用, 能抑制晶状体中的脂质过氧化, 保持晶状体透明。

8. 其他药理作用

研究者通过小鼠骨髓细胞微核实验, 发现菟丝子对环磷酰胺诱发的微核有明显抑制作用, 菟丝子能改善心血管血流动力学, 对心肌缺血有明显的预防和治疗作用;具有降血压和抗动脉粥样硬化作用; 还能防治骨质疏松;除此之外, 菟丝子在增强记忆等方面也有重要作用。

三、临床主治

1. 腰膝酸软、阳痿遗精、遗尿尿频、带下等病症

治肾虚所致的腰膝酸软,常与杜仲、桑寄生等配伍;治疗肾阳不足、肾精亏虚之阳痿遗精, 常与枸杞子、覆盆子、五味子等配伍, 以补肾壮阳, 固精止遗, 如五子衍宗丸;治疗下元虚冷之遗尿尿频, 与桑螵蛸、鹿茸、五味子等配伍, 以补肾壮阳, 缩尿止遗, 如菟丝子丸;治肾虚不固之带下、尿浊, 与茯苓、莲子、芡实等配伍, 以温补脾肾, 收涩止带, 如苓菟丸。

2. 胎动不安

治疗肝肾不足之胎动不安, 常与桑寄生、续断、阿胶等配伍, 以补肝肾, 安胎元, 如寿胎丸。

3. 目暗耳鸣

治疗肝肾不足, 目失所养之目暗不明, 常与熟地黄、枸杞子等配伍, 以补肝肾, 益精血, 明目, 如驻景丸。

4. 脾肾虚泻

治疗脾肾两虚之便溏泄泻, 常与补骨脂、砂仁、肉豆蔻等配伍, 以温肾暖脾止泻, 如脾肾双补丸。

5. 白癜风

外用能消风祛斑, 用于白癜风, 可与补骨脂配伍。

四、用法用量及使用注意

1. 用法用量

煎服，6～12g，外用适量。

2. 使用注意

阴虚火旺、大便燥结、小便短赤者不宜用。

五、常用处方

1. 左归丸

熟地黄 24g，山药（炒）12g，枸杞 12g，山茱萸 12g，川牛膝（酒洗，蒸熟）9g，鹿角胶（敲碎，炒珠）12g，龟板胶（切碎，炒珠）12g，菟丝子（制）12g。

2. 右归丸

熟地黄 24g，制附子 6g，肉桂 6g，山茱萸（微炒）9g，山药（炒）12g，菟丝子（制）12g，当归 9g，鹿角胶（炒珠）12g，杜仲（姜汁炒）12g，枸杞子（微炒）12g。

六、名医临证用药经验

兰友明重用菟丝子治类风湿关节炎：中医名家兰友明受程良玉老中医启示，以菟丝子为主治疗类风湿关节炎，临床疗效佳。如治李某，男，43 岁，1991 年 5 月 9 日就诊，患类风湿关节炎 6 年，经用布洛芬缓释胶囊、雷公藤、吲哚美辛及中药治疗均收效不显著。刻诊：双手指关节肿大变形、屈伸不利、疼痛、握物困难、晨起时痛甚，有时双膝、踝关节胀痛，舌质暗红、苔白厚腻，脉弦滑；实验室检查：血沉 16mm/h，抗链球菌溶血素"O"小于 500U，类风湿因子阳性，中医辨证为热痹，治拟祛风除湿清热，通络止痛，方用白虎桂枝汤加地龙、胆南星、忍冬藤、威灵仙、全蝎，连服 30 剂无效，后于方内加菟丝子 30g，水煎服，每日 1 剂，服药 8 剂后，关节疼痛明显减轻，手指屈伸较前灵活，效不更方，将原方中菟丝子剂量加至 50g，连服 30 剂，肿消痛止，复查类风湿因子阴性，病告痊愈，随访 2 年未见复发。

兰氏对类风湿关节炎重症患者，在辨证处方中加入菟丝子，每获良效，对于轻症患者，单味菟丝子水煎服，即能获效，每日用量为 30～50g，30d 为 1 个疗程，兰氏临床观察菟丝子治疗类风湿关节炎 50 例，均收效显著，未见明显不良反应，对类风湿因子转阴亦有明显促进作用。

（李卫强　牛　阳　王丽玮）

第五节　中成药生产与产品开发

一、中成药生产

《中国药典》2020 年版一部收录菟丝子及含菟丝子的中成药，中成药信息见表 6-1，中成药剂型占比见图 6-2。总结发现，含菟丝子的中成药多与其补益肝肾、固精缩尿的功效有关，用于治疗肝、肾及脾虚相关疾病。

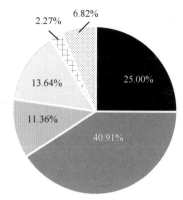

图 6-2　菟丝子中成药剂型占比

表 6-1　菟丝子相关中成药处方组成及其功效

名称	复方组成	功效	应用
十一味参芪片	人参(去芦)、黄芪、天麻、当归、熟地黄、泽泻、决明子、菟丝子、鹿角、枸杞子、细辛	补脾益气	用于脾气虚所致的体弱、四肢无力
七宝美髯颗粒	制何首乌、当归、补骨脂(黑芝麻炒)、枸杞子(酒蒸)、菟丝子(炒)、茯苓、牛膝(酒蒸)	滋补肝肾	用于肝肾不足,须发早白,遗精早泄,头眩耳鸣,腰酸背痛
三宝胶囊	人参、鹿茸、当归、山药、醋龟甲、砂仁(炒)、山茱萸、灵芝、熟地黄、丹参、五味子、菟丝子(炒)、肉苁蓉、何首乌、菊花、牡丹皮、赤芍、杜仲、麦冬、泽泻、玄参	益肾填精,养心安神	用于肾精亏虚、心血不足所致的腰酸腿软、阳痿遗精、头晕眼花、耳鸣耳聋、心悸失眠、食欲不振
无比山药丸	山药、熟地黄、杜仲(姜汁炒)、肉苁蓉、山茱萸(蒸)、茯苓、菟丝子、巴戟天、泽泻、牛膝、五味子(蒸)、煅赤石脂	健脾补肾	用于脾肾两虚,食少肌瘦,腰膝酸软,目眩耳鸣
五子衍宗丸	枸杞子、菟丝子(炒)、覆盆子、五味子(蒸)、盐车前子	补肾益精	用于肾虚精亏所致的阳痿不育、遗精早泄、腰痛、尿后余沥
古汉养生精口服液	人参、炙黄芪、金樱子、枸杞子、女贞子(制)、菟丝子、淫羊藿、白芍、炙甘草、炒麦芽、黄精(制)	补气,滋肾,益精	用于气阴亏虚、肾精不足所致的头晕、心悸、目眩、耳鸣、健忘、失眠、阳痿遗精、疲乏无力;脑动脉硬化、冠心病、前列腺增生、围绝经期综合征、病后体虚见上述证候者
石斛夜光丸	石斛、人参、山药、茯苓、甘草、肉苁蓉、枸杞子、菟丝子、地黄、熟地黄、五味子、天冬、麦冬、苦杏仁、防风、川芎、麸炒枳壳、黄连、牛膝、菊花、盐蒺藜、青葙子、决明子、水牛角浓缩粉、羚羊角	清热利尿,通淋排石	用于湿热下注所致的热淋、石淋,症见尿频、尿急、尿痛或尿有砂石;尿路结石、肾盂肾炎见上述证候者
右归丸	熟地黄、炮附子、肉桂、山药、酒萸肉、菟丝子、鹿角胶、枸杞子、当归、盐杜仲	温补肾阳,填精止遗	用于肾阳不足,命门火衰,腰膝酸冷,精神不振,怯寒畏冷,阳痿遗精,大便溏薄,尿频而清
冯了性风湿跌打药酒	丁公藤、桂枝、麻黄、羌活、当归、川芎、白芷、补骨脂、乳香、猪牙皂、陈皮、苍术、厚朴、香附、木香、枳壳、白术、山药、黄精、菟丝子、小茴香、苦杏仁、泽泻、五灵脂、蚕沙、牡丹皮、没药	祛风除湿,活血止痛	用于风寒湿痹,手足麻木,腰腿酸痛;跌扑损伤,瘀滞肿痛

续表

名称	复方组成	功效	应用
孕康合剂（孕康口服液）	山药、续断、黄芪、当归、狗脊（去毛）、菟丝子、桑寄生、杜仲（炒）、补骨脂、党参、茯苓、白术（焦）、阿胶、地黄、山茱萸、枸杞子、乌梅、白芍、砂仁、益智、苎麻根、黄芩、艾叶	健脾固肾，养血安胎	用于肾虚型和气血虚弱型先兆流产和习惯性流产
再造生血片	菟丝子（酒制）、红参（去芦）、鸡血藤、阿胶、当归、女贞子、黄芪、益母草、熟地黄、白芍、制何首乌、淫羊藿、酒黄精、鹿茸（去毛）、党参、麦冬、仙鹤草、炒白术、盐补骨脂、枸杞子、墨旱莲	补肝益肾，补气养血	用于肝肾不足，气血两虚所致的血虚虚劳，症见心悸气短、头晕目眩、倦怠乏力、腰膝酸软、面色苍白、唇甲色淡，或伴出血；再生障碍性贫血、缺铁性贫血见上述证候者
西汉养生口服胶囊	覆盆子、菟丝子、枸杞子、金樱子、女贞子、黄芪、丹参、白芍、炙甘草、制何首乌、淫羊藿、肉桂	滋补肝肾，健脑安神	用于肝肾亏损所致的头晕头昏，健忘失眠，腰膝酸软，夜尿频作
全鹿丸	全鹿干、锁阳（酒炒）、党参、地黄、牛膝、熟地黄、楮实子、菟丝子、山药、盐补骨脂、枸杞子（盐水炒）、川芎（酒炒）、肉苁蓉、酒当归、巴戟天、炙甘草、天冬、五味子（蒸）、麦冬、炒白术、覆盆子、盐杜仲、芡实、花椒、茯苓、陈皮、炙黄芪、小茴香（酒炒）、盐续断、青盐、胡芦巴（酒炒）、沉香	补肾填精，健脾益气	用于脾肾两亏所致的老年腰膝酸软、神疲乏力、畏寒肢冷、尿次频数、崩漏带下
妇宁康片	人参、枸杞子、当归、熟地黄、赤芍、山茱萸、知母、黄柏、牡丹皮、石菖蒲、远志、茯苓、菟丝子、淫羊藿、巴戟天、蛇床子、狗脊、五味子	补肾助阳，调整冲任，益气养血，安神解郁	用于妇女绝经前后诸症及月经不调，阴道干燥，精神抑郁不安
苁蓉益肾颗粒	五味子（酒制）、酒苁蓉、茯苓、菟丝子（酒炒）、盐车前子、制巴戟天	补肾填精	用于肾气不足，腰膝酸软，记忆减退，头晕耳鸣，四肢无力
男康片	白花蛇舌草、赤芍、熟地黄、肉苁蓉、炙甘草、蒲公英、鹿衔草、败酱草、黄柏、红花、鱼腥草、淫羊藿、覆盆子、白术、黄芪、菟丝子、紫花地丁、野菊花、当归	益肾活血，清热解毒	用于肾虚血瘀、湿热蕴结所致的淋证，症见尿频、尿急、小腹胀满；慢性前列腺炎见上述证候者
龟鹿补肾丸	盐菟丝子、淫羊藿（蒸）、续断（盐蒸）、锁阳（蒸）、狗脊（盐蒸）、酸枣仁（炒）、制何首乌、炙甘草、陈皮（蒸）、鹿角胶（炒）、熟地黄、龟甲胶（炒）、金樱子（蒸）、炙黄芪、山药（炒）、覆盆子（蒸）	补肾壮阳，益气血，壮筋骨	用于肾阳虚所致的身体虚弱、精神疲乏、腰腿酸软、头晕目眩、精冷、性欲减退、小便夜多、健忘、失眠
龟龄集	红参、鹿茸、海马、枸杞子、丁香、穿山甲、雀脑、牛膝、锁阳、熟地黄、补骨脂、菟丝子、杜仲、石燕、肉苁蓉、甘草、天冬、淫羊藿、大青盐、砂仁等	强身补脑，固肾补气，增进食欲	用于肾亏阳弱，记忆减退，夜梦精溢，腰酸腿软，气虚咳嗽，五更溏泻，食欲不振
补肾养血丸	何首乌、当归、黑豆、牛膝（盐制）、茯苓、菟丝子、盐补骨脂、枸杞子	补肝肾，益精血	用于身体虚弱，血气不足，遗精，须发早白
补肾益精丸	女贞子、菟丝子（酒炒）、墨旱莲、醋南五味子、桑椹、覆盆子、肉苁蓉、熟地黄	滋肾填精，补髓养血	用于肾精不足，头晕目眩，腰膝酸软，遗精梦泄
补益地黄丸	熟地黄、盐车前子、菟丝子、诃子（去核）、麸炒枳壳、地骨皮、牛膝、茯苓	滋阴补气，益肾填精	用于脾肾两虚，腰痛脚重，四肢浮肿，行步艰难，疲乏无力
补益蒺藜丸	炙黄芪、炒白术、山药、茯苓、白扁豆、麸炒芡实、当归、沙苑子、菟丝子、陈皮	健脾补肾，益气明目	用于脾肾不足，眼目昏花，视物不清，腰酸气短

续表

名称	复方组成	功效	应用
坤宝丸	酒女贞子、覆盆子、菟丝子、枸杞子、制何首乌、龟甲、地骨皮、南沙参、麦冬、炒酸枣仁、地黄、白芍、赤芍、当归、鸡血藤、珍珠母、石斛、菊花、墨旱莲、桑叶、白薇、知母、黄芩	滋补肝肾，养血安神	用于肝肾阴虚所致绝经前后诸证，症见烘热汗出、心烦易怒、少寐健忘、头晕耳鸣、口渴咽干、四肢酸楚；围绝经期综合征见上述证候者
肾炎舒片	苍术、茯苓、白茅根、防己、人参（去芦）、黄精、菟丝子、枸杞子、金银花、蒲公英	益肾健脾，利水消肿	用于脾肾阳虚、水湿内停所致的水肿，症见浮肿、腰痛、乏力、怕冷、夜尿多；慢性肾炎见上述证候者
肾宝糖浆	蛇床子、菟丝子、茯苓、小茴香、金樱子、当归、制何首乌、熟地黄、山药、胡芦巴、肉苁蓉、川芎、补骨脂、红参、五味子、白术、覆盆子、车前子、枸杞子、淫羊藿、黄芪、炙甘草	温补肾阳，固精益气	用于肾阳亏虚、精气不足所致的阳痿遗精、腰腿酸痛、精神不振、夜尿频多、畏寒怕冷、月经过多、白带清稀
固本统血颗粒	锁阳、菟丝子、肉桂、巴戟天、黄芪、山药、附子、枸杞子、党参、淫羊藿	温肾健脾，填精益气	用于阳气虚损、血失固摄所致的紫斑，症见畏寒肢冷、腰酸乏力、尿清便溏、皮下紫斑、其色淡暗；亦可用于轻型原发性血小板减少性紫癜见上述证候者
金花明目丸	熟地黄、盐菟丝子、枸杞子、五味子、白芍、黄精、黄芪、党参、川芎、菊花、炒决明子、车前子（炒）、密蒙花、炒鸡内金、金荞麦、山楂、升麻	补肝、益肾、明目	用于老年性白内障早、中期属肝肾不足、阴血亏虚证，症见视物模糊、头晕、耳鸣、腰膝酸软
乳疾灵颗粒	柴胡、醋香附、青皮、赤芍、丹参、炒王不留行、鸡血藤、牡蛎、海藻、昆布、淫羊藿、菟丝子	疏肝活血，祛痰软坚	用于肝郁气滞、痰瘀互结所致的乳癖，症见乳房肿块或结节、数目不等、大小不一、质软或中等硬、或经前疼痛；乳腺增生病见上述证候者
参芪十一味颗粒	人参（去芦）、黄芪、当归、天麻、熟地黄、泽泻、决明子、鹿角、菟丝子、细辛、枸杞子	补脾益气	用于脾气虚所致的体弱、四肢无力
参茸固本片	当归、山药（炒）、酒白芍、茯苓、山茱萸、杜仲炭、枸杞子、牡丹皮、鹿茸血、盐泽泻、熟地黄、五味子、鹿茸（去毛）、菟丝子（酒制）、红参	补气养血	用于气血两亏所致的四肢倦怠、面色无华、耳鸣目眩
参茸保胎丸	党参、龙眼肉、菟丝子（盐炙）、香附（醋制）、茯苓、山药、艾叶（醋制）、白术（炒）、黄芩、熟地黄、白芍、阿胶、炙甘草、当归、桑寄生、川芎（酒制）、羌活、续断、鹿茸、杜仲、川贝母、砂仁、化橘红	滋养肝肾，补血安胎	用于肝肾不足，营血亏虚，身体虚弱，腰膝酸痛，少腹坠胀，妊娠下血，胎动不安
骨仙片	熟地黄、枸杞子、女贞子、黑豆、菟丝子、骨碎补、仙茅、牛膝、防己	补益肝肾，强壮筋骨，通络止痛	用于肝肾不足所致的痹病，症见腰膝骨节疼痛、屈伸不利、手足麻木；骨质增生见上述证候者
复明片	羚羊角、蒺藜、木贼、菊花、车前子、夏枯草、决明子、人参、酒萸肉、石斛、枸杞子、菟丝子、女贞子、石决明、黄连、谷精草、木通、熟地黄、山药、泽泻、茯苓、牡丹皮、地黄、槟榔	滋补肝肾，养阴生津，清肝明目	用于肝肾阴虚所致的羞明畏光、视物模糊；青光眼、初、中期白内障见上述证候者
保胎丸	熟地黄、醋艾炭、荆芥穗、平贝母、槲寄生、菟丝子（酒炙）、黄芪、炒白术、麸炒枳壳、砂仁、黄芩、姜厚朴、甘草、川芎、白芍、羌活、当归	益气养血，补肾安胎	用于气血不足、肾气不固所致的胎漏、胎动不安，症见小腹坠痛，或见阴道少量出血，或屡经流产，伴神疲乏力、腰膝酸软

续表

名称	复方组成	功效	应用
养血生发胶囊	熟地黄、当归、羌活、木瓜、川芎、白芍、菟丝子、天麻、制何首乌	养血祛风，益肾填精	用于血虚风盛，肾精不足所致的脱发，症见毛发松动或呈稀疏状脱落、毛发干燥或油腻、头皮瘙痒；斑秃、全秃、脂溢性脱发与病后、产后脱发见上述证候者
首乌丸	制何首乌、熟地黄、酒牛膝、桑椹、酒女贞子、墨旱莲、制桑叶、黑芝麻、菟丝子（酒蒸）、金樱子、盐补骨脂、豨莶草（制）、金银花（制）	补肝肾，强筋骨，乌须发	用于肝肾两虚，头晕目花，耳鸣，腰酸肢麻，须发早白；亦用于高脂血症
蚕蛾公补片	雄蚕蛾（制）、人参、熟地黄、炒白术、当归、枸杞子、盐补骨脂、盐菟丝子、蛇床子、仙茅、肉苁蓉、淫羊藿	补肾壮阳，养血，填精	用于肾阳虚损，阳痿早泄，性功能衰退
调经促孕丸	鹿茸（去毛）、炙淫羊藿、仙茅、续断、桑寄生、菟丝子、枸杞子、覆盆子、山药、莲子（去心）、茯苓、黄芪、白芍、炒酸枣仁、钩藤、丹参、赤芍、鸡血藤	温肾健脾，活血调经	用于脾肾阳虚、瘀血阻滞所致的月经不调、闭经、痛经、不孕，症见月经后错、经水量少、有血块、行经小腹冷痛、经水日久不行、久不受孕、腰膝冷痛
调经活血胶囊	木香、川芎、醋延胡索、当归、熟地黄、赤芍、红花、乌药、白术、丹参、醋香附、制吴茱萸、泽兰、鸡血藤、菟丝子	养血活血，行气止痛	用于气滞血瘀兼血虚所致月经不调、痛经，症见经行错后、经水量少、行经小腹胀痛
琥珀还睛丸	琥珀、菊花、青葙子、黄连、黄柏、知母、石斛、地黄、麦冬、天冬、党参（去芦）、麸炒枳壳、茯苓、炙甘草、山药、炒苦杏仁、当归、川芎、熟地黄、枸杞子、沙苑子、菟丝子、酒肉苁蓉、杜仲（炭）、羚羊角粉、水牛角浓缩粉	补益肝肾，清热明目	用于肝肾两亏，虚火上炎引起的内外翳障，瞳仁散大，视力减退，夜盲昏花，目涩羞明，迎风流泪
蛤蚧补肾胶囊	蛤蚧、淫羊藿、麻雀（干）、当归、黄芪、牛膝、枸杞子、锁阳、党参、肉苁蓉、熟地黄、续断、杜仲、山药、茯苓、菟丝子、胡芦巴、狗鞭、鹿茸	壮阳益肾，填精补血	用于身体虚弱，真元不足，小便频数
锁阳固精丸	锁阳、肉苁蓉（蒸）、制巴戟天、补骨脂（盐炒）、菟丝子、杜仲（炭）、八角茴香、韭菜子、芡实（炒）、莲子、莲须、煅牡蛎、龙骨（煅）、鹿角霜、熟地黄、山茱萸（制）、牡丹皮、山药、茯苓、泽泻、知母、黄柏、牛膝、大青盐	温肾固精	用于肾阳不足所致的腰膝酸软、头晕耳鸣、遗精早泄
滋补生发片	当归、地黄、川芎、桑椹、黄芪、黑芝麻、桑叶、制何首乌、菟丝子、枸杞子、侧柏叶、熟地黄、女贞子、墨旱莲、鸡血藤	滋补肝肾，益气养荣，活络生发	用于脱发症
障眼明片	石菖蒲、决明子、肉苁蓉、葛根、青葙子、党参、蔓荆子、枸杞子、车前子、白芍、山茱萸、甘草、菟丝子、升麻、蕤仁（去内果皮）、菊花、密蒙花、川芎、酒黄精、熟地黄、关黄柏、黄芪	补益肝肾，退翳明目	用于肝肾不足所致的干涩不舒、单眼复视、腰膝酸软，或轻度视力下降；早、中期老年性白内障见上述证候者

二、申请专利

在国家知识产权局专利检索及分析数据库，以检索因素"菟丝子"进入药物检索项，在方剂组成中搜索"菟丝子",共检索到 9910 条数据(以申请日为检索要求)。以检索因素"菟丝子"进入常规检索项,检索式为"复合文本"共检索到 15 159 条数据,过滤条件选择日期,筛选为 2010 年到 2020 年 10 月,文献类型选择授权公告文献,发明类型全选,选择有效专利后进行检索,最终检索到 906 条相关数据,随后将 906 条数据添加到专利分析库中进行专利分析,结果见图 6-3~图 6-7。

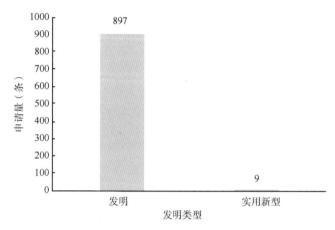

图 6-3　菟丝子专利类型分析结果

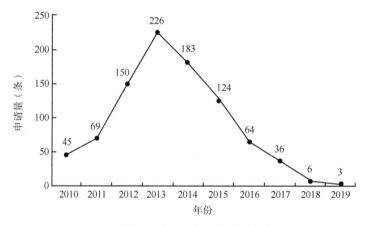

图 6-4　菟丝子专利分年度申请变化趋势

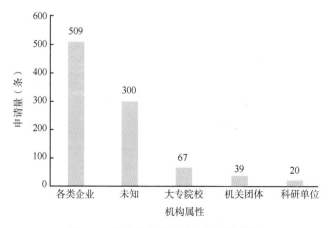

图 6-5　菟丝子专利申请机构属性分析

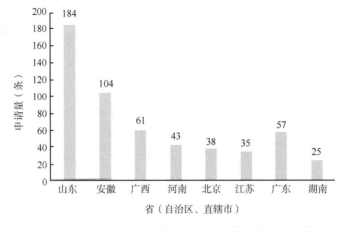

图 6-6 各省（自治区、直辖市）菟丝子专利申请量分析（取排名前八）

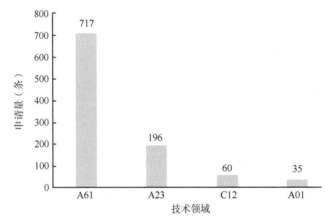

图 6-7 菟丝子专利技术领域分析（取排名前四）

A61 为医学或兽医学、卫生学；A23 为其他类不包括的食物或食料、水果、蔬菜、牛奶等；
C12 为生物化学、啤酒、酶、醋等；A01 为农业、林业、畜牧业等

分析发现与菟丝子相关的药物专利数量较少，在 2013 年菟丝子的专利数量申请达到顶峰，2018～2019 年菟丝子的专利申请数量明显下降。

三、综合利用

临床上菟丝子主要应用于阳痿遗精、尿有余沥、遗尿尿频、腰膝酸软、目昏不明、脾肾虚泻、肾虚胎动不安、宫冷不孕等疾病中。菟丝子具有保肝、抗骨质疏松、抗衰老等功效。菟丝子配伍丹参、赤白芍可以治疗多囊卵巢综合征，是妇科中常用的中药；菟丝子配伍丹参、茯苓等可以治疗痛经；菟丝子配伍白芍、当归等能够治疗复发性流产；菟丝子配伍黄芪、党参可以治疗慢性肾衰竭；菟丝子配伍熟地黄、熟附子可以治疗脾肾阳虚型甲状腺功能减退；菟丝子配伍覆盆子等中药能够治疗肾虚不孕、月经不调以及绝经后骨质疏松；菟丝子配伍续断、杜仲能够治疗男子不育、四肢痿软无力等；菟丝子配伍泽泻可以治黄褐斑；此外，菟丝子还可以治疗贫血症状、习惯性便秘、带状疱疹。

菟丝子还可以应用于糖尿病，有研究者让糖尿病患者吃菟丝子配伍其他药物制作成的面饼，解决了患者控制饮食和饥饿的矛盾，并有效控制患者血糖。关于菟丝子的药膳有菟丝子雀

儿粥，适用于肢软乏力、精神萎靡、阳痿早泄、遗尿、小便淋漓不止等症；菟丝子炖狗肉适用于肾阳不足、腰膝酸冷、畏寒尿多等症；菟丝子芝麻粥有益寿防衰、乌发泽肤、润肠通便之效；菟丝子枸杞煎蛋可用于改善肝血虚或肝肾不足、视物昏花等症状。

关于菟丝子的保健品比较少，但在保健品中应用菟丝子提取物后，其保健功能较为多样，如元康牌参菊含片，具有缓解视疲劳的保健功能；嘉宝牌大豆异黄酮片具有增加骨密度的保健作用；新视明牌新视明冲剂具有改善视力的保健功能；灵芝皇胶囊具有免疫调节、延缓衰老、辅助抑制肿瘤的保健功能。表6-2列出了部分菟丝子保健品的信息，菟丝子综合利用情况见图6-8。

表6-2　菟丝子保健品相关信息

产品名称	生产企业	主要原料	保健功能
紫金牌丹参红花软胶囊	黑龙江紫金宝生物科技有限公司	丹参提取物、白芍提取物、菟丝子提取物、红花提取物、葡萄籽提取物	祛黄褐斑
精杜牌杜仲灵芝茶	张家界精杜生物科技有限公司	杜仲、灵芝、菟丝子、决明子、大枣、甜菊糖苷、大枣香精	经动物实验评价，具有增强免疫力的保健功能
百邦牌牛磺酸枸杞胡萝卜素胶囊	陕西百年健康药业有限公司	枸杞子、菟丝子、五味子、β-胡萝卜素、牛磺酸、乳酸锌	缓解视疲劳
九龙星牌西洋参马鹿茸黄精片	山东德圣医药科技有限公司	西洋参、马鹿茸、黄精、巴戟天、菟丝子、覆盆子	经动物实验评价，具有缓解体力疲劳的保健功能
大志牌立鼎胶囊	陕西大志药业有限公司	沙苑子、菟丝子、淫羊藿、黄精、西洋参	经动物实验评价，具有缓解体力疲劳的保健功能
宏魁牌肉苁蓉杜仲黄芪颗粒	内蒙古宏魁生物药业有限公司	肉苁蓉、杜仲、枸杞子、黄芪、玉竹、山楂、菟丝子	增强免疫力、缓解体力疲劳
德瑞和元牌黄芪枸杞当归胶囊	杭州本草养正堂生物科技有限公司	黄芪、枸杞子、当归、沙苑子、菟丝子	经动物实验评价，具有增强免疫力的保健功能
乾元养道牌乾元胶囊	杭州本草养正堂生物科技有限公司	人参、淫羊藿、菟丝子、枸杞子、补骨脂	增强免疫力
大印象牌健康茶	广东大印象保健品有限公司	绿茶、人参、枸杞子、肉苁蓉、山茱萸、菟丝子、淫羊藿	延缓衰老

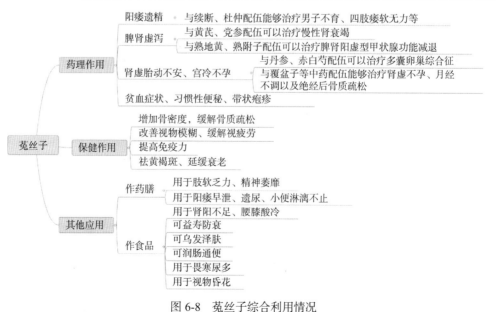

图6-8　菟丝子综合利用情况

（赵启鹏　张佳妮　孟金妮）

第七章 麻黄的生产与现代应用

宁夏商品麻黄含麻黄碱一般在 0.8%以上，取样于宁夏陶乐的草麻黄含量高达 2.82%，多年保持国内最高记录，据 20 世纪 80 年代统计，全区麻黄总产量 40 万 kg，蕴藏量 80 万 kg。宁夏麻黄资源与其他产区一样，遭到了严重破坏，主产麻黄的平罗县陶乐镇 1980 年收购麻黄 65.7 万 kg，1991 年收购量仅为 12 万 kg，现在已无野生麻黄可收购。20 世纪 90 年代初，宁夏开始进行人工种植麻黄的尝试，全区种植面积达 1666.7hm²，鲜草产量 12 000～15 000kg/hm²，主要为草麻黄，为宁夏商品麻黄草的主要来源。

第一节 品 种 来 源

一、基原

麻黄为麻黄科植物草麻黄 *Ephedra sinica* Stapf、中麻黄 *E. intermedia* Schrenk ex Mey.或木贼麻黄 *E. equisetina* Bge.的干燥草质茎，主产于宁夏、内蒙古、山西、陕西等省区。在宁夏，草麻黄产于盐池、灵武、海原、同心、银川、原州区、平罗等县市，盐池县有大量人工种植；中麻黄产于银川、灵武、贺兰山、罗山、盐池及隆德等地；木贼麻黄产于贺兰山及中卫、盐池等地。宁夏除草麻黄规模化人工种植外，中麻黄与木贼麻黄均为野生资源。

二、形态特征

1. 草麻黄（*E. sinica*）

草本状灌木，高 20～40cm。木质茎极短或呈匍匐状，小枝绿色，直伸或微曲，表面细纵槽纹常不明显，节间长 3～4cm，直径约 2mm。叶膜质鞘状，顶端常 2 裂，下部 1/3～2/3 合生，裂片锐三角形，先端急尖。雄球花常复穗状，淡黄色，常具总梗，苞片 4 对，每花有雄蕊 7～8 枚，花丝合生，有时先端微分离；雌球花单生，在老枝上腋生，幼枝上顶生，常在成熟过程中基部有梗抽出，使雌球花呈侧枝顶生状，呈卵圆形或矩圆状卵圆形，具 4 对苞片，雌花 2，珠被管长约 1mm，先端微弯或直立。雌球花成熟时肉质红色，种子 2 粒，不露出苞片，黑红色或灰褐色，表面有细皱纹，种脐明显，半圆形（彩图 18）。

2. 中麻黄（*E. intermedia*）

灌木，高 20～100cm；茎粗壮，直立或匍匐斜上，基部分枝多；小枝对生或轮生，绿色，常被白粉呈灰绿色，直径 1～2mm，节间长 3～6cm，有细浅纵槽纹。膜质鳞叶 3 裂及 2 裂混见，叶膜质下部 2/3 合生成鞘状，上部裂片呈钝三角形或窄三角披针形。雄球花无梗，多个密集于节上成团状，稀 2～3 个对生或轮生于节上，具 5～7 对交叉对生或 5～7 轮（每轮 3 片）苞片，雄花有雄蕊 5～8 枚，花药无梗，花丝全部合生；雌球花 2～3 成簇，轮生或对生于节上，有短梗或无梗，苞片 3～5 轮（每轮 3 片）或 3～5 对交叉对生，通常仅基部合生，边缘常有明显膜质窄边，最上一轮苞片有 2～3 雌花；雌花的珠被管长达 3mm，常呈螺旋状弯曲。雌球花成熟时苞片肉质，显红色，呈长卵圆形或近球形，长 6～10mm，直径 5～8mm；种子不外露，3 粒或 2 粒，形状变异大，常呈卵圆形或长卵圆形，长 5～6mm，直径约 3mm（彩图 19）。

3. 木贼麻黄（*E. equisetina*）

直立小灌木，高达 1m，木质茎粗长，直立，基部径达 1～1.5cm，中部茎枝茎粗 3～4mm；小枝细，直径约 1mm，节间短，长 1～3.5cm，大多为 1.5～2.5cm，纵槽纹细浅不明显，常被白粉呈蓝绿色或灰绿色。叶 2 裂，长 1.5～2mm，呈褐色，下部合生，上部约 1/4 分离，裂片短三角形，先端钝。雄球花 3～4 个集生于节上或单生，无梗或开花时有短梗，卵圆形或窄卵圆形，宽 2～3mm，长 3～4mm，苞片 3～4 对，基部约 1/3 合生，假花被近圆形，雄蕊 6～8，花丝全部合生，微外露，花药 2 室，稀 3 室；雌球花常 2 个对生于节上，呈狭卵圆形或窄菱形，苞片菱形或卵状菱形，3 对，最上一对苞片约 2/3 合生，雌花 1～2，珠被管稍弯曲，长约 2mm。雌球花成熟时肉质红色，长卵圆形或卵圆形，长 8～10mm，直径 4～5mm，具短梗；种子 1 粒，窄长卵圆形，长约 7mm，直径 2.5～3mm，顶端窄缩成颈柱状，基部渐窄圆，具明显的点状种脐与种阜（彩图 20）。

三、原植物检索表

麻黄为单目、单科、单属植物，我国有 12 种 4 变种，其原植物检索表如下。

1. 球花的苞片大部分离，仅基部合生，膜质，淡黄棕色，仅中央有绿色或深绿色纵肋；雌球花成熟时苞片增大干燥成无色半透明的薄膜质；叶多 3 裂，稀 2 裂 ……………………………………… 2
1. 球花的苞片厚膜质绿色，有无色膜质窄边；雌球花成熟时苞片变为肥厚的肉质、红色而呈浆果状；叶多 2 裂，稀 3 裂 …………………………………………………………………………… 3
2. 球花通常无梗，多个密集轮生节上 …………………………………… 膜果麻黄 *E. przewalskii*
2. 球花通常有明显花梗，梗长达 2cm，常 3～4 个球花轮生节上或集生节上一点成伞形花丛 ………………………………………………… 喀什膜果麻黄 *E. przewalskii* Stap. var. *przewalskii*
3. 植株较高大，高 30～100cm，稀较矮（约 20cm）；灌木或草本状灌木 ………………………… 4
3. 植株矮小，高 5～15cm，稀达 20cm；铺散地面或近垫状 …………………………………… 10
4. 叶 3 裂或 2 裂；球花的苞片 2 片对生或 3 片轮生，苞片的膜质边缘较明显；雌花胚珠具长而曲折的珠被管 ……………………………………………………………………………………… 5
4. 叶 2 裂，稀 3 裂；球花的苞片全为 2 片对生；雌花胚珠珠被管一般较短而直，稀长而稍曲 ……… 6
5. 小枝较细，直径约 1.5mm，纵槽纹较细浅；植株高度 40～80cm；叶 3 裂或 2 裂 …… 中麻黄 *E. intermedia*
5. 小枝较粗，直径约 2mm，纵槽纹较粗深；植株常较高，可超过 1m；叶多 2 裂，或兼有 3 裂 …………………………………………………………………… 西藏中麻黄 *E. intermedia* var. *tibetica*
6. 植株无直立木质茎呈草本状；小枝节间较长；球花多顶生或侧生具梗，雌球花成熟时矩圆状卵圆形或近圆球形；种子 2 ……………………………………………………………… 草麻黄 *E. sinica*
6. 植株一般有直立木质茎呈灌木状 …………………………………………………………………… 7

7. 小枝纵槽纹不明显，节间细而较短，直径1mm或稍粗；雄球花有苞片3~4对；雌球花成熟时长卵圆形或卵圆形，珠被管较长而稍弯曲；种子通常1，长5~7mm··················木贼麻黄 *E. equisetina*

7. 小枝纵槽纹明显，节间多较粗长，直径1.5~2mm，稀较细短；雄球花具苞片4~7对；雌球花成熟时多宽大，长6~12mm，珠被管短而直；种子2或1，长6~12mm··················8

8. 雌球花无梗或有短梗，成熟时最上一对苞片分裂，约1/2合生；雄球花苞片5~6对，稀7对········
···藏麻黄 *E. saxatilis*

8. 雌球花有梗，成熟时最上一对苞片大部合生；雄球花有苞片4~5对，稀6对··················9

9. 木质茎直立，小枝多直伸向上或稍开展；植株高可达1m以··············丽江麻黄 *E. likiangensis*

9. 木质茎匍匐斜升，小枝斜展；植株较矮，高15~25cm··········匍枝丽江麻黄 *E. likiangensis* f. *mairei*

10. 种子背部中央及两侧边缘有整齐明显的突起纵肋，表皮有横列碎片状细密突起；雌球花苞片2对，稀3对；植株近垫状，具短硬多瘤节的木质枝，绿色枝细短硬直··········斑子麻黄 *E. lepidosperma*

10. 种子平滑无碎片状突起，无明显纵肋··11

11. 花雌雄异株··12

11. 花雌雄同株··16

12. 小枝较粗壮，直径1.2~2mm，纵槽纹明显··13

12. 小枝细弱，粗1mm左右，纵槽纹不甚明显··15

13. 雄球花苞片3~6对；雌球花成熟时较大，长8~14mm，种子长6~8mm··················
···异株矮麻黄 *E. minuta* var. *dioeca*

13. 雄球花苞片2~4对；雌球花成熟时较小，长5~6mm；种子长约5mm··················14

14. 植株非垫状，小枝直伸，纵槽纹明显··················山岭麻黄 *E. gerardiana*

14. 植株略呈垫状，小枝弧曲，纵槽纹较浅··········垫状山岭麻黄 *E. gerardiana* var. *congesta*

15. 小枝开展；雄球花生于小枝上下各部，有苞片3~4对；种子1，三角状卵圆形或矩圆状卵圆形，较苞片为长，外露，长约5mm，色浅无光泽··················单子麻黄 *E. monosperma*

15. 小枝向上直伸；雄球花生于小枝上部，有苞片4~6对，稀达8对；种子多为2，窄椭圆形，远较苞片为小，不外露，长2~4mm，有光泽··················细子麻黄 *E. regeliana*

16. 雄球花常生于小枝各部与雌球花混合排列，雌球花多生于小枝中上部；成熟雌球花矩圆状卵圆形，长5~6mm，最上一对苞片较其下面一对稍小或近等长，稀稍长；种子较小，长4~5mm，深褐色，无白粉；小枝向外伸展··················雌雄麻黄 *E. fedtschenkoae*

16. 雄球花常生于小枝上部，雌球花生于小枝下部；成熟雌球花在小枝下部，矩圆状椭圆形，长达10mm，最上一对苞片远较下面的为长；种子较大，长达10mm，紫黑色，常被白粉；小枝多直立向上或稍外展··················矮麻黄 *E. minuta*

（赵云生 马 燕）

第二节 栽 培 要 点

一、生物学特性

1. 对环境的适应性

（1）光照：麻黄的生长发育和生物碱产生均受光照条件和光量的影响。随着光照时间的减少，麻黄植株生长量减少或不能正常生长，枝茎生物碱含量急剧下降；随着光照强度的降低，麻黄植株干物质量和生物碱含量缓慢下降。麻黄是长日照植物，开花结果受光照影响很大。生长于防护林树荫下的麻黄，由于光照不足，植物体内积累的养分量和同化量少，花芽形成量也少，较无遮阴处植株开花量少且晚，结实率低，果实发育程度较差，其至由于日照长度达不到所需临界日长时数，不能开花结果。

（2）温度：麻黄虽然是一种耐寒又耐热的广温性植物，在极端气温条件下具有较大的生存概率，但麻黄的正常生长发育仍要求较高的气温，如在内蒙古赤峰地区，在年平均气温6～7℃的温热气候区内，麻黄分布广，数量多，往往形成优势群丛；在年平均气温 4.3～6.2℃的区域内，麻黄虽然生长发育正常，但只有零星分布；年均气温降低至-1.61～4.2℃的区域内，则鲜有麻黄分布。麻黄的一系列生命活动都以温度为基础，温度决定着麻黄的萌动、生长和休眠。

（3）水分：麻黄主要分布在干旱、半干旱、半湿润气候区的沙丘沙地、丘陵坡地和山地，分布区内年降水量一般在 100～400mm，年蒸发量一般在 1800～2800mm，干燥度一般为1.0～4.0。麻黄的抗旱能力很强，但对水分又很敏感，水分过多或过少，都不利于其生长发育。在地下水位较高的洼地和易汇集地表径流的丘间地底部，麻黄生长不良或没有麻黄分布；在水分条件很差的沙丘顶部，麻黄的分布量很少或无麻黄分布；在水分条件适中的中间地段部位，麻黄分布量较大，生长良好。

（4）土壤：麻黄耐贫瘠，对土壤养分不苛求，但仍喜肥沃土壤，对土壤养分非常敏感，无论是野生麻黄还是人工种植麻黄，凡是土壤肥沃、水分条件好，麻黄都能旺盛生长。麻黄根呼吸作用强烈，需要土壤通透性良好，如果土壤黏重或因灌水过多，土壤结构不良，通透性差，麻黄根的呼吸受阻，就会生长不良。麻黄生长适宜的土壤 pH 值为 7.0～8.5，0～30cm土层全盐量大于 0.2%时，麻黄长势弱。

2. 生态习性

麻黄具有喜光、耐干旱、耐盐碱、抗严寒的特性。适应性较强，对土壤要求不严，干燥的沙漠、高山、低山、丘陵、平原等地均能生长，可在-31.6～42.6℃的极端气温条件下生存，兼有耐热植物和耐寒植物的特性，在极端生境条件下具有较大的生存概率。

二、选地整地

选择地块平整、排水良好、土壤含盐量在 0.8%以下，pH 值为 7～8 的砂壤土、壤土。在播种前做好深耕整地工作，结合整地亩施熟透的农家肥 30 000kg/hm²，磷酸二胺 120kg/hm²。

三、播种方法

1. 选种

麻黄种子净度是提高麻黄发芽率的关键，因此，选种应选择新鲜、有光泽、鲜亮饱满的种子，具体可采用挤压法和水选法进行种子净选。

播前，对种子消毒以防霉变，可用 1%的 $CuSO_4$ 溶液浸泡 2～3h，清水漂洗后直接播种；也可用冷水浸种 3～5h，再用多菌灵播种，效果更好。通过浸种，可防治麻黄立枯病和猝倒病。

2. 播种

由于麻黄育苗后再移植，存在一个较长的缓苗期，延长了麻黄人工栽培的周期，为了缩短生产周期可采用大田直播。一般分为人工和机械两种方法，小面积可采用人工播种，大面积采用机械播种。

直播：种子发芽率在 80% 左右，用种量 22.5kg/hm²，行距 40cm，株距 15～20cm。

播种深度：一般播种深度 2～3cm，播后镇压，以保证种子与土壤紧密结合。

播种时间：每年的春、秋、冬季均可播种，但 4 月中旬到 5 月上旬为最佳播种时间，一般播种后 7d 开始出苗，15～20d 齐苗。种子发芽最适温度为 15～20℃。

四、田间管理（彩图 21）

中耕除草：播种后，要及时除草松土，防止杂草丛生，由于麻黄是强阳性植物，所以要杜绝杂草的发生。

追肥与浇水：在幼苗期，应结合灌水追施尿素 75kg/hm²，促进幼苗生长发育。麻黄耐干旱，对水分要求不严格，可根据土壤墒情适当浇水，一般一年 2～3 次即可。

五、病虫害防治

因麻黄体内含有生物碱，昆虫一般不食，但幼苗常遭鼠兔危害，应采用铁丝网围栏进行防护或进行捕杀、放置毒饵。

六、采收加工（彩图 22）

移栽后第 3 年开始采割，每年可采收 1 次，最好 2 年轮采 1 次。麻黄多在秋季 9～10 月间采收，此时麻黄茎充实，内有黄粉，生物碱的含量高。如采收过早，虽然色绿，但质地嫩，茎空无粉。如采收过迟则可被冰霜冻坏，亦影响麻黄的质量。

采收的麻黄除净泥土，堆积在通风干燥的室内或户外阴干，可保持麻黄的青绿色。如果露天干燥，一定要遮盖或覆盖，避免日光直晒，经日光照晒或曝晒过久的麻黄颜色变为黄白，品质不佳，影响药效。干后切段供药用。

七、贮藏与养护

放置于干燥通风处，防潮防霉。

（张新慧　崔高畅）

第三节　质量评价与饮片生产

一、药材鉴定

1. 性状鉴定

（1）草麻黄：呈细圆柱形，表面淡绿色至黄绿色，直径 1～3mm。有细纵脊线且有微粗糙感。分枝少，节明显，节间长度为 2～6cm。节上有膜质鳞叶，呈锐三角形，长度为 3～4mm，裂片为 2 或极少为 3，先端反曲，呈灰白色，基部筒状，呈红棕色。体质轻脆，易折断，折断时伴有粉尘飞出，断面略呈纤维性，四周呈黄绿色，髓部近圆形，呈红棕色（习称"玫瑰心"）。气微香，味苦涩。

（2）中麻黄：纤细且柔软，表面浅灰绿色至灰褐色，直径 1.5～3mm。分枝多，触之有粗糙感。节上有膜质鳞叶，长度为 2～3mm，裂片 3，稀 2，先端锐尖。断面和髓部都呈三角状圆形。

（3）木贼麻黄：直径 1～1.5mm。分枝较多，触之无粗糙感。节间长度为 1.5～3cm。节上有膜质鳞叶，长度为 1～2mm，裂片 2，稀 3，上部为短三角形，1/4 分离，呈灰白色，先端多不反曲，基部呈棕红色至棕黑色。

2. 理化鉴定

（1）化学定性：取本品粉末 0.2g，加蒸馏水 5ml 与稀盐酸 1～2 滴，煮沸 2～3 分钟，过滤。将滤液放置于分液漏斗中，加入氨试液数滴使其呈碱性，再加入氯仿 5ml，振摇。取氯仿液分别放置于 2 支试管中，一管加氨制氯化铜试液与二硫化碳各 5 滴，振摇，摇匀，静置，待氯仿层显深黄色；另一管为空白，以氯仿 5 滴代替二硫化碳 5 滴，振摇后待氯仿层无色或显微黄色。

（2）薄层色谱：取本品粉末，加浓氨试液数滴，再加氯仿加热回流提取，滤过，滤液蒸干，残渣加入甲醇充分振摇，滤过，滤液作为供试品溶液。另取盐酸麻黄碱对照品，加甲醇制成每 1ml 含 1mg 的溶液，作为对照品溶液。按照《中国药典》（2020 年版四部）"薄层色谱法"（通则 0502），吸取上述两种溶液，分别点于同一硅胶薄层板上，以氯仿-甲醇-浓氨试液（20：5：0.5）为展开剂，展开，取出，晾干，喷以茚三酮试液，在 105℃加热至斑点显色清晰。供试品色谱中，在与对照品色谱相应的位置上，显相同的红色斑点。

3. 显微鉴定

（1）粉末特征：棕色或绿色，味涩，微苦，气微香。

（2）横切面

草麻黄：表皮细胞呈长方形，壁薄，含有细小草酸钙砂晶和方晶，并被厚的角质层包裹。脊线较密，有蜡质疣状突起，两脊线间气孔内陷。下皮纤维束位于脊线处，壁厚，皮层较宽，细长平直，非木化。中柱鞘纤维束呈新月形。维管束呈外韧型，8～10 个。形成层环类圆形。木质部呈三角状。髓部薄壁细胞含有棕色块，偶尔含有环髓纤维。导管多成束，细小，多为螺纹导管或网纹导管。

中麻黄：略呈三角状圆形。脊线 18～28 个。皮层纤维束多。维管束 12～15 个。形成层环类三角形。环髓纤维成束或单个散在。

木贼麻黄：稍呈椭圆形。脊线 13～14 个。皮层纤维束较多。维管束 8～9（10）个。形成层环略呈椭圆形。无环髓纤维。

二、化学成分

1. 生物碱

草麻黄的总生物碱含量为 0.48%～1.38%；中麻黄含量为 1.06%～1.56%，木贼麻黄含量为

2.09%～2.44%。主要活性成分为 *l*-麻黄碱（*l*-ephedrine），草麻黄与木贼麻黄中含量约占总碱的 80%，中麻黄中含量占 30%～40%；其次为 *d*-伪麻黄碱（*d*-pseudoephedrine）以及 *l*-*N*-甲基麻黄碱（*l*-*N*-methylephedrine）、*d*-*N*-甲基伪麻黄碱（*d*-*N*-methylpseudoephedrine）、*l*-去甲基麻黄碱（*l*-norephedrine）、*d*-去甲基伪麻黄碱（*d*-norpseudoephedine）、麻黄次碱（ephedine）等（图 7-1）。

	R₁	R₂		R₁	R₂
l-麻黄碱（1R, 2S）	CH₃	H	*a*-伪麻黄碱（1S, 2S）	CH₃	H
l-甲基麻黄碱	CH₃	CH₃	*d*-甲基伪麻黄碱	CH₃	CH₃
l-去甲基麻黄碱	H	H	*d*-去甲基伪麻黄碱	H	H

图 7-1　麻黄中麻黄碱类成分

2. 挥发油

从麻黄挥发油中分离出 2, 3, 5, 6-四甲基吡嗪（2, 3, 5, 6-terametylpyrazine）和左旋-*α*-松油醇[（－）*α*-terpineol]。

3. 黄酮

从草麻黄中分离出的黄酮类成分有草棉黄素（herbacetin）、3-甲氧基草棉黄素（3-methoxyherbacetin）、山柰酚（kaempferol）等化合物。木贼麻黄则含有 3-*O*-*β*-*D*-吡喃葡萄糖基-5, 7, 4-三羟基-8-甲氧基黄酮（3-*O*-*β*-*D*-glucopyranosyl- 5, 7, 4-trihydoxy-8-methoxyflavone）、白飞燕草苷元（leucodelphinidin）等。

4. 其他化合物

另外，麻黄中还含有有机酸、氨基酸、多糖和鞣质等成分。

三、含量测定

采用《中国药典》（2020 年版四部）"高效液相色谱法"（通则 0512）测定。色谱条件与系统适用性：以极性乙醚连接苯基键合硅胶为填充剂；以甲醇-0.092%磷酸溶液（含 0.04%三乙胺和 0.02%二正丁胺）（1.5：98.5）为流动相；检测波长为 210nm；理论板数按盐酸麻黄碱峰计算应不低于 3000。对照品溶液的制备：取盐酸麻黄碱对照品、盐酸伪麻黄碱对照品适量，精密称定，加甲醇分别制成每 1ml 含 40μg 的混合溶液，即得。供试品溶液的制备：取本品细粉约 0.5g，精密称定，置具塞锥形瓶中，精密加入 1.44%磷酸溶液 50ml，称定重量，超声处理（功率 600W，频率 50kHz）20 分钟，放冷，再称定重量，用 1.44%磷酸溶液补足减失的重量，摇匀，滤过，取续滤液，即得。样品测定：分别精密吸取对照品溶液与供试品溶液，注入液相色谱仪，测定，即得。本品按干燥品计算，含盐酸麻黄碱（$C_{10}H_{15}NO \cdot HCl$）和盐酸伪麻黄碱（$C_{10}H_{15}NO \cdot HCl$）的总量不得少于 0.80%。

四、炮制方法

蜜炙是麻黄目前最为常用的炮制方法,蜜炙麻黄性温偏润,辛散发汗作用缓和,以宣肺平喘力胜。除蜜炙以外,麻黄尚有清炒、沸水泡、酒炙、姜炙、醋炙等炮制方法。宋代《博济方》中首次记载麻黄清炒的炮制方法"去根节,炒",有研究表明,炒麻黄中的生物碱含量比蜜炙麻黄有所减少,可缓和其发散之性。麻黄经沸水浸泡后,其主要有效成分盐酸麻黄碱含量降低,但却高于蜜炙麻黄,可达到缓和药性、减弱或消除副作用的目的。此外,麻黄的酒炙、姜炙、醋炙等炮制方法,因其炮制机制尚不明确,故现在应用极少。

五、商品规格

将麻黄分为"选货"和"统货"两个规格。

选货:一等品干货:去除木质茎、残根及杂质。呈细长圆柱形,表面淡绿色至黄绿色。体质轻脆,易折断。气微香,味涩、微苦。无杂质、虫蛀、霉变。

统货:一等品干货:带少量木质茎及杂质。细长圆柱形,表面淡黄色。体轻,质脆,易折断。味涩、微苦。

(付雪艳 董 琳)

第四节 临 床 应 用

一、性能功效

1. 性味归经
甘、微苦,温,归肺、膀胱经。

2. 功效
发汗解表,宣肺平喘,利水消肿。

二、现代药理作用

1. 发汗
麻黄的发汗作用与多个环节的协调紧密相关,如通过影响下丘脑体温调节中枢,引起体温调节点下移,启动散热过程,引起汗腺分泌,促进发汗;兴奋中枢的有关部位和外周 α_1 受体及阻碍了汗腺导管对钠离子的重吸收,导致汗腺分泌增加而发汗等,麻黄发汗作用明显,但不同炮制品、不同提取部位、不同活性成分发汗作用强度不同。如生麻黄、蜜炙麻黄、清炒麻黄,发汗作用依次递减。麻黄发汗作用在高温状态下增强,说明"温服""温覆"可增强其发汗作用,其次,动物在麻醉状态下,麻黄的发汗作用减弱,提示发汗作用与中枢神经系统功能状态有关。

2. 平喘

麻黄、麻黄超细微粉、麻黄挥发油、麻黄碱和伪麻黄碱等均有良好的平喘作用。麻黄的平喘作用由强至弱依次为蜜炙麻黄、生品麻黄、清炒麻黄；另外，蜜炙麻黄不同提取部位中的生物碱和挥发油有明显的平喘作用。麻黄平喘作用的主要成分为 l-麻黄碱，麻黄平喘机制与以下环节有关：①化学结构似肾上腺素，可直接兴奋支气管平滑肌细胞的 β₂ 受体和 α₁ 肾上腺素受体，产生拟肾上腺素作用；②促进肾上腺髓质嗜铬细胞和去甲肾上腺素能神经末梢合成和释放递质，间接发挥拟肾上腺素作用；③促进肺部前列腺素 E（PGE）的释放，直接活化腺苷酸环化酶或抑制该酶的分解，使细胞内环腺苷酸（cAMP）含量增加而达到松弛支气管平滑肌的作用；④抑制炎症介质的生成和释放。麻黄碱化学性质稳定，与肾上腺素相比，其平喘特点是：起效较慢，作用温和，维持时间长，口服有效。

3. 利尿

麻黄水煎药液具有一定的利尿的作用，且以 d-伪麻黄碱的作用最明显，其利尿作用与以下机制有关：①扩张肾血管、增加肾血流和肾小球滤过率；②阻碍肾小管对钠离子的重吸收；③通过 β 受体松弛膀胱体部；④通过 α₁ 受体收缩尿道近端等。

4. 抗病原微生物

麻黄生物碱对金黄色葡萄球菌的代谢呈抑制作用，随生物碱浓度的增加，细菌的生长速率常数呈线性降低；麻黄挥发油对流感嗜血杆菌、肺炎球菌、枯草杆菌、大肠杆菌、白色念珠菌等有不同程度的抑制作用，且随药物浓度增高而作用增强，对亚洲甲型流感病毒也有抑制作用。

5. 解热、抗炎、镇痛

麻黄水煎液、麻黄挥发油对发热家兔有显著的解热作用；麻黄水煎液、麻黄醇提取物均有明显的抗炎作用，其中伪麻黄碱的作用较强。麻黄有一定的镇痛作用，主要活性部位为麻黄挥发油。

6. 镇咳、祛痰

麻黄水煎液、麻黄醇提取物、麻黄总生物碱、麻黄碱均有镇咳作用，麻黄挥发油具有祛痰作用。

7. 免疫调节

麻黄水煎液、挥发油、多糖均能抑制小鼠单核巨噬细胞的吞噬功能，抑制正常小鼠体液免疫，但能提高免疫功能低下小鼠的体液免疫；麻黄多糖对自身免疫性甲状腺炎小鼠 CD4⁺ T 淋巴细胞具有抑制作用。

8. 其他药理作用

麻黄还具有兴奋中枢神经系统，强心、升高血压，抑制肠肌收缩，降血糖等作用。

三、临床主治

1. 风寒表证

治疗外感风寒，恶寒无汗，头痛发热，脉浮紧的表实证，每与桂枝配伍相须为用，如麻黄汤；治疗阳虚外感，发热恶寒，头痛无汗，脉反沉者，常与附子、细辛等配伍，即麻黄附子细辛汤。

2. 咳嗽气喘

治疗风寒外束，肺气壅遏的喘咳实证，常与杏仁、甘草等同用，如三拗汤；治疗寒痰停饮，咳嗽气喘，痰多清稀者，常与细辛、干姜、半夏等温肺化饮药同用，如小青龙汤；若肺热壅盛，高热喘急者，每与石膏、杏仁、甘草等配伍，即麻杏石甘汤。

3. 风水水肿

治风邪袭表，肺失宣降的水肿，小便不利兼有表证者，每与甘草配伍，如甘草麻黄汤。

四、用法用量及使用注意

1. 用法用量

煎服，2～10g。发汗解表宜生用，止咳平喘宜蜜炙用，捣绒缓和发汗，小儿、年老体弱者宜用麻黄绒或炙用。

2. 使用注意

表虚自汗、阴虚盗汗及肺肾虚喘者均当慎用。

五、常用处方

1. 麻黄汤

麻黄（去节）9g，桂枝（去皮）6g，杏仁（去皮尖）9g，甘草（炙）3g。

2. 麻杏石甘汤

麻黄（去节）9g，杏仁（去皮尖）9g，甘草（炙）6g，石膏（碎，绵裹）18g。

3. 麻黄细辛附子汤

麻黄（去节）6g，细辛3g，附子（炮，去皮，一枚，破八片）9g。

六、名医临证用药经验

董漱六重用麻黄治哮喘：名老中医董漱六善用麻黄配伍治疗哮喘，董老认为：麻黄有发汗解表、平喘利水之功，列辛温解表药之首，有治哮平喘之称，麻黄治哮，重在配伍，合桂枝发汗散寒；合石膏宣肺清热；合桑白皮清肺达邪；合葶苈子宣肺下气；合射干祛邪化痰定喘；合厚朴理气宽胸平喘；合党参益气调脾，宣肺定喘；合熟地黄滋肾纳气，温肺止咳；合附子温肾阳，宣肺气，化痰治喘。既适用于寒哮、热哮，亦可应用于实证、虚证，通过不同配伍又可用于各种类型的哮喘。至于麻黄剂量，轻症用1.5～3g，重症用3～9g，最多可用至15g，应用得法，并无不良反应，对实证顽固病例，剂量一定要重，轻则无效，小儿用量一般较成人减少，若剂量减少过多，则会影响疗效。因为婴幼儿服药重在头煎，且有浪费现象（如拒服、呕吐等），加之小儿发病急，变化快，宜速战，剂量过小则疗效不佳，对于合并高血压的哮喘患者，只要配伍得当，一般亦无不良反应。

如治张某，女，3岁，系人工喂养，体元不足，每感时寒，支气管肺炎反复发作，且并发哮喘，今诊形疲面黄，鼻流清涕，咳不畅，痰白成泡沫状，喉间有痰鸣音，伴气息急促，自汗出，手心热，纳少，便稀，舌淡，苔薄白，脉濡滑。证属寒邪外束，痰浊内阻，肺脾不和，外卫不固。治拟宣肺化痰、益气调脾法，方用小青龙汤合玉屏风散加味，处方：连节麻黄 4.5g，桂枝 3g，白芍 9g，干姜 2.4g，五味子 3g（杵），细辛 2.4g，黄芪 9g，白术 9g，防风 4.5g，陈皮 4.5g，半夏 6g，鹅管石 9g（煅、杵、包）3 剂。

二诊：药后咳喘渐平，痰亦少，汗仍多，舌质转红，苔薄，脉濡滑数，处方：将上方连节麻黄减为 3g，去干姜、五味子、细辛、半夏、陈皮，加桑白皮 9g，地骨皮 9g，焦六神曲 10g，浮小麦 30g，大枣 5 枚（去核），喉间痰鸣消失，汗亦少，纳可便调。

（李卫强　牛　阳　王丽玮）

第五节　中成药生产与产品开发

一、中成药生产

麻黄收录于《中国药典》2020 年版一部中，盐酸伪麻黄碱、盐酸麻黄碱、盐酸麻黄碱注射液、盐酸麻黄碱滴鼻液这四种与麻黄有关的药品收录于《中国药典》2020 年版二部中。除此之外日本药典、美国药典、英国药典、印度药典也收录了麻黄的相关药品。

在国家药品监督管理局网站中以关键词"麻黄"搜索，检索到 929 条相关记录，包括茶碱麻黄碱片、复方茶碱甲麻黄碱片、盐酸麻黄碱糖浆、麻黄碱苯海拉明片等。

《中国药典》2020 年版一部中记载的含有麻黄的中成药见表 7-1，其剂型占比见图 7-2，含有麻黄的中成药主要与其发汗解表、宣肺平喘的功效相关，主要用于咳嗽、喘病、感冒等。

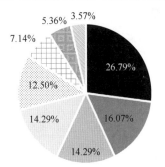

图 7-2　麻黄中成药剂型占比

表 7-1　麻黄相关中成药处方组成及其功效

名称	复方组成	功效	应用
人参再造丸	人参、酒蕲蛇、广藿香、檀香、母丁香、玄参、细辛、醋香附、地龙、熟地黄、三七、乳香（醋制）、青皮、豆蔻、防风、制何首乌、川芎、片姜黄、黄芪、甘草、黄连、茯苓、赤芍、大黄、桑寄生、葛根、麻黄、骨碎补（炒）、全蝎、豹骨（制）、炒僵蚕、附子（制）、琥珀、醋龟甲、粉萆薢、白术（麸炒）、沉香、天麻、肉桂、白芷、没药（醋制）、当归、草豆蔻、威灵仙、乌药、羌活、橘红、六神曲（麸炒）、朱砂、血竭、人工麝香、冰片、牛黄、天竺黄、胆南星、水牛角浓缩粉	益气养血，祛风化痰，活血通络	用于气虚血瘀、风痰阻络所致的中风，症见口舌歪斜、半身不遂、手足麻木、疼痛、拘挛、言语不清
儿童清肺丸	麻黄、炒苦杏仁、石膏、甘草、蜜桑白皮、瓜蒌皮、黄芩、板蓝根、橘红、法半夏、炒紫苏子、葶苈子、浙贝母、紫苏叶、细辛、薄荷、蜜枇杷叶、白前、前胡、石菖蒲、天花粉、煅青礞石	清肺，解表，化痰，止嗽	用于小儿风寒外束、肺经痰热所致的面赤身热、咳嗽气促、痰多黏稠、咽痛声哑

续表

名称	复方组成	功效	应用
九分散	马钱子粉、麻黄、乳香（制）、没药（制）	活血散瘀，消肿止痛	用于跌打损伤，瘀血肿痛
三拗片	麻黄、苦杏仁、甘草、生姜	宣肺解表	用于风寒袭肺证，症见咳嗽声重，咳嗽痰多，痰白清稀；急性支气管炎见上述证候者
千柏鼻炎片	千里光、卷柏、羌活、决明子、麻黄、川芎、白芷	清热解毒，活血祛风，宣肺通窍	用于风热犯肺，内郁化火，凝滞气血所致的鼻塞，鼻痒气热，流涕黄稠，或持续鼻塞，嗅觉迟钝；急慢性鼻炎、急慢性鼻窦炎见上述证候者
小儿肺热咳喘口服液	麻黄、苦杏仁、石膏、甘草、金银花、连翘、知母、黄芩、板蓝根、麦冬、鱼腥草	清热解毒，宣肺化痰	用于热邪犯于肺卫所致发热、汗出、微恶风寒、咳嗽、痰黄、或兼喘息、口干而渴
小儿咳喘灵口服液	麻黄、金银花、苦杏仁、板蓝根、石膏、甘草、瓜蒌	宣肺，清热，止咳，祛痰，平喘	用于上呼吸道感染，气管炎，肺炎，咳嗽
小儿清肺化痰口服液	麻黄、前胡、黄芩、紫苏子、石膏、炒苦杏仁、葶苈子、竹茹	清热化痰，止咳平喘	用于小儿风热犯肺所致的咳嗽，症见呼吸气促、咳嗽痰喘、喉中作响
小青龙合剂	麻黄、桂枝、白芍、干姜、细辛、炙甘草、法半夏、五味子	解表化饮，止咳平喘	用于风寒水饮，恶寒发热，无汗，喘咳痰稀
天和追风膏	生草乌、麻黄、细辛、羌活、乌药、白芷、高良姜、独活、威灵仙、生川乌、肉桂、红花、桃仁、苏木、赤芍、乳香、没药、当归、蜈蚣、蛇蜕、海风藤、牛膝、续断、香加皮、红大戟、麝香酮、龙血竭、肉桂油、冰片、薄荷脑、辣椒流浸膏、丁香罗勒油、樟脑、水杨酸甲酯	温经散寒，祛风除湿，活血止痛	用于风寒湿闭阻、瘀血阻络所致的痹病，症见关节疼痛、局部畏风寒、腰背痛、屈伸不利、四肢麻木
止嗽定喘口服液	麻黄、苦杏仁、石膏、甘草	辛凉宣泄，清肺平喘	用于表寒里热，身热口渴，咳嗽痰盛，喘促气逆，胸膈满闷；急性支气管炎见上述证候者
风湿骨痛胶囊	制川乌、制草乌、红花、木瓜、乌梅、麻黄、甘草	温经散寒，通络止痛	用于寒湿闭阻经络所致的痹病，症见腰脊疼痛、四肢关节冷痛；风湿性关节炎见上述证候者
风寒咳嗽丸	陈皮、法半夏、青皮、苦杏仁、麻黄、紫苏叶、五味子、桑白皮、炙甘草、生姜	温肺散寒，祛痰止咳	用于外感风寒，肺气不宣所致的咳喘，症见头痛鼻塞、痰多咳嗽、胸闷气喘
正天丸	钩藤、白芍、川芎、当归、地黄、白芷、防风、羌活、桃仁、红花、细辛、独活、麻黄、黑顺片、鸡血藤	疏风活血，养血平肝，通络止痛	用于外感风邪、瘀血阻络、血虚失养、肝阳上亢引起的偏头痛、紧张性头痛、神经性头痛、颈椎病型头痛、经前头痛

续表

名称	复方组成	功效	应用
冯了性风湿跌打药酒	丁公藤、桂枝、麻黄、羌活、当归、川芎、白芷、补骨脂、乳香、猪牙皂、陈皮、苍术、厚朴、香附、木香、枳壳、白术、山药、黄精、菟丝子、小茴香、苦杏仁、泽泻、五灵脂、蚕沙、牡丹皮、没药	祛风除湿，活血止痛	用于风寒湿痹，手足麻木，腰腿酸痛；跌扑损伤，瘀滞肿痛
再造丸	蕲蛇肉、全蝎、地龙、炒僵蚕、醋山甲、豹骨（油制）、人工麝香、水牛角浓缩粉、人工牛黄、醋龟甲、朱砂、天麻、防风、羌活、白芷、川芎、葛根、麻黄、肉桂、细辛、附子（附片）、油松节、桑寄生、骨碎朴（炒）、威灵仙（酒炒）、粉萆薢、当归、赤芍、片姜黄、血竭、三七、乳香（制）、没药（制）、人参、黄芪、炒白术、茯苓、甘草、天竺黄、制首乌、熟地黄、玄参、黄连、大黄、化橘红、醋青皮、沉香、檀香、广藿香、母丁香、冰片、乌药、豆蔻、草豆蔻、香附（醋制）、两头尖（醋制）、红曲、建曲	祛风化痰，活血通络	用于风痰阻络所致中风，症见半身不遂、口舌歪斜、手足麻木、疼痛痉挛、言语謇涩
百咳静糖浆	陈皮、麦冬、前胡、苦杏仁（炒）、清半夏、黄芩、百部（蜜炙）、黄柏、桑白皮、甘草、麻黄（蜜炙）、葶苈子（炒）、紫苏子（炒）、天南星（炒）、桔梗、瓜蒌仁（炒）	清热化痰，平喘止咳	用于外感风热所致的咳嗽、咯痰；感冒，急、慢性支气管炎，百日咳见上述证候者
防风通圣丸	防风、荆芥穗、薄荷、麻黄、大黄、芒硝、栀子、滑石、桔梗、石膏、川芎、当归、白芍、黄芩、连翘、甘草、白术（炒）	解表通里，清热解毒	用于外寒内热，表里俱实，恶寒壮热，头痛咽干，小便短赤，大便秘结，瘰疬初起，风疹湿疮
如意定喘片	蛤蚧、制蟾酥、黄芪、地龙、麻黄、党参、苦杏仁、白果、枳实、天冬、南五味子（酒蒸）、麦冬、紫菀、百部、枸杞子、熟地黄、远志、葶苈子、洋金花、石膏、炙甘草	宣肺定喘，止咳化痰，益气养阴	用于气阴两虚所致的久咳气喘、体弱痰多；支气管哮喘、肺气肿、肺心病见上述证候者
芩芷鼻炎糖浆	黄芩、白芷、麻黄、苍耳子、辛夷、鹅不食草、薄荷	清热解毒，消肿通窍	用于急慢性鼻炎
克咳片	麻黄、罂粟壳、苦杏仁、石膏、莱菔子、桔梗、甘草	止嗽，定喘，祛痰	用于咳嗽，喘急气短
苏黄止咳胶囊	麻黄、紫苏叶、地龙、蜜枇杷叶、炒紫苏子、蝉蜕、前胡、炒牛蒡子、五味子	疏风宣肺，止咳利咽	用于风邪犯肺，肺气失宣所致的咳嗽、咽痒、痒时咳嗽，或呛咳阵作，气急、遇冷空气、异味等因素突发或加重，或夜卧晨起咳剧，多呈反复发作，干咳无痰或少痰，舌苔薄白等。感冒后咳嗽或咳嗽变异性哮喘见上述证候者
连花清瘟片	连翘、金银花、炙麻黄、炒苦杏仁、石膏、板蓝根、绵马贯众、鱼腥草、广藿香、大黄、红景天、薄荷脑、甘草	清瘟解毒，宣肺泄热	用于治疗流行性感冒属热毒袭肺证，症见发热、恶寒、肌肉酸痛、鼻塞流涕、咳嗽、头痛、咽干咽痛、舌偏红、苔黄或黄腻
表实感冒颗粒	紫苏叶、葛根、白芷、麻黄、防风、桔梗、甘草、桂枝、陈皮、苦杏仁、生姜	发汗解表，祛风散寒	用于感冒病风寒表实证，症见恶寒重、发热轻、无汗、头项强痛、鼻流清涕、咳嗽、痰白稀

续表

名称	复方组成	功效	应用
苦甘颗粒	麻黄、薄荷、蝉蜕、金银花、黄芩、苦杏仁、桔梗、浙贝母、甘草	疏风清热，宣肺化痰，止咳平喘	用于风热感冒及风温肺热引起的恶风、发热、头痛、咽痛、咳嗽、咳痰、气喘；上呼吸道感染、流行性感冒、急性气管-支气管炎见上述证候者
金贝痰咳清颗粒	浙贝母、金银花、前胡、炒苦杏仁、桑白皮、桔梗、射干、麻黄、川芎、甘草	清肺止咳，化痰平喘	用于痰热阻肺所致的咳嗽，痰黄黏稠，喘息；慢性支气管炎急性发作见上述证候者
狗皮膏	生川乌、生草乌、羌活、独活、青风藤、香加皮、防风、铁丝威灵仙、苍术、蛇床子、麻黄、高良姜、小茴香、官桂、当归、赤芍、木瓜、苏木、大黄、油松节、续断、川芎、白芷、乳香、没药、冰片、樟脑、丁香、肉桂	祛风散寒，活血止痛	用于风寒湿邪、气血瘀滞所致的痹病，症见四肢麻木、腰腿疼痛、筋脉拘挛，或跌打损伤、闪腰岔气、局部肿痛；或寒湿瘀滞所致的脘腹冷痛、行经腹痛、寒湿带下、积聚痞块
宝咳宁颗粒	紫苏叶、桑叶、前胡、浙贝母、麻黄、桔梗、制天南星、陈皮、炒苦杏仁、黄芩、青黛、天花粉、麸炒枳壳、炒山楂、甘草、人工牛黄	清肺解表，止嗽化痰	用于小儿外感风寒、内热停食引起的头痛身烧，咳嗽痰盛，气促作喘，咽喉肿痛，烦躁不安
咳喘宁口服液	麻黄、石膏、苦杏仁、桔梗、百部、罂粟壳、甘草	宣通肺气，止咳平喘	用于痰热阻肺所致的咳嗽频作、咯痰色黄、喘促胸闷
复方川贝精片	麻黄浸膏适量、川贝母、陈皮、桔梗、五味子、甘草浸膏、法半夏、远志	宣肺化痰，止咳平喘	用于风寒咳嗽、痰喘引起的咳嗽气喘、胸闷、痰多；急、慢性支气管炎见上述证候者
追风透骨丸	制川乌、白芷、制草乌、香附（制）、甘草、白术（炒）、没药（制）、麻黄、川芎、乳香（制）、秦艽、地龙、当归、茯苓、赤小豆、羌活、天麻、赤芍、细辛、防风、天南星（制）、桂枝、甘松	祛风除湿，通经活络，散寒止痛	用于风寒湿痹，肢节疼痛，肢体麻木
急支糖浆	鱼腥草、金荞麦、四季青、麻黄、紫菀、前胡、枳壳、甘草	清热化痰，宣肺止咳	用于外感风热所致的咳嗽，症见发热、恶寒、胸膈满闷、咳嗽咽痛；急性支气管炎、慢性支气管炎急性发作见上述证候者
洋参保肺丸	罂粟壳、五味子（醋炙）、川贝母、陈皮、砂仁、枳实、麻黄、苦杏仁、石膏、甘草、玄参、西洋参	滋阴补肺，止嗽定喘	用于阴虚肺热，咳嗽痰喘，胸闷气短，口燥咽干，睡卧不安
祛风舒筋丸	防风、桂枝、麻黄、威灵仙、制川乌、制草乌、麸炒苍术、茯苓、木瓜、秦艽、烫骨碎补、牛膝、甘草、海风藤、青风藤、穿山龙、老鹳草、茄根	祛风散寒，除湿活络	用于风寒湿闭阻所致的痹病，症见关节疼痛、局部畏恶风寒、屈伸不利、四肢麻木、腰腿疼痛
柴连口服液	麻黄、柴胡、广藿香、肉桂、连翘、桔梗	解表宣肺，化湿和中	用于感冒风寒夹湿证者，症见恶寒、发热、头痛、鼻塞、咳嗽、咽干、脘闷、恶心等

续表

名称	复方组成	功效	应用
射麻口服液	麻黄、胆南星、石膏、蜜桑白皮、射干、炒莱菔子、苦杏仁、白前、黄芩、醋五味子	清肺化痰，止咳平喘	用于外邪犯肺、入里化热所致的咳嗽、痰多稠黏，胸闷气喘，喉中痰鸣，发热或不发热，舌苔黄或黄白，或舌质红，脉弦滑或滑数
消炎止咳片	胡颓子叶、桔梗、太子参、百部、罂粟壳、麻黄、黄荆子、南沙参、穿心莲	消炎，镇咳，化痰，定喘	用于咳嗽痰多，胸满气逆；气管炎见上述证候者
通宣理肺颗粒	紫苏叶、前胡、桔梗、苦杏仁、麻黄、甘草、陈皮、半夏（制）、茯苓、麸炒枳壳、黄芩	解表散寒，宣肺止咳	用于风寒束表、肺气不宣所致的感冒咳嗽，症见发热、恶寒、咳嗽、鼻塞流涕、头痛、无汗、肢体酸痛
通痹胶囊	制马钱子、金钱白花蛇、蜈蚣、全蝎、地龙、僵蚕、乌梢蛇、天麻、人参、黄芪、当归、羌活、独活、防风、麻黄、桂枝、附子（黑顺片）、制川乌、薏苡仁、苍术（炒）、麸炒白术、桃仁、红花、没药（炒）、炮山甲、醋延胡索、牡丹皮、北刘寄奴、王不留行、鸡血藤、香附（酒制）、木香、枳壳、砂仁、路路通、木瓜、川牛膝、续断、伸筋草、大黄、朱砂	祛风胜湿，活血通络，散寒止痛，调补气血	用于寒湿闭阻，瘀血阻络，气血两虚所致痹病，症见关节冷痛、屈伸不利；风湿性关节炎、类风湿关节炎见上述证候者
银黄清肺胶囊	葶苈子、蜜麻黄、苦杏仁、浙贝母、枇杷叶、大青叶、石菖蒲、穿山龙、一枝蒿、银杏叶、五味子、枳实、生石膏、甘草	清肺化痰，止咳平喘	用于慢性支气管炎急性发作之痰热壅肺证，症见咳嗽咯痰、痰黄而黏，胸闷气喘、发热口渴、便干尿黄、舌红、苔黄腻
清肺化痰丸	酒黄芩、苦杏仁、瓜蒌子、川贝母、胆南星（砂炒）、法半夏（砂炒）、陈皮、茯苓、麸炒枳壳、蜜麻黄、桔梗、白苏子、炒莱菔子、蜜款冬花、甘草	降气化痰，止咳平喘	用于肺热咳嗽，痰多作喘，痰涎壅盛，肺气不畅
清肺消炎丸	麻黄、石膏、地龙、牛蒡子、葶苈子、牛黄、炒苦杏仁、羚羊角	清肺化痰，止咳平喘	用于痰热阻肺，咳嗽气喘，胸胁胀痛，吐痰黄稠；上呼吸道感染、急性支气管炎和慢性支气管炎的急性发作及肺部感染见上述证候者
葛根汤颗粒	葛根、麻黄、白芍、桂枝、甘草、生姜、大枣	发汗解表，升津舒经	用于风寒感冒，症见发热恶寒、鼻塞流涕、咳嗽咽痒、咯痰稀白、汗出、头痛身疼、项背强急不舒、苔薄白或薄白润、脉浮或浮紧
葶贝胶囊	葶苈子、蜜麻黄、川贝母、苦杏仁、瓜蒌皮、石膏、黄芩、鱼腥草、旋覆花、赭石、白果、蛤蚧、桔梗、甘草	清肺化痰，止咳平喘	用于痰热壅肺所致的咳嗽，咯痰，喘息，胸闷，苔黄或黄腻；慢性支气管炎急性发作见上述症状者
蛤蚧定喘胶囊	蛤蚧、炒紫苏子、瓜蒌子、炒苦杏仁、麻黄、石膏、甘草、紫菀、醋鳖甲、黄芩、麦冬、黄连、百合、煅石膏	滋阴清肺，止咳定喘	用于肺肾两虚、阴虚肺热所致的虚劳咳喘、气短胸闷、自汗盗汗

续表

名称	复方组成	功效	应用
舒筋丸	马钱子粉、麻黄、独活、羌活、桂枝、甘草、千年健、牛膝、乳香（醋制）、木瓜、没药（醋制）、防风、杜仲（盐制）、地枫皮、续断	祛风除湿，舒筋活血	用于风寒湿痹，四肢麻木，筋骨疼痛，行步艰难
痧药	丁香、苍术、天麻、麻黄、大黄、甘草、冰片、人工麝香、制蟾酥、雄黄、朱砂	祛暑解毒，辟秽开窍	用于夏令贪凉饮冷，感受暑湿，症见猝然闷乱烦躁、腹痛吐泻、牙关紧闭、四肢逆冷
疏风定痛丸	马钱子粉、麻黄、乳香（醋制）、没药（醋制）、千年健、自然铜（煅）、地枫皮、桂枝、牛膝、木瓜、甘草、杜仲（盐制）、防风、羌活、独活	祛风散寒，活血止痛	用于风寒湿痹，筋脉不舒，四肢麻木，腰腿疼痛，跌打损伤，瘀血作痛
疏风活络丸	制马钱子、秦艽、麻黄、木瓜、虎杖、甘草、菝葜、防风、桂枝、桑寄生	祛风散寒，除湿通络	用于风寒湿闭阻所致的痹病，症见关节疼痛、局部畏恶风寒、四肢麻木、腰背疼痛
腰痛宁胶囊	马钱子粉（调制）、土鳖虫、川牛膝、甘草、麻黄、乳香（醋制）、没药（醋制）、全蝎、僵蚕（麸炒）、麸炒苍术	消肿止痛，疏散寒邪，温经通络	用于寒湿瘀阻经络所致的腰椎间盘突出症、坐骨神经痛、腰肌劳损、腰肌纤维炎、风湿性关节痛，症见腰腿痛、关节痛及肢体活动受限者
鼻炎片	苍耳子、辛夷、防风、连翘、野菊花、五味子、桔梗、白芷、知母、荆芥、甘草、黄柏、麻黄、细辛	祛风宣肺，清热解毒	用于急、慢性鼻炎风热蕴肺证，症见鼻塞、流涕、发热、头痛
鼻炎康片	广藿香、苍耳子、鹅不食草、麻黄、野菊花、当归、黄芩、猪胆粉、薄荷油、马来酸氯苯那敏	清热解毒，宣肺通窍，消肿止痛	用于风邪蕴肺所致的急、慢性鼻炎，过敏性鼻炎
鼻渊通窍颗粒	辛夷、炒苍耳子、麻黄、白芷、薄荷、藁本、黄芩、连翘、野菊花、天花粉、地黄、丹参、茯苓、甘草	疏风清热，宣肺通窍	用于急鼻渊（急性鼻窦炎）属外邪犯肺证，症见前额或颧骨部压痛，鼻塞时作，流涕黏白或黏黄，或头痛，或发热，苔薄黄或白，脉浮
镇咳宁糖浆	甘草流浸膏、桔梗、盐酸麻黄碱、桑白皮	止咳，平喘，祛痰	用于风寒束肺所致的咳嗽、气喘、咳痰；支气管炎、支气管哮喘见上述证候者
鹭鸶咯丸	麻黄、苦杏仁、石膏、甘草、细辛、炒紫苏子、炒芥子、炒牛蒡子、瓜蒌皮、射干、青黛、蛤壳、天花粉、栀子（姜炙）、人工牛黄	宣肺，化痰，止咳	用于痰浊阻肺所致的顿咳、咳嗽，症见咳嗽阵作、痰鸣气促、咽干声哑；百日咳见上述证候者

二、申请专利

在国家知识产权局专利检索及分析数据库，以检索因素"麻黄"进入药物检索项，在方剂组成中搜索"麻黄"，共检索到8966条数据（以申请日为检索要求）。以检索因素"麻黄"进入常规检索项，检索式为"复合文本"，共检索到14 895条数据，过滤条件选择日期筛为2010年到2020年，文献类型选择授权公告文献，发明类型全选，选择有效专利后进行检索，最终检索到 906 条相关数据，随后将 906 条数据添加到专利分析库中进行专利分析，结果见图 7-3～图 7-7。

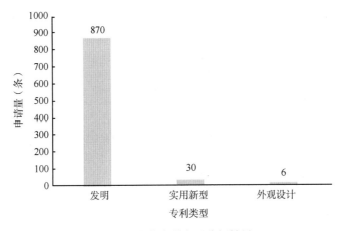

图 7-3　麻黄专利类型分析结果

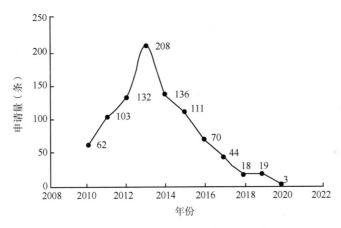

图 7-4　麻黄专利分年度申请变化趋势

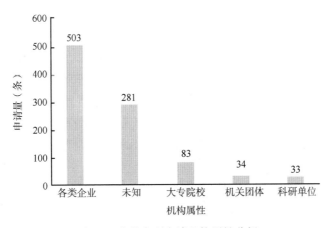

图 7-5　麻黄专利申请机构属性分析

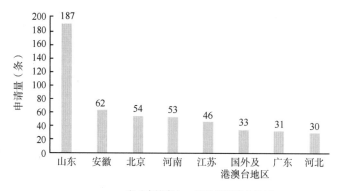

图 7-6 各省（直辖市）、国外及港澳台地区麻黄专利申请量分析（取排名前八）

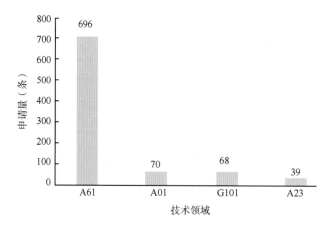

图 7-7 麻黄专利技术领域分析（取排名前四）

A61 为医学或兽医学、卫生学；A01 为农业、林业、畜牧业等；G101 物理测量测试；
A23 为其他类不包括的食物或食料、水果、蔬菜、牛奶等

可以看出，麻黄的相关专利数量较多，申请最多的是企业，近几年麻黄相关专利的申请数量下降。国外在中国申请麻黄的相关专利数量较少，美国、日本等国家申请了伪麻黄碱制剂等方面的专利。

三、综合利用

麻黄具有抗过敏、抑制炎症因子渗出和收缩支气管的药理作用，可以缓解由抗体引起的自身免疫及变态反应性症状，用于治疗荨麻疹、血管性水肿等疾病。麻黄中含有的麻黄碱具有消炎解热作用，其挥发油具有微弱的解热镇痛作用。麻黄碱在治疗感冒的西药中应用较多，是多种复方抗感冒药中的有效成分（如康泰克胶囊）。麻黄汤能够抑制病毒的生物合成，因此可以治疗病毒性感冒；麻黄汤联合电针治疗椎动脉型颈椎病能够有效改善患者症状；麻黄可以兴奋盆腔内器官和肌肉从而治疗阳痿、不射精诸症；麻黄的忘忧解郁功能可以使其对情志不遂、气郁结所致的乳癖具有治疗作用。麻黄的抗凝血作用使其更适合用于慢性肾病的治疗；另外麻黄还可以治疗黄疸、小儿遗尿并且能够保护肝脏。

麻黄中麻黄碱的分子结构与肾上腺素相似，对中枢神经具有兴奋作用，同时麻黄碱是制作

毒品的原料，滥用麻黄会对社会治安造成负面影响，因此国家对麻黄实施特殊生产经营管制。由于麻黄的特殊性，因此保健品中不会添加麻黄，麻黄综合利用情况见图7-8。

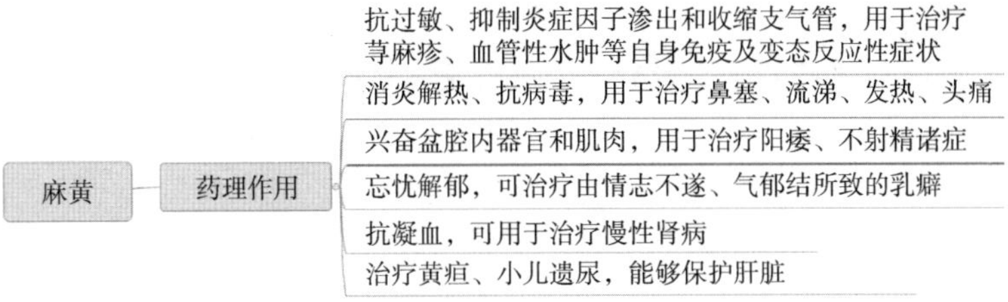

麻黄 — 药理作用
- 抗过敏、抑制炎症因子渗出和收缩支气管，用于治疗荨麻疹、血管性水肿等自身免疫及变态反应性症状
- 消炎解热、抗病毒，用于治疗鼻塞、流涕、发热、头痛
- 兴奋盆腔内器官和肌肉，用于治疗阳痿、不射精诸症
- 忘忧解郁，可治疗由情志不遂、气郁结所致的乳癖
- 抗凝血，可用于治疗慢性肾病
- 治疗黄疸、小儿遗尿，能够保护肝脏

图 7-8 麻黄综合利用情况

（赵启鹏　张佳妮　孟金妮）

柴胡为我国传统常用中药，已有 2 000 余年的药用历史，宁夏是我国柴胡主产区之一。据 20 世纪 80 年代统计，宁夏柴胡主产区原州区、隆德、泾源、海原、中卫、同心、西吉 7 县（区）的蕴藏量为 $2.47 \times 10^5 kg$，年收购量为 $8.45 \times 10^5 kg$（最高年收购量为 $1.55 \times 10^6 kg$），再将其他县的蕴藏和年收购量加进去，全区柴胡类药材蕴藏量为（$3.5 \sim 4.0$）$\times 10^7 kg$，年收购量约 $1.0 \times 10^6 kg$。宁夏隆德县采用"冬小麦套种柴胡"的方法，2002 年全县推广种植柴胡 $400 hm^2$，2003 年又扩种 $133.3 hm^2$，2006 年仅隆德县人工种植面积就达 $4000 hm^2$，留床面积 $2000 hm^2$，2019 年宁夏柴胡种植面积减小，主要分布于隆德、海原、同心、彭阳四县，共 $568 hm^2$。

第一节 品 种 来 源

一、基原

柴胡为伞形科植物柴胡 *Bupleurum chinense* DC. 或狭叶柴胡 *B. scorzonerifolium* Willd. 的干燥根，按性状不同，前者习称"北柴胡""硬柴胡"，后者习称"南柴胡""软柴胡""红柴胡"，《中国植物志》将狭叶柴胡（*B. scorzonerifolium*）的植物名定名为"红柴胡"。此外，以小叶黑柴胡（*B. smithii* Wolff var. *parvifolium* Shan et Y. Li.）的干燥根为主的"柴胡"，因表面黑色，习称"黑柴胡"，在一些地区也作柴胡药用，为地方习惯用药。《中国药典》2020 年版以柴胡（*B. chinense*）或狭叶柴胡（*B. scorzonerifolium*）为正品柴胡。宁夏是我国柴胡主产区之一，资源较为丰富，有柴胡属植物 7 种 6 变种 2 变型，包括上述 3 种柴胡，目前宁夏栽培生产中主要种植的柴胡基原为 *B. chinense*。

二、形态特征

1. 柴胡（*B. chinense*）

多年生草本，高 $30 \sim 85 cm$。根长圆锥形，棕褐色，质地较坚硬。茎直立，单一或数茎，具纵棱，无毛，实心，上部多回分枝，微作之字形曲折，基部常带紫红色。基生叶倒披针形或狭椭圆形，长为 $8 \sim 10 cm$，宽为 $3 \sim 8 mm$，顶端渐尖，基部收缩成柄，柄长 $3 \sim 4 cm$，早枯落；茎中部叶倒披针形或长椭圆状宽披针形，长为 $4 \sim 13 cm$，宽 $4 \sim 18 mm$，有时达 $3 cm$，具短柄，顶端渐尖或急尖，有短芒尖头，基部收缩成叶鞘抱茎，脉 7～9，叶表面鲜绿色，背面淡绿色，常有白霜；茎顶部叶同形，但更小，无柄。复伞形花序很多，生枝顶，花序梗细，常水平伸出，形成疏松的圆锥状；总苞片 2～3，或无，甚小，狭披针形，长为 1～6mm，宽 0.3～1mm，3 脉，很少 1 或 5 脉；伞辐 3～10，纤细，不等长，长为 1～3cm；小总苞片 5～8，椭圆状披针形，长 2.5～3.5mm，宽 0.5～1mm，先端尖，3 脉，向叶背凸出，边缘膜质；小伞直径 4～6mm，花 5～10 朵；花柄长 1mm；花直径 1.2～1.8mm；花瓣鲜黄色，上部向内折，中肋隆起，小舌片矩圆形，顶端 2 浅裂；花柱基深黄色，宽于子房。果实椭圆形，棕色，两侧略扁，长约 3mm，果棱狭翅状，淡棕色，每棱槽油管 3，稀 4，合生面 4 条。花期 8 月，果期 9～10 月（彩图 23）。

柴胡在宁夏主产于六盘山、贺兰山、罗山等地，生于向阳山坡、林缘或草丛中。在全国分布于东北、华北、西北、华中和华东等省（区）。

2. 狭叶柴胡（ *B. scorzonerifolium* ）

多年生草本，高 12～50cm。根长圆锥形，外皮深褐色或红褐色，表面皱缩，有较明显的横纹和突起，质地坚硬，木质化，断面纤维状，很少分枝，根颈分枝极多，每一分枝的基部均簇生有残叶鞘。茎直立，单生或少数丛生，细弱，纵棱明显，上部有少数短分枝，稍呈"之"字形弯曲，基部具纤维状残留叶鞘。基生叶多数，线形或线状披针形，长 10～30cm，宽 1～4mm，先端长渐尖，基部变狭成叶柄，叶柄长 5～17cm；茎生叶小，长 3～7cm，宽约 2mm，常内卷，无柄。复伞形花序常腋生，直径 1～2cm；伞辐为 4～7，长为 4～15mm；小伞形花序直径 3～6mm，花 5～15；总苞片常无或 1～5，狭卵形至披针形，不等大，长 0.5～6mm，宽 1mm，脉 1～3；小总苞片 4～6，披针形，长 2～4mm，宽 0.2～0.8mm，短于小伞形花序，顶端尖锐，3 脉；花柄长 0.7～2mm；花直径 1～1.5mm，花瓣鲜黄色，小舌片顶端浅 2 裂，较小，中脉不突起；花柱基深黄色。果广卵形，两侧略扁，两端截形，蓝褐色，长 2.5～3mm，宽 2mm，果棱粗钝，淡棕色；棱槽中油管 3，合生面 2～4，很细，成熟后不甚清楚。花期 7～8 月，果期 8～9 月（彩图 24）。

狭叶柴胡在宁夏产于六盘山、贺兰山、麻黄山、罗山及西吉、海原等县，西吉、隆德等县产量较大，生于向阳山坡、草地、灌丛或田埂。在全国分布于东北、华北、西北、华中、华东等省（区）。

3. 小叶黑柴胡（ *B. smithii* var. *parvifolium* ）

多年生草本，常丛生，高为 15～40cm，根黑褐色，质地松，多有分枝。植株变异较大。茎丛生密，细而微弯成弧形，下部微触地。数茎直立或斜升，粗壮，有显著的纵槽纹，无毛，上部有时有少数短分枝，基部具褐色鳞片状残存叶鞘。叶多，质较厚，基部叶丛生，狭长圆形或长圆状披针形或倒披针形，顶端钝或急尖，有小突尖，基部渐狭成叶柄，叶柄宽狭变化很大，长短不一致，叶基带紫红色，扩大抱茎，叶脉 7～9，叶缘白色，膜质；中部的茎生叶狭长圆形或倒披针形，下部较窄成短柄或无柄，顶端短渐尖，基部抱茎，叶脉 11～15；托叶长卵形，长 1.5～7.5cm，最宽处 10～17mm，基部扩大，有时有耳，顶端长渐尖，叶脉 21～31；总苞片 1～2 或无；伞辐 4～9，挺直，不等长，长 0.5～4cm，有明显的棱；小总苞片 5～7，卵形至阔卵形，很少披针形，顶端有小短尖头，长 3.5～6mm，宽 2.5～3.5mm，5～7 脉，黄绿色，稍稍超过小伞形花序；小伞花序小，直径 8～11mm；花瓣黄色，有时背面带淡紫红色；花柱基干燥时紫褐色。果棕色，卵形，长 3.5～4mm，宽 2～2.5mm，棱薄，狭翼状；每棱槽内油管 3，合生面 3~4。花期 7 月，果期 8~9 月。

三、柴胡资源及原植物检索表

1. 柴胡资源

柴胡属植物我国有 36 种 17 变种 7 变型，分布于东北、华北、西北、西南地区。据考证，古代本草中柴胡主要为伞形科柴胡属多种植物，北柴胡、南柴胡、黑柴胡三大类柴胡分别以柴胡 *B. chinense*、狭叶柴胡 *B. scorzonerifolium* 和小叶黑柴胡 *B. smithii* var. *parvifolium* 为主，本章中所指"红柴胡"包括狭叶柴胡（*B. scorzonerifolium*）和线叶柴胡（*B. angustissimum*（Franch.）Kitagawa.，又名"三岛柴胡"）。实际柴胡属多种植物在各地多被采挖称"柴胡"供药用，但是大叶柴胡（*B. longiradiatum* Turcz.）的根和根茎有毒，不可作柴胡药用。

宁夏柴胡属植物有 7 种 6 变种 2 变型（表 8-1），全区主要山地都有分布，按药材性状也分为三大类，即北柴胡：基原植物主要为柴胡（*B. chinense*）与窄竹叶柴胡（*B. marginatum* var. *stenophyllum*（Wolff）Shan et Y. Li）；红柴胡：基原植物主要为狭叶柴胡（*B. scorzonerifolium*）、线叶柴胡（*B. angustissimum*（Franch.）Kitagawa.）和锥叶柴胡（*B. bicaule* Helm）；黑柴胡：基原植物主要为小叶黑柴胡（*B. smithii* var. *parvifolium*）、秦岭柴胡（*B. longicaule* Wall. ex DC. var. *giraldii* Wolff）、空心柴胡（*B. longicaule* Wall. ex DC. Var. *franchetii* de Boiss.）和短茎柴胡（*B. pusillum* Krylov）等。

表 8-1　宁夏柴胡属药用植物及其分布

中文名	学名	宁夏分布地区
线叶柴胡	*B. angustissimum*	盐池、同心（罗山）、海原、中卫（香山）、西吉
锥叶柴胡	*B. bicaule*	同心（罗山）、盐池、原州区、中卫及贺兰山
北柴胡	*B. chinense*	山区各县
多伞北柴胡	*B. chinense* DC. f. *chiliosciadium*（Wolff）Shan et Y. Li	六盘山、贺兰山
北京柴胡	*B. chinense* f. *pekinense*（Fr.）Shan et Y. Li	泾源（六盘山）
空心柴胡	*B. longicaule* var. *franchetii*	海原、泾源及六盘山
秦岭柴胡	*B. longicaule* var. *giraldii*	泾源、隆德（六盘山）、同心（罗山）贺兰山
紫花大叶柴胡	*B. longiradiatum* var. *porphyranthum*	泾源（六盘山）
窄竹叶柴胡	*B. marginatum* var. *stenophyllum*	泾源、隆德、原州区、西吉
短茎柴胡	*B. pusillum*	海原、贺兰山、罗山
狭叶柴胡	*B. scorzonerifolium*.	中卫、海原、西吉、隆德
黑柴胡	*B. smithii* Wolff	六盘山
小叶黑柴胡	*B. smithii* var. *parvifolium*	海原、西吉、隆德、原州区、泾源、贺兰山及罗山
银州柴胡	*B. yinchowense* Shan et Y. Li	原州区、海原、隆德及贺兰山
黄花鸭跖柴胡	*B. commelynoideum* de Boiss. var. *flaviflorum* Shan et Y. Li	南华山

在同一地域有时生长多种柴胡属植物，因其形态相近，采药者分辨不清，则均作为柴胡采

挖，因此宁夏商品柴胡常常以一种柴胡为主混有它种，在商品柴胡中宁夏已收集到 10 种柴胡属植物的根，只有分布极少的紫花大叶柴胡（*B. longiradiatum* Turcz. var. *porphyranthum* Shan et Y. Li）未见到商品药材，产于固原市原州区的柴胡以北柴胡为主，产于西吉的以红柴胡为主，产于海原的以黑柴胡为主，产于泾源、隆德的则是北柴胡、红柴胡和黑柴胡的掺杂品，有时同一批柴胡药材中可拣出 3～4 种柴胡属药用植物的根。

宁夏柴胡属药用植物中，以小叶黑柴胡分布最广，资源最多，在全区商品柴胡药材中占 30%～50%，而《中国药典》收载的柴胡（*B. chinense*）和狭叶柴胡（*B. scorzonerifolium*），则分布较少。目前全国药材市场上的柴胡，包括北柴胡、南柴胡与黑柴胡二种，其中黑柴胡主要植物来源为小叶黑柴胡（*B. smithii* var. *parvifolium*），是宁夏地产柴胡商品药材中最多的品种，但该品种《中国药典》未收载，作为地方习用品种，为了能在宁夏市场上合法流通，宁夏回族自治区食品药品监督管理局制定了地方标准，以"黑柴胡"为名收入 2018 年版《宁夏中药材标准》，作为控制该品质量的依据。目前国内主要药材市场，如安国、西安、兰州等都有黑柴胡销售。

2. 原植物检索表

11. 株高 12～20cm；茎基部有毛刷状的叶鞘残留纤维··················锥叶柴胡 *Bupleurum bicaule* Helm

11. 株高 2～10cm；茎基部无毛刷状的叶鞘残留纤维··········· 短茎柴胡 *Bupleurum pusillum* Krylov

12. 主根表面红棕色··13

12. 主根表面非红棕色···15

13. 基部没有毛刷状叶鞘残留纤维；叶倒披针形或线形，先端圆或急尖，有小尖头；根表面淡红棕色
··银州柴胡 *Bupleurum yinchowense* Shan et Y.

13. 茎基部有多数毛刷状的叶鞘残留纤维；叶线形，先端尖锐或长渐尖，质较硬；根表面红棕色······14

14. 叶窄线形，长 6～18cm，宽 0.8～1.0mm····· 线叶柴胡 *Bupleurum angustissimum*（Franch.）Kitagawa

14. 叶线形，长 6～16cm，宽 2～7mm·························· 红柴胡 *Bupleurum scorzonerifolium* Willd.

15. 叶较厚，近革质，有白色软骨质边缘，根外皮深红棕色，直根发达···
····························· 窄竹叶柴胡 *Bupleurum marginatum* Wall. ex DC. var. *stenophyllum*（Wolff）Shan et Y.

15. 叶稍薄，无白色软骨质边缘；根外皮非深红棕色，通常有分枝····北柴胡 *Bupleurum chinese* DC.（16）

16. 叶两面绿色，分枝细而多，小伞形花序多···
··························· 多伞北柴胡 *Bupleurum chinese* DC. f. *chiliosciadium*（Wolff）Shan et Y.

16. 叶两面灰绿色，上部具分枝，小伞形花序少···
···························· 北京柴胡 *Bupleurum chinese* DC. f. *pekinense*（Franch.）Shan et Y.

（赵云生　林丽珍）

第二节　栽培要点

一、产区生境特点与生物学特性

1. 产区生境特点

柴胡的中心分布区位于晋陕高原和陇东高原，包括黄土高原，太行山以西的广大地区，地貌类型复杂，高山、盆地和高原相间分布，从北到南地跨干旱中温带、干旱南温带和高原温带 3 个气候带。年均温 0～9℃，无霜期 100～223d，年降水量 20～700mm。柴胡绝大部分分布在海拔 1200m 以上的黄土丘陵沟壑地区，宁夏固原六盘山、同心罗山和贺兰山均有北柴胡的分布。

2. 生长习性

柴胡喜温暖湿润气候。耐寒、耐旱、怕涝，宜选干燥山坡，土层深厚、疏松肥沃、富含腐殖质的砂质壤土栽培。不宜在黏土和低洼地栽种。

二、选地整地

选择土层厚 25cm 以上、质地疏松肥沃、坡度小于 15°的地块，如退耕还林的林下地块或山坡地块，夏季易积聚雨水的低洼处不宜种植。

三、播种方法

1. 种子直播

春播 3 月下旬至 4 月中旬。秋播于 10 月。播种量为 0.75～1kg/亩。后轻度镇压，覆土 1～

1.5cm。柴胡种子萌发期长，为防止地面干燥，可在苗床上覆少量麦秸或稻壳，或与小麦等其他作物间种，以利于苗的生长。

2. 育苗移栽

条播或撒播，按行距 6～10cm 开沟播种，浇水，保持土壤湿润。培育 1 年，按行株距 6×6cm 开穴栽种。种子发芽率约 50%，温度在 20℃，并有一定湿度，播后约 7d 出苗，温度低于 2℃，则要 10d 出苗。

四、田间管理（彩图 25）

1. 松土除草

春播一般在 30～35d 出苗，秋播当年不出苗。柴胡在幼苗期长势弱，应及时清除杂草，每隔 10d 除 1 次，直到 7 月。结合除草，进行松土。

2. 施肥

可进行根外施肥，每隔 10～15d 喷 1 次，连续 2～3 次，利于提高产量。不要过多施用氮肥。

3. 除蘖摘蕾

柴胡地上部分生长旺盛，1 年生植株有半数要抽薹开花，2 年生的均能抽薹开花，花可持续 40～50d（8 月上旬至 10 月上旬）。为了促进根的生长，要及时摘除新长的花蕾和花薹。

4. 灌水

幼苗期要适当淋水，保持湿润。生长期间除遇干旱外，一般不用灌水，7～9 月雨季应注意排涝。

五、病虫害防治

1. 病害及其防治

（1）柴胡斑枯病：危害叶片，严重发病时，叶上病斑连成一片，导致叶片枯死。防治方法：①植株枯萎后清园，或烧或深埋，减少菌源；②合理施肥、灌水，雨天及时排水；③发病前喷施 1∶1∶160 波尔多液；④发病后喷洒 40% 代森锌 1000 倍液，或 50% 多菌灵 600 倍液 2～3 次，每次间隔 7～10d。

（2）白粉病：发病初期叶面出现灰白色粉状病斑，后期出现黑色小颗粒，病情发展迅速，全叶布满白粉，逐渐枯死。防治方法：①及时拔除病株，集中烧毁；②实行轮作；③发病初期喷洒 1000 倍 50% 甲基托布津溶液，或 200 倍 80% 多菌灵溶液，每隔 10d 左右 1 次，连续 3～4 次。

（3）根腐病：发病初期个别支根和须根变褐腐烂，后逐渐向主根扩展，终至整个根系腐烂，地上叶片变褐至枯黄，最终整株死亡。防治方法：①移栽或定植时选择壮苗，剔除病株、弱苗；②移栽前，每亩用 1.3kg 50% 利克菌拌土撒匀，用 200 倍 65% 代森锌均匀喷洒；③及时拔除病株，集中烧毁；④病穴中施一撮石灰粉，并用 50% 退菌特 600～100 倍液或 50% 托布津 800～1000 倍液全面喷洒病区，以防蔓延。

2. 虫害及其防治

（1）蚜虫：蚜虫主要是棉蚜和桃蚜，多危害茎梢，常密集成堆吸食内部汁液。防治方法：

40%乐果乳油 1500～2000 倍液喷雾每 7d 1 次。

（2）地老虎、蛴螬：地老虎、蛴螬吸食植物根部，可用美曲膦酯拌毒饵诱杀或捕杀。

六、采收加工（彩图 26）

柴胡播种后 1～2 年即可采收，一般在 8～9 月份进行，果后期为最佳采收期。采收时在割收地上部分后，把根挖起，抖尽泥土，分别晒干即成。加工随收获随加工，不要堆积时间过长，以防霉烂。把采挖的根用水冲洗干净进行晒干即可。当晒到 7～8 成干时，把须根去净，根条顺直，捆成小把再继续晒干为止，将晒好的柴胡按收购要求装箱出售。

七、贮藏与养护

柴胡一般为压缩打包，每件 50kg。贮存于通风干燥仓库内，温度 30℃以下，相对湿度 65%～75%。商品安全水分 9%～12%。

本品易虫蛀，受潮生霉，有螨虫寄居。受潮品软润，有的表面现霉斑。为害的仓虫有锯谷盗、小蕈甲、黑皮蠹、大竹蠹、烟草甲等，蛀蚀品表面现蛀粉，敲打时有活虫落下。高温高湿季节，可见螨虫活动。

储藏期间，应保持环境整洁、干燥，并定期消毒。发现吸潮及轻度霉变、虫蛀，及时晾晒；严重时，用磷化铝或溴甲烷熏杀。有条件的地方可进行密封抽氧充氮养护。

（张新慧　崔高畅）

第三节　质量评价与饮片生产

一、药材鉴定

1. 性状鉴定

（1）北柴胡：呈圆柱形或长圆柱形，长 6～15cm，直径 0.3～0.8cm。表面呈黑褐色或浅棕色，根头膨大，顶端残留 3～15 个茎基或短纤维状叶基，下部分枝。具纵皱纹、支根痕及皮孔。质硬而韧，不易折断，断面显纤维性，皮部浅棕色，木部黄白色。气微香，味微苦。

（2）南柴胡：根较细，呈圆锥形，表面红棕色或黑棕色。顶端有多数细毛状枯叶纤维，下部多不分枝或稍分枝。靠近根头处多具细密环纹。质稍软，易折断，断面略平坦，不显纤维性。具败油气。

2. 理化鉴定

（1）取粉末 0.5g，加水 10ml，用力振摇，产生持久性泡沫。

（2）取本品粉末加甲醇超声提取，滤过，滤液浓缩作为供试品溶液。另取柴胡对照药材，同法制成对照药材溶液。再取柴胡皂苷 a 对照品、柴胡皂苷 d 对照品，加甲醇制成每 1ml 各含 0.5mg 的混合溶液，作为对照品溶液。按照《中国药典》（2020 年版四部）"薄层色谱法"（通则 0502），吸取上述 3 种溶液，分别点于同一硅胶 G 薄层板上，以乙酸乙酯-乙醇-水（8∶2∶1）为展开剂，展开，取出，晾干，喷以 2% 对二甲氨基苯甲醛的 40% 硫酸溶液，在 60℃ 加热至斑点显色清晰，分别置日光和紫外光灯（365nm）下检视。供试品色谱中，在与对照药材色谱和对照品色谱相应的位置上，显相同颜色的斑点或荧光斑点。

3. 显微鉴定

（1）横切面

北柴胡：木栓层为 7～8 层木栓细胞，栓内层窄，有油室 7～11 个，类圆形，略扁，径向直径 40～80μm，切向直径 48～68μm，周围分泌细胞 6～8 个。韧皮部油室较小，直径约 27μm。木质部占大部分，大型导管切向排列，木纤维与木薄壁细胞聚集成群，排成环状。

南柴胡：栓内层油室较大，切向直径 71～102μm，含黄色油状物；木质部小型导管多径向排列，老根中木纤维及木薄壁细胞群有时连成圆环。

（2）粉末：颜色为灰棕色。纤维长梭形，初生壁碎裂成短须状，孔沟隐约可见。油室碎片含黄棕色条状分泌物，周围薄壁细胞大多为皱缩型。网纹导管和双螺纹导管直径均为 7～43μm。另外，还含有木栓细胞、茎髓薄壁细胞及茎、叶表皮细胞。

二、化学成分

1. 皂苷

皂苷含量约为 2%。北柴胡中含有柴胡皂苷（saikosaponin）a、b_2、b_3、c、d、f、t、q_1、q_2、v、v_2、I、S_1 及柴胡皂苷元（saikogenin）E、F、G 等，南柴胡含柴胡皂苷 a、b_1、b_2、c、s、u、v 及红柴胡苷（scorzoneroside）A、B、C（图 8-1）。其中柴胡皂苷 a 和柴胡皂苷 d 具有显著的药理活性。

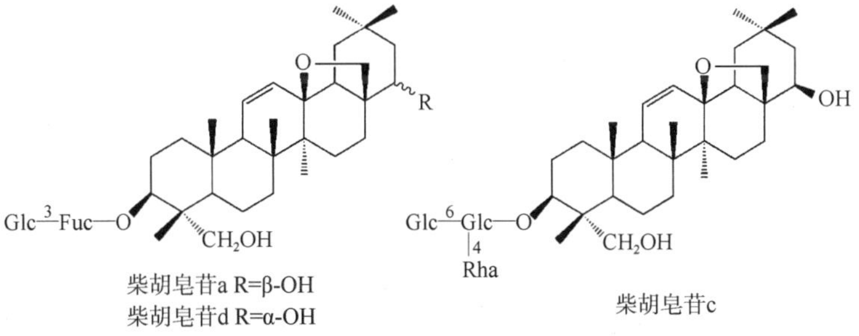

Glc$\xrightarrow{3}$Fuc-O　柴胡皂苷a R=β-OH　柴胡皂苷d R=α-OH

Glc$\xrightarrow{6}$Glc 4 Rha　柴胡皂苷c

图 8-1　柴胡中主要皂苷类成分结构

2. 黄酮类成分

柴胡的地上部分含黄酮类成分。芦丁（rutin）、槲皮素（quercetin）、异鼠李素（isorhamnetin）、异鼠李素-3-O-葡萄糖苷（isorhamnetin-3-O-glucoside）葛根素（puerarin）和柴胡色原酮酸（saikochromic acid）等。

3. 其他类化合物

柴胡约含 0.03% 的挥发油。还含有腺苷（adenosine）、尿苷（uridine）、α-菠甾醇-3-O-β-D-葡萄糖苷（α-spinasteryl-3-O-β-D-glucoside）、木糖醇（xylitol）等化合物。

三、含量测定

采用《中国药典》（2020 年版四部）"高效液相色谱法"（通则 0512）测定，北柴胡含柴胡皂苷 a 和柴胡皂苷 d 的总量不得少于 0.30%。以十八烷基硅烷键合硅胶为填充剂；以乙腈（A）和水（B）为流动相梯度洗脱，具体洗脱梯度为 0～50min，29%～90% A；50～55min，90% A；检测波长为 210nm。理论板数按柴胡皂苷 a 峰计算应不低于 10 000。精密称取适量的柴胡皂苷 a 对照品和柴胡皂苷 d 对照品，加入甲醇，制成每 1ml 含柴胡皂苷 a 0.4mg、柴胡皂苷 d 0.5mg 的溶液，混合摇匀，即可得到对照品溶液。精密称取本品粉末（过四号筛）约 0.5g，置于具塞锥形瓶中，加入 25ml 含 5%浓氨试液的甲醇溶液，密塞，30℃水温超声处理（功率 200W，频率 40kHz）30 分钟，滤过，用甲醇 20ml 分 2 次洗涤容器及药渣，洗液与滤液合并，回收溶剂至干燥。残渣加甲醇溶解，转移至 5ml 量瓶中，加甲醇至刻度，摇匀，滤过，取续滤液，即得供试品溶液。分别精密吸取对照品溶液 20μl 与供试品溶液 10～20μl 注入液相色谱仪，测定，即得。

四、炮制方法

《中国药典》2020 年版收载的炮制品为北柴胡、醋北柴胡、南柴胡及醋南柴胡，除此之外，各省市炮制规范还收载了酒制、蜜制、鳖血制等方法。古籍记载，柴胡饮片的净制主要以去苗、去芦及去髭洗净为主；切制以"去皮切"。柴胡现代的炮制方法有生用、酒制、醋制、蜜制、鳖血制等。各地的炮制方法也存在一定的差异，主要表现在辅料用量、炮制的火力和火候、炮制终点的判断等方面。如醋柴胡炮制方法，醋的用量方面，一般规定每 100kg 柴胡用米醋 10～20kg；炮制的火力、火候方面，不同地方炮制规范均规定用文火；炮制终点的判断方面，各地方却有差异，天津规定为拌炒至微显火色；内蒙古规定为炒至微变色，吉林规定为微炒，浙江规定为炒至表面色变深。

五、商品规格

根据不同加工方法，将北柴胡药材分为"家种""野生"两个规格。又根据市场流通情况，对药材是否进行等级划分，将家种柴胡分为"选货"与"统货"两个规格。市场上药典品北柴胡有野生和家种两种。家种北柴胡市场主要以直径大小、去茎多少划分，分为选货和统货。南柴胡流通相对较少，种植区域较北柴胡小。柴胡属植物因种质混杂，而存在混乱的现象，且市场尚有较多非药典品柴胡流通，性状差别较大，应注意区分。主要有以下品种：内蒙古的黑柴胡野生品，来源为伞形科植物锥叶柴胡的干燥根。藏柴胡来源为伞形科植物窄竹叶柴胡的干燥根。竹叶柴胡为膜缘柴胡的干燥根。

（付雪艳　董　琳）

第四节　临 床 应 用

一、性能功效

1. 性味归经
辛、苦、微寒。归肝、胆、肺经。

2. 功效
疏散退热，疏肝解郁，升举阳气。

二、现代药理作用

1. 解热
柴胡对多种原因引起的实验性动物发热均有明显的解热作用，且能使正常动物的体温降低，解热的主要成分和主要有效部位是柴胡皂苷、柴胡皂苷元 A 和挥发油。柴胡皂苷服用剂量须大，方有解热降温之效；小剂量对发热体温并无明显影响。柴胡皂苷与挥发油的解热作用相比较，挥发油具有用量小、作用强和毒性小的特点。此外柴胡对病原微生物的抑制/杀灭作用也是其解热的作用环节之一。

2. 抗炎
柴胡煎液、柴胡皂苷和柴胡挥发油均有抗炎作用。煎液能抑制二甲苯所致小鼠的耳肿胀，酒炙品优于生品和醋炙品；柴胡皂苷和挥发油腹腔注射对于卡拉胶所引起的大鼠足肿胀有明显的抑制作用。柴胡抗炎的主要成分为柴胡皂苷和挥发油，其抗炎机制可能与以下环节有关：①柴胡皂苷能兴奋腺垂体分泌促肾上腺皮质激素，刺激肾上腺合成和分泌皮质激素。②柴胡皂苷 d 是血小板活性因子的抑制剂，通过抑制血小板活性因子发挥抗炎作用。③抑制炎症反应的多个环节达到抗炎（如渗出、炎症介质的释放、白细胞游走等）目的。④柴胡皂苷抑制胰蛋白酶活性而达到治疗急性胰腺炎的作用。

3. 抗病原微生物、抗细菌内毒素
柴胡抗病毒的主要成分是皂苷类成分，其作用与其抑制病毒 Na^+-K^+-ATP 酶活性而引起能量和水盐代谢紊乱有关，亦与其抑制病毒对机体的损伤有关，此外，柴胡还具有抗病毒内毒素作用，主要物质基础为柴胡总皂苷。

4. 促进免疫功能
柴胡多糖、柴胡水提物、柴胡果胶多糖等能促进机体免疫功能。柴胡皂苷小剂量可促进脾细胞 DNA 合成和 IL-2 的产生，提高 T 细胞、B 细胞的活性及小鼠血浆免疫球蛋白 A（IgA）和免疫球蛋白（IgG）的水平。

5. 镇静、镇痛、镇咳和抗癫痫
柴胡煎剂、总皂苷对中枢神经系统有明显的抑制作用，可使动物的自发活动减少，抑制条件反射，延长巴比妥类药物诱导的睡眠时间，拮抗中枢兴奋剂的作用；其次有较好的镇咳作用，柴胡总皂苷的镇咳强度略低于可待因；柴胡注射液、挥发油和柴胡皂苷具有一定的抗惊厥、抗癫痫作用，后者是主要的物质基础。

6. 保肝、利胆和降血脂

①柴胡对多种原因所致动物实验性肝损伤有一定的保护作用,能使血清丙氨酸转氨酶和门冬氨酸转氨酶的活性降低,肝糖原和肝蛋白含量增加,肝细胞的损伤减轻,促进肝功能恢复;并且柴胡还具有防止肝纤维化的作用,主要有效成分为柴胡皂苷。②柴胡水浸剂和煎剂有明显的利胆作用,能使实验动物胆汁排出量增加,使胆汁中的胆酸、胆色素和胆固醇浓度降低。醋炙柴胡利胆作用最强。利胆成分可能是黄酮类物质。③柴胡对正常动物的血脂水平无明显影响,但柴胡皂苷能使实验性高脂血症动物的胆固醇、三酰甘油和磷脂水平降低,其中以三酰甘油的降低尤为显著,柴胡降血脂作用可抑制脂肪肝的形成和发展。

7. 对内脏平滑肌的作用

柴胡总皂苷可明显增强乙酰胆碱对豚鼠、家兔离体肠肌的收缩作用;柴胡能兴奋子宫及其周围组织;柴胡粗皂苷、柴胡多糖对多种实验性胃黏膜损伤模型有保护作用。

8. 其他药理作用

柴胡还具有抗肿瘤、影响物质代谢、影响肾脏、抗抑郁等作用。

三、临床主治

1. 感冒发热,少阳证

治外感风寒,寒邪入里化热,恶寒较轻,身热较甚者,多与葛根、羌活、黄芩等疏散风热药或清热药配伍,如柴葛解肌汤;治伤寒邪在少阳,寒热往来,胸胁苦满,口苦咽干,目眩,常与黄芩、半夏等药同用,如小柴胡汤;现代用柴胡制成的单味药或者复方注射液,用于外感发热,有较好的解表退热作用。

2. 肝郁气滞,胸胁胀痛,月经不调

治肝气郁滞所致的胸胁或少腹胀痛,月经不调,痛经等,与香附、川芎、白芍等同用,如柴胡疏肝散;治肝郁血虚,脾失健运,月经不调,乳房胀痛,胸胁作痛,神疲食少,脉弦而虚者,与当归、白芍、白术养血健脾药配伍,如逍遥散。

3. 气虚下陷,脏器脱垂

治气虚下陷所致的久泻脱肛、子宫下垂、肾下垂等脏器脱垂,与人参、黄芪、升麻等补气升阳药同用,如补中益气汤。

四、用法用量及使用注意

1. 用法用量

煎服,3~10g。和解退热宜生用;疏肝解郁宜醋炙;生举阳气宜生用或酒炙;骨蒸劳热宜鳖血拌炒。

2. 使用注意

肝阳上亢,肝风内动,阴虚火旺及气机上逆者忌用或慎用。

五、常用处方

1. 小柴胡汤

柴胡24g,黄芩9g,人参9g,半夏(洗)9g,甘草(炙)9g,生姜(切)9g,大枣(擘)4枚。

2. 大柴胡汤

柴胡 24g，大黄 6g，黄芩 9g，枳实（炙）9g，半夏（洗）9g，芍药 9g，生姜（切）15g，大枣（擘）4 枚。

3. 柴胡桂枝干姜汤

柴胡 24g，桂枝（去皮）9g，干姜 6g，栝楼根 12g，黄芩 9g，牡蛎（熬）6g，甘草（炙）6g。

六、名医临证用药经验

俞长荣重用柴胡经验：福建著名伤寒学家俞长荣教授指出，小柴胡汤为少阳病主方，本方方药柴胡用至六钱，与麻黄、桂枝、白芍、生姜等比较，几多至 3 倍，可知其功用甚广，而柴胡必须重用，方为遵仲景原意，用诸临床。

如治董某崩漏，精神刺激诱发，形体壮健，面红，诊断为热入血室，重用小柴胡汤：小柴胡 125g，半夏 100g，黄芩 45g，甘草 45g，人参 15g，大枣 30g，生姜 45g，4 剂后阴道出血止。《素问·六元正纪大论》云："少阳司天之政……血崩胁满。"血室在躯壳之内、肠胃之外，属半表半里之少阳部位。因少阳不能透达所致之崩漏，取透热宁血法，重剂起沉疴。李可老中医治刘某急性胆道蛔虫病合并急性胰腺炎案，重用大柴胡汤加减，柴胡用至 125g，服第一剂药，2 小时后腹中雷鸣，频转矢气，呕止，痛去十之七八，后将两次药汁一并服下，2 小时后，痛全止，热退净。

叶桂（天士）有"柴胡劫肝阴"一说，影响颇大，现临床用量多在 6～12g。但俞氏在临证中发现，如遇发热患者，上述剂量难以奏效，应用柴胡作为和解退热药时，一般用量在 30g 左右，如遇高热不退，用量则可至 50g，并同用大枣、生姜，抑制其苦寒疏泄太过的副作用，可保无虞。而作为升提或引经药时，用量可最小，用于疏肝解郁时，用量稍大。

如治孙某，男，63 岁，因左肝叶切除术后低热 2 个月就诊，1995 年 B 超发现左肝内结石，遂于 7 月初行左肝叶切除术，术后引流不畅，有时多积脓，经多次排脓，仍有少量脓汁无法抽出，患者术后低热 2 个月余，体温晨起正常，下午升至 37.5℃左右，伴轻度畏寒，晚 6 时左右汗出热退。刻下症见：低热，乏力，小便微黄，大便偏稀，舌淡红，苔白厚腻微黄，脉沉弦略滑数。既往因胆结石症于 1994 年底行胆囊切除术。西医诊断：左肝叶切除术后；中医诊断：内伤发热；中医辨证；胆腑郁热，少阳枢机不利。治法：和解少阳。处方：大柴胡汤加减。药用北柴胡 30g，炒子芩 18g，清半夏 6g，枳实 15g，赤芍 15g，大叶金钱草 30g，蒲公英 30g，鲜荷叶 30g，生姜 3 片，大枣 5 枚。上述 1 剂后，体温复常，5 剂服完，体温一直未再升高。因舌苔仍厚，上方加佩兰叶 9g，淡竹叶 6g，减柴胡、黄芩用量，继用 5 剂，舌苔亦退，复查 B 超，积脓消失。

肝胆疾患多属柴胡汤证。本例发热乃术后引流不畅感染所致，热虽不高，但午后发热，微恶风寒，傍晚汗出而解，特征类似柴胡证"必蒸蒸而振，却发热汗出而解"之发热。方中重用柴胡 30g 为君，意在取其退热疏解之功，柴胡用量不同，则各有专攻，小剂量用以疏肝，大剂量则重在清热。

（李卫强　牛　阳　王丽玮）

第五节 中成药生产与产品开发

一、中成药生产

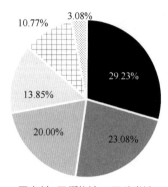

图 8-2 柴胡中成药剂型占比

（图例：■丸剂 ■颗粒剂 ▨胶囊剂 ░片剂 ┼口服液剂 ▒糖浆剂）

（图中数据：29.23%、23.08%、20.00%、13.85%、10.77%、3.08%）

在中国药品注册数据库中以关键词"柴胡"搜索，共检索到 253 条记录，其中大部分是中成药，比如柴胡舒肝丸、柴胡注射液、小柴胡颗粒、柴胡镇咳片、小柴胡片等。

《中国药典》2020 年版一部收录了柴胡和柴胡相关中成药，中成药信息见图 8-2 与表 8-2。通过分析发现，柴胡相关中成药剂型以丸剂、颗粒剂为主，大多数柴胡相关中成药都与其疏肝解郁、疏散退热功效有关，用于治疗肝郁气滞、外感风热等疾病。

表 8-2 柴胡相关中成药处方组成及其功效

名称	复方组成	功效	应用
乙肝益气解郁颗粒	柴胡（醋炙）、枳壳、白芍、橘叶、丹参、黄芪、党参、桂枝、茯苓、刺五加、瓜蒌、法半夏、黄连、决明子、山楂、五味子	益气化湿，疏肝解郁	用于肝郁脾虚型慢性肝炎，症见胁痛腹胀、痞满纳呆、身倦乏力、大便溏薄、舌质淡暗、舌体胖或有齿痕、舌苔薄白或白腻、脉沉弦或沉缓等
二十七味定坤丸	西洋参、白术、茯苓、熟地黄、当归、白芍、川芎、黄芪、阿胶、醋五味子、鹿茸（去毛）、肉桂、艾叶（炒炭）、杜仲（炒炭）、续断、佛手、陈皮、姜厚朴、柴胡、醋香附、醋延胡索、牡丹皮、琥珀、醋龟甲、地黄、麦冬、黄芩	补气养血，舒郁调经	用于冲任虚损，气血两亏，身体瘦弱，月经不调，经期紊乱，行经腹痛，崩漏不止，腰酸腿软
小儿肺热平胶囊	人工牛黄、地龙、珍珠、拳参、牛胆粉、甘草、平贝母、人工麝香、射干、朱砂、黄连、黄芩、羚羊角、北寒水石、冰片、新疆紫草、柴胡	清热化痰，止咳平喘，镇惊开窍	用于小儿痰热壅肺所致喘嗽，症见喘咳、吐痰黄稠、壮热烦渴、神昏抽搐、舌红苔黄腻
小儿退热合剂（小儿退热口服液）	大青叶、连翘、金银花、板蓝根、黄芩、柴胡、重楼、栀子、淡竹叶、牡丹皮、地龙、白薇	疏风解表，解毒利咽	用于小儿外感风热所致的感冒，症见发热恶风、头痛目赤、咽喉肿痛；上呼吸道感染见上述证候者
小儿柴桂退热颗粒	柴胡、桂枝、葛根、浮萍、黄芩、白芍、蝉蜕	发汗解表，清里退热	用于小儿外感发热，症见发热、头身痛、流涕、口渴、咽红、溲黄、便干
小儿热速清口服液	柴胡、黄芩、板蓝根、葛根、金银花、水牛角、连翘、大黄	清热解毒，泻火利咽	用于小儿外感风热所致的感冒，症见发热、头痛、咽喉肿痛、鼻塞流涕、咳嗽、大便干结
小柴胡片	柴胡、姜半夏、黄芩、党参、甘草、生姜、大枣	解表散热，疏肝和胃	用于外感病，邪犯少阳证，症见寒热往来、胸胁苦满、食欲不振、心烦喜呕、口苦咽干

续表

名称	复方组成	功效	应用
少阳感冒颗粒	柴胡、黄芩、人参、甘草、半夏、干姜、大枣、青蒿	解表散热，和解少阳	用于外感病邪犯少阳证，症见寒热往来、胸胁苦满、食欲不振、心烦喜呕、口苦咽干
午时茶胶囊	苍术、柴胡、羌活、防风、白芷、川芎、广藿香、前胡、连翘、陈皮、山楂、枳实、炒麦芽、甘草、六神曲（炒）、桔梗、紫苏叶、厚朴、红茶	祛风解表，化湿和中	用于外感风寒、内伤食积证，症见恶寒发热、头痛身楚、胸脘满闷、恶心呕吐、腹痛腹泻
牛黄清心丸（局方）	牛黄、当归、川芎、甘草、山药、黄芩、炒苦杏仁、大豆黄卷、大枣、炒白术、茯苓、桔梗、防风、柴胡、阿胶、干姜、白芍、人参、六神曲（炒）、肉桂、麦冬、白蔹、蒲黄（炒）、麝香或人工麝香、冰片、水牛角浓缩粉、羚羊角、朱砂、雄黄	清心化痰，镇惊祛风	用于风痰阻窍所致的头晕目眩、痰涎壅盛、神志混乱、言语不清及惊风抽搐、癫痫
气滞胃痛片	柴胡、醋延胡索、枳壳、醋香附、白芍、炙甘草	疏肝理气，和胃止痛	用于肝郁气滞，胸痞胀满，胃脘疼痛
化瘀祛斑胶囊	柴胡、薄荷、黄芩、当归、红花、赤芍	疏风清热，活血化瘀	用于黄褐斑、酒齄、粉刺属风热瘀阻者
丹红化瘀口服液	丹参、当归、川芎、桃仁、红花、柴胡、枳壳	活血化瘀，行气通络	用于气滞血瘀引起的视物不清、突然不见症；视网膜中央静脉阻塞症的吸收期见上述证候者
龙泽熊胆胶囊	龙胆、盐泽泻、地黄、当归、栀子、菊花、盐车前子、决明子、柴胡、防风、黄芩、木贼、黄连、薄荷脑、大黄、冰片、熊胆粉	清热散风，止痛退翳	用于风热或肝经湿热引起的目赤肿痛，羞明多泪
龙胆泻肝丸	龙胆、柴胡、黄芩、栀子（炒）、泽泻、木通、盐车前子、酒当归、地黄、炙甘草	清肝胆，利湿热	用于肝胆湿热，头晕目赤，耳鸣耳聋，耳聋疼痛，胁痛口苦，尿赤涩痛，湿热带下
平肝舒络丸	柴胡、醋青皮、陈皮、佛手、乌药、醋香附、木香、檀香、丁香、沉香、广藿香、砂仁、豆蔻仁、姜厚朴、麸炒枳壳、羌活、白芷、铁丝威灵仙（酒炙）、细辛、木瓜、防风、钩藤、炒僵蚕、胆南星（酒炙）、牛膝、川芎、熟地黄、天竺黄、桑寄生、何首乌（黑豆酒炙）、醋延胡索、乳香（炙）、醋龟甲、没药（醋炙）、白及、人参、白术（麸炒）、茯苓、肉桂、黄连、冰片、朱砂粉、羚羊角粉	平肝疏络，活血祛风	用于肝气郁结、经络不疏引起的胸胁胀痛，肩背串痛，手足麻木，筋脉拘挛
外感风寒颗粒	桂枝、白芷、防风、柴胡、荆芥穗、羌活、白芍、葛根、桔梗、杏仁（炒）、甘草、生姜	解表散寒，退热止咳	用于风寒感冒，恶寒发热、头痛项强、全身酸痛、鼻塞流清涕、咳嗽、苔薄白、脉浮
加味左金丸	姜黄连、制吴茱萸、黄芩、柴胡、木香、醋香附、郁金、白芍、醋青皮、麸炒枳壳、陈皮、醋延胡索、当归、甘草	平肝降逆，疏郁止痛	用于肝郁化火，肝胃不和引起的胸脘痞闷、急躁易怒、嗳气吞酸、胃痛少食
加味逍遥丸	柴胡、当归、白芍、白术（麸炒）、茯苓、甘草、牡丹皮、栀子（姜炙）、薄荷	疏肝清热，健脾养血	用于肝郁血虚，肝脾不和，两胁胀痛，头晕目眩，倦怠食少，月经不调，脐腹胀痛

名称	复方组成	功效	应用
朴沉化郁丸	香附（醋制）、檀香、沉香、厚朴（姜制）、枳壳（麸炒）、柴胡、莪术（醋制）、延胡索（醋制）、砂仁、高良姜、丁香、木香、片姜黄、醋青皮、陈皮、甘草、豆蔻、醋莪术	舒肝化郁，开胃消食	用于肝气郁滞，肝胃不和所致胃脘刺痛，胸腹胀满，呕吐恶心，停食停水，气滞闷郁
达立通颗粒	柴胡、枳实、木香、陈皮、清半夏、蒲公英、焦山楂、焦槟榔、鸡矢藤、党参、延胡索、六神曲（炒）	清热解郁，和胃降逆，通利消滞	用于肝胃郁热所致痞满证，症见胃脘胀满、嗳气、纳差、胃中灼热、嘈杂泛酸、脘腹疼痛、口干口苦；运动障碍型功能性消化不良见上述症状者
血府逐瘀胶囊	柴胡、当归、地黄、赤芍、红花、炒桃仁、麸炒枳壳、甘草、川芎、牛膝、桔梗	活血祛瘀，行气止痛	用于气滞血瘀所致的胸痹、头痛日久、痛如针刺而有定处、内热烦闷、心悸失眠、急躁易怒
护肝片	柴胡、茵陈、板蓝根、五味子、猪胆粉、绿豆	疏肝理气，健脾消食	具有降低转氨酶的作用，用于慢性肝炎及早期肝硬化
利胆片	大黄、金银花、金钱草、木香、知母、大青叶、柴胡、白芍、黄芩、芒硝、茵陈	疏肝止痛，清热利湿	用于肝胆湿热所致的胁痛，症见胁肋及胃腹部疼痛，按之痛剧，大便不通，小便短赤，身热头痛，呕吐不食；胆道疾患见上述证候者
补中益气丸	炙黄芪、党参、炙甘草、炒白术、当归、升麻、柴胡、陈皮	补中益气，升阳举陷	用于脾胃虚弱、中气下陷所致的泄泻、脱肛、阴挺，症见体倦乏力、食少腹胀、便溏久泻、肛门下坠或脱肛、子宫脱垂
补白颗粒	补骨脂、白扁豆、淫羊藿、黑大豆、赤小豆、丹参、柴胡、苦参	健脾温肾	用于慢性白细胞减少症属脾肾不足者
乳宁颗粒	柴胡、当归、醋香附、丹参、炒白芍、王不留行、赤芍、炒白术、茯苓、青皮、陈皮、薄荷	疏肝养血，理气解郁	用于肝气郁结所致的乳癖，症见经前乳房胀痛、两肋胀痛、乳房结节、经前疼痛加重；乳腺增生见上述证候者
乳核散结片	柴胡、当归、黄芪、郁金、光慈菇、漏芦、昆布、海藻、淫羊藿、鹿衔草	疏肝活血，祛痰软坚	用于肝郁气滞、痰瘀互结所致的乳癖，症见乳房肿块或结节、数目不等、大小不一、质软或中等硬，或乳房胀痛、经前疼痛加剧；乳腺增生病见上述证候者
乳疾灵颗粒	柴胡、醋香附、青皮、赤芍、丹参、炒王不留行、鸡血藤、牡蛎、海藻、昆布、淫羊藿、菟丝子	疏肝活血，祛痰软坚	用于肝郁气滞、痰瘀互结所致的乳癖，症见乳房肿块或结节、数目不等、大小不一、质软或中等硬、或经前疼痛；乳腺增生病见上述证候者
乳增宁胶囊	艾叶、淫羊藿、柴胡、川楝子、天冬、土贝母	疏肝解郁，调理冲任	用于冲任失调、气郁痰凝所致乳癖，症见乳房结节、一个或多个、大小形状不一、质柔软，或经前胀痛，或腰酸乏力、经少色淡；乳腺增生病见上述证候者
乳癖散结胶囊	夏枯草、川芎（酒炙）、僵蚕（麸炒）、鳖甲（醋制）、柴胡（醋制）、赤芍（酒炒）、玫瑰花、莪术（醋制）、当归（酒炙）、延胡索（醋制）、牡蛎	行气活血，软坚散结	用于气滞血瘀所致的乳腺增生病，症见乳房疼痛，乳房肿块，烦躁易怒，胸胁胀满
定坤丹	红参、鹿茸、西红花、三七、白芍、熟地黄、当归、白术、枸杞子、黄芩、香附、茺蔚子、川芎、鹿角霜、阿胶、延胡索、鸡血藤膏、红花、益母草、五灵脂、茯苓、柴胡、乌药、砂仁、杜仲、干姜、细辛、川牛膝、肉桂、炙甘草	滋补气血，调经舒郁	用于气血两虚、气滞血瘀所致的月经不调、行经腹痛、崩漏下血、赤白带下、血晕血脱、产后诸虚、骨蒸潮热

续表

名称	复方组成	功效	应用
春血安胶囊	熟地黄、盐车前子、茯苓、柴胡、牛膝、五味子（酒蒸）、肉桂、泽泻、三七、附片（黑顺片）、山药、黄连、牡丹皮	益肾固冲，调经止血	用于肝肾不足，冲任失调所致的月经失调、崩漏、痛经，症见经行错后、经水量多或淋漓不净、经行小腹冷痛、腰部疼痛；青春期功能失调性子宫出血、上节育环后出血见上述证候者
茵芪肝复颗粒	茵陈、焦栀子、大黄、白花蛇舌草、猪苓、柴胡、当归、黄芪、党参、甘草	清热解毒利湿，疏肝补脾	用于慢性乙型病毒性肝炎肝胆湿热兼脾虚肝郁证，症见右胁胀满、恶心厌油、纳差食少、口淡乏味
复方益肝丸	茵陈、板蓝根、龙胆、野菊花、蒲公英、山豆根、垂盆草、蝉蜕、苦杏仁、人工牛黄、夏枯草、车前子、土茯苓、胡黄连、牡丹皮、丹参、红花、大黄、香附、青皮、枳壳、槟榔、鸡内金、人参、桂枝、五味子、柴胡、炙甘草	清热利湿，疏肝理脾，化瘀散结	用于湿热毒蕴所致的胁肋胀痛、黄疸、口干口苦、苔黄脉弦；急、慢性肝炎见上述证候者
胆石通胶囊	蒲公英、水线草、绵茵陈、广金钱草、溪黄草、大黄、枳壳、柴胡、黄芩、鹅胆粉	清热利湿，利胆排石	用于肝胆湿热所致的胁痛、胆胀，症见右胁胀痛、痞满呕恶、尿黄口苦；胆石症、胆囊炎见上述证候者
胆康胶囊	柴胡、蒲公英、大黄、郁金、茵陈、人工牛黄、栀子、薄荷素油	舒肝利胆，清热解毒，理气止痛	用于急、慢性胆囊炎，胆道结石
桂芍镇痫片	桂枝、白芍、党参、半夏（制）、柴胡、黄芩、甘草、鲜姜、大枣	调和营卫，清肝胆	用于治疗各种发作类型的癫痫
柴连口服液	麻黄、柴胡、广藿香、肉桂、连翘、桔梗	解表宣肺，化湿和中	用于感冒风寒夹湿证者，症见恶寒、发热、头痛、鼻塞、咳嗽、咽干、脘闷、恶心等
柴胡口服液	柴胡	解表退热	用于外感发热，症见身热面赤、头痛身楚、口干而渴
柴胡舒肝丸	茯苓、麸炒枳壳、豆蔻、酒白芍、甘草、醋香附、陈皮、桔梗、姜厚朴、炒山楂、防风、炒六神曲、柴胡、黄芩、薄荷、紫苏梗、木香、炒槟榔、醋三棱、酒大黄、炒青皮、当归、姜半夏、乌药、醋莪术	疏肝理气，消胀止痛	用于肝气不舒，胸胁痞闷，食滞不清，呕吐酸水
柴胡滴丸	柴胡	解表退热	用于外感发热，症见身热面赤、头痛身楚、口干而渴
柴黄片	柴胡、黄芩	清热解表	用于风热感冒，症见发热、周身不适、头痛、目眩、咽喉肿痛
柴银口服液	柴胡、金银花、黄芩、葛根、荆芥、青蒿、连翘、桔梗、苦杏仁、薄荷、鱼腥草	清热解毒，利咽止咳	用于上呼吸道感染外感风热证，症见发热恶风、头痛、咽痛、汗出、鼻塞流涕、咳嗽、舌边尖红、苔薄黄
逍遥丸	柴胡、当归、白芍、炒白术、茯苓、炙甘草、薄荷	疏肝健脾，养血调经	用于肝郁脾虚所致的郁闷不舒、胸胁胀痛、头晕目眩、食欲减退、月经不调
健胃片	炒山楂、六神曲（炒）、炒麦芽、焦槟榔、醋鸡内金、苍术（制）、草豆蔻、陈皮、生姜、柴胡、白芍、川楝子、醋延胡索、甘草浸膏	疏肝和胃，消食导滞，理气止痛	用于肝胃不和，饮食停滞所致的胃痛、痞满，症见胃脘胀痛、嘈杂食少、嗳气口臭、大便不调

续表

名称	复方组成	功效	应用
健胃愈疡颗粒	柴胡、党参、白芍、延胡索、白及、珍珠层粉、青黛、甘草	疏肝健脾，生肌止痛	用于肝郁脾虚、肝胃不和所致的胃痛，症见胃脘胀痛、嗳气吐酸、烦躁不适、腹胀便溏等；消化性溃疡见上述证候者
益肾化湿颗粒	人参、黄芪、白术、茯苓、泽泻、清半夏、羌活、独活、防风、柴胡、黄连、白芍、陈皮、炙甘草、生姜、大枣	升阳补脾，益肾化湿，利水消肿	用于慢性肾小球肾炎（肾功能：SCr 小于 2mg/dl）脾虚湿盛证出现的蛋白尿，兼见水肿，疲倦乏力，畏寒肢冷，纳少等
消食退热糖浆	柴胡、黄芩、知母、青蒿、槟榔、厚朴、水牛角浓缩粉、牡丹皮、荆芥穗、大黄	清热解毒，消食通便	用于小儿外感时邪、内兼食滞所致的感冒，症见高热不退、脘腹胀满、大便不畅；上呼吸道感染、急性胃肠炎见上述证候者
消痤丸	升麻、柴胡、麦冬、野菊花、黄芩、玄参、石膏、石斛、龙胆草、大青叶、金银花、竹茹、蒲公英、淡竹叶、夏枯草、紫草	清热利湿，解毒散结	用于湿热毒邪聚结肌肤所致的粉刺，症见颜面皮肤光亮油腻、黑头粉刺、脓疱、结节，伴有口苦、口黏、大便干；痤疮见上述证候者
消癥丸	柴胡、香附、酒大黄、青皮、川芎、莪术、土鳖虫、浙贝母、当归、白芍、王不留行	疏肝行气，活血化痰，软坚散结	用于气滞血瘀痰凝所致的乳腺增生病。症见乳房肿块，乳房胀痛或刺痛，可伴胁肋疼痛，善郁易怒，胸闷，脘痞纳呆，月经量少色暗，经行腹痛，舌暗红或有瘀点、瘀斑，苔薄白或白腻，脉弦或涩
通乳颗粒	黄芪，熟地黄，通草，瞿麦，天花粉，路路通，漏芦，党参，当归，川芎，白芍（酒炒），王不留行，柴胡，穿山甲（烫），鹿角霜	益气养血，通络下乳	用于产后气血亏损，乳少、无乳，乳汁不通
通窍耳聋丸	北柴胡、龙胆、芦荟、熟大黄、黄芩、青黛、天南星（矾炙）、木香、青皮（醋炙）、陈皮、当归、栀子（姜炙）	清热泻火，通窍润便	用于肝经热盛，头目眩晕，耳聋蝉鸣，耳底肿痛，目赤口苦，胸膈满闷，大便燥结
得生丸	益母草、当归、白芍、柴胡、木香、川芎	养血化瘀，疏肝调经	用于气滞血瘀所致的月经不调、痛经，症见月经量少有血块、经行后期或前后不定、经行小腹胀痛，或有癥瘕痞块
清瘟解毒丸	大青叶、连翘、玄参、天花粉、桔梗、炒牛蒡子、羌活、防风、葛根、柴胡、黄芩、白芷、川芎、赤芍、甘草、淡竹叶	清瘟解毒	用于外感时疫，憎寒壮热，头痛无汗，口渴咽干，疹腮，大头瘟
舒尔经颗粒	当归、牡丹皮、赤芍、柴胡、桃仁、陈皮、香附、牛膝、益母草、延胡索、白芍	活血疏肝，止痛调经	用于痛经，症见月经将至前便觉性情急躁，胸乳胀痛或乳房有块，小腹两侧或一侧胀痛，经初行不畅、色暗或有血块
舒肝和胃丸	醋香附、白芍、佛手、木香、郁金、炒白术、陈皮、柴胡、广藿香、焦槟榔、炙甘草、莱菔子、乌药	疏肝解郁，和胃止痛	用于肝胃不和，两胁满闷，胃脘疼痛，食欲不振，呃逆呕吐，大便失调
舒胆胶囊	大黄、金钱草、枳实、柴胡、栀子、延胡索、黄芩、木香、茵陈、薄荷脑	疏肝利胆止痛，清热解毒排石	用于胆囊炎、胆管炎、胆道术后感染及胆道结石属湿热蕴结、肝胆气滞证候者
疏风解毒胶囊	虎杖、连翘、板蓝根、柴胡、败酱草、马鞭草、芦根、甘草	疏风清热，解毒利咽	用于急性上呼吸道感染属风热证，症见发热，恶风、咽痛、头痛、鼻塞、流浊涕、咳嗽等

续表

名称	复方组成	功效	应用
感冒止咳糖浆	柴胡、山银花、葛根、青蒿、连翘、黄芩、桔梗、苦杏仁、薄荷脑	清热解表，止咳化痰	用于外感风热所致的感冒，症见发热恶风、头痛鼻塞、咽喉肿痛、咳嗽、周身不适
感冒清热颗粒	荆芥穗、薄荷、防风、柴胡、紫苏叶、葛根、桔梗、苦杏仁、白芷、苦地丁、芦根	疏风散寒，解表清热	用于风寒感冒，头痛发热，恶寒身痛，鼻流清涕，咳嗽咽干
解郁安神颗粒	柴胡、大枣、石菖蒲、姜半夏、炒白术、浮小麦、制远志、炙甘草、炒栀子、百合、胆南星、郁金、龙齿、炒酸枣仁、茯苓、当归	疏肝解郁，安神定志	用于情志不畅、肝郁气滞所致的失眠，心烦，焦虑，健忘；神经官能症、围绝经期综合征见上述证候者
慢肝解郁胶囊	当归、白芍、三棱、柴胡、茯苓、白术、甘草、薄荷、丹参、麦芽、香橼、川楝子、延胡索	疏肝解郁，健脾养血	用于肝郁脾虚所致的肝区胀痛，胸闷不舒，食欲不振，腹胀便溏者；迁延性肝炎或慢性肝炎见上述证候者
鼻渊舒口服液	苍耳子、辛夷、薄荷、白芷、黄芩、栀子、柴胡、细辛、川芎、黄芪、川木通、桔梗、茯苓	疏风清热，祛湿通窍	用于鼻炎、鼻窦炎属肺经风热及胆腑郁热证者
癫痫平片	石菖蒲、僵蚕、全蝎、蜈蚣、石膏、白芍、煅磁石、煅牡蛎、猪牙皂、柴胡、硼砂	豁痰开窍，平肝清热，息风定痫	用于风痰闭阻所致癫痫

二、申请专利

在国家知识产权局专利检索及分析数据库，以检索因素"柴胡"进入药物检索项，在方剂组成中搜索"柴胡"，共检索到 18 487 条数据（以申请日为检索要求）。以检索因素"柴胡"进入常规检索项，检索式为"复合文本"，共检索到 28 588 条数据，过滤条件选择日期，筛选为 2010 年到 2020 年 10 月，文献类型选择授权公告文献，发明类型全选，选择有效专利后进行检索，最终检索到 1696 条相关数据，随后将 1696 条数据添加到专利分析库中进行专利分析，结果见图 8-3～图 8-7。

柴胡的相关专利数量较多，以安徽省和山东省申请的专利量最多，2013 年和 2014 年柴胡专利申请的数量达到顶峰，之后逐年下降。

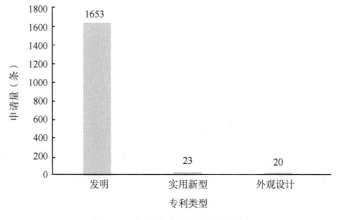

图 8-3　柴胡专利类型分析结果

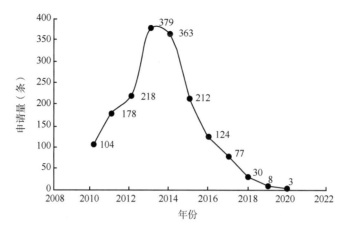

图 8-4 柴胡专利分年度申请变化趋势

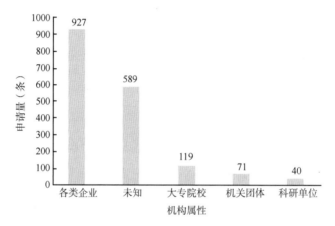

图 8-5 柴胡专利申请机构属性分析

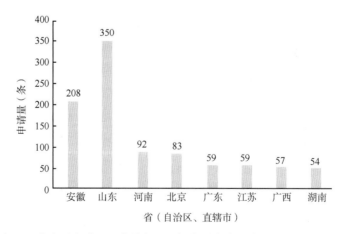

图 8-6 各省（自治区、直辖市）柴胡专利申请量分析（取排名前八）

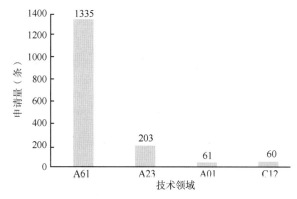

图 8-7　柴胡专利技术领域分析（取排名前四）

A61 为医学或兽医学、卫生学；A23 为其他类不包括的食物或食料、水果、蔬菜、牛奶等；

A01 为农业、林业、畜牧业等；C12 为生物化学、啤酒、酶、醋等。

三、综合利用

柴胡可以应用于人的神经、血液循环、消化、呼吸和免疫系统，从现代临床对柴胡的应用来看，柴胡几乎可以作用于所有的人体系统，对人体的治疗作用具有综合效果，因此柴胡的应用广泛。

小柴胡汤不仅用于治疗发热性疾病，还能够治疗消化系统疾病，比如胃炎、消化性溃疡、消化不良、功能性便秘、慢性肝炎等；可用于治疗呼吸系统疾病，如咳嗽、咳嗽变异性哮喘、肺部感染；小柴胡汤可治疗心脑血管疾病，如冠心病、高血压和中风，还可治疗内分泌疾病如糖尿病、甲状腺炎；除此之外可用于治疗肿瘤和变应性鼻炎、颈淋巴结结核和女性外阴湿疹；小柴胡汤还可明显降低肺炎链球菌感染模型的动物死亡率，比板蓝根的效果更好；将小柴胡汤应用于皮肤科中效果也比较显著，如应用于治疗痤疮、黄褐斑、神经性皮炎等疾病中；将小柴胡汤应用于妇科疾病中，其治疗方面广泛，既可以治疗月经病，如经行发热、经行头痛、经行感冒、痛经、经前期综合征等疾病，还可治疗产后病如产后中风、产后发热以及围绝经期综合征、多囊卵巢综合征等疾病；将小柴胡汤应用于男性疾病中，可以治疗睾丸胀痛、输精管结扎术后不适症以及阳痿等症状。日本早在 20 世纪 70 年代就对小柴胡汤在内的经典方剂开展了相关制剂的研究，小柴胡汤剂是日本药典中第一个被认可的中药汉方制剂，甚至被纳入国民健康保险报销范围。

大柴胡汤出自张仲景的《伤寒杂病论》，是由小柴胡汤增减药味而组成的，临床应用也很广泛，涉及消化、呼吸、心血管、内分泌、泌尿等系统的疾病中，在消化系统中大柴胡汤可以治疗急性胰腺炎、胃食管反流病、胆汁反流性胃炎、粘连性肠梗阻、急性阑尾炎、功能性消化不良以及肝胆疾病如急性胆囊炎、胆道结石等。

柴胡温胆汤能够治疗多个系统疾病，可以治疗神经及精神系统中的疾病，如睡眠障碍、焦虑症、失眠焦虑症、抑郁症、各种疾病引发的头痛和眩晕以及多发性抽动症等；可以治疗消化系统中的非酒精性脂肪肝、腹泻等疾病；可以治疗糖尿病和循环系统中的室性早搏、稳定型心绞痛及老年高血压等疾病；除此之外还有呼吸系统中的支气管扩张并感染以及慢性支气管炎急性发作等病症。

出自《景岳全书》的柴胡疏肝散，主要治疗肝气郁结、瘀血阻滞所导致的疾病，如冠心病、精神性头痛、黄疸、心律失常等。

关于柴胡的国产保健品数量不多，大部分相关的保健品作用是美容养颜、保护化学性肝损伤。表 8-3 罗列了一些柴胡相关保健品的信息。

表 8-3　柴胡相关保健品信息

产品名称	生产企业	主要原料	保健功能
艾丽素牌山桃红胶囊	广州市艾丽素美容品实业发展有限公司	生地黄、山茱萸、当归、茯苓、牡丹皮、赤芍、川芎、桃仁、红花、柴胡	美容（祛黄褐斑）
赛天仙牌青春美颜胶囊	广东康富来药业有限公司	黄芪、当归、茯苓、柴胡、酸枣仁、丹参、芦荟全叶粉、沙棘籽油、硒酵母、超氧化物歧化酶（SOD）	美容（祛黄褐斑）、改善胃肠道功能（润肠通便）
汉定牌健肝胶囊	济南汉定生物工程有限公司	枸杞子、茯苓、白芍、五味子、柴胡、甘草	对化学性肝损伤有辅助保护作用
天狮牌靓颜胶囊	天津天狮生物工程有限公司	生地、当归、白芍、红花、桃仁、柴胡、川芎、维生素 C、维生素 E	美容（祛黄褐斑）
臻美祛斑胶囊	三筑（上海）生物科技有限公司	柴胡、桃仁、白芍、白术	美容（祛黄褐斑）
必原安神口服液	陕西君德康药业有限公司	酸枣仁（炒）、龙骨、五味子、龙眼肉、丹参、柴胡	改善睡眠
千里明牌千里明胶囊	辽宁千里明药业（集团）有限公司	柴胡、枸杞子、决明子、菊花	改善视力
泰康茶	西安今正枫岗保健品有限责任公司	秦巴山区特产灵芝、冬虫夏草、茯苓、栀子、柴胡、白芍、甘草、雪茶（太白茶）、桃仁、山楂、砂仁、大枣	调节细胞免疫、对化学性肝损伤有一定保护作用
三奇堂牌欣欣茶	北京三奇医药技术研究所有限公司	溪黄草、绞股蓝、柴胡、猪苓、灵芝、甘草、枸杞子	调节血脂、对化学性肝损伤有辅助保护作用
琼丰益肝胶囊	广州市琼丰保健品实业有限公司	枸杞子、女贞子、丹参、三七、柴胡、甘草	对化学性肝损伤有辅助保护作用

　　将小柴胡汤应用于农业中，能产生较大的经济价值，既能保证奶牛健康和提高生产水平，还能够避免大量使用抗生素带来的副作用，能够保证奶产品的质量，对奶牛具有较好的保健作用。柴胡对于家禽的风热感冒、咳嗽等病症也具有较好的疗效，柴胡综合利用情况见图 8-8。

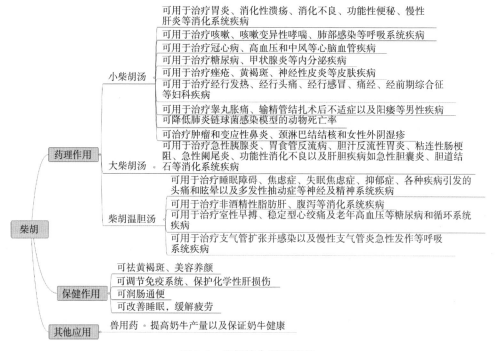

图 8-8　柴胡综合利用情况

（赵启鹏　张佳妮　孟金妮）

第九章

秦艽的生产与现代应用

　　宁夏秦艽野生资源丰富，产量较大，后因过度采挖，资源受到一定破坏。早在 20 世纪 80 年代宁夏就开始对秦艽进行野生变家种的引种栽培，现已实现规模化种植，以半野生种植为主，半野生秦艽是宁夏传统主产品种，2013 年宁夏秦艽种植面积 5667hm²，2019 年受市场影响，宁夏秦艽种植面积减少，仅 104hm²。有研究显示，宁夏地区野生秦艽与栽培秦艽在质量上无显著差异，部分指标甚至优于野生秦艽。

第一节　品种来源

一、基原

　　秦艽为龙胆科龙胆属植物秦艽 *Gentiana macrophylla* Pall.、麻花秦艽 *G. straminea* Maxim.、粗茎秦艽 *G. crassicaulis* Duthie ex Burk. 或小秦艽 *G. dahurica* Fisch.的干燥根。前三种按性状不同分别习称为"秦艽"和"麻花艽"，后一种习称为"小秦艽"。《中国植物志》将麻花秦艽（*G. straminea*）的植物名定名为"麻花艽"，将小秦艽（*G. dahurica*）的植物名定名为"达乌里秦艽"，而《宁夏植物志》将小秦艽（*G. dahurica*）的植物名定名为"达乌里龙胆"。我国龙胆属植物 247 种，宁夏产 7 种 1 变种，在上述 4 种秦艽正品基原中，除粗茎秦艽（*G. crassicaulis*）外，宁夏均有分布与种植，主产于六盘山、贺兰山、罗山、南华山及西吉、海原、中卫、盐池等县（市）。

二、形态特征

1. 秦艽（*G. macrophylla*）

　　多年生草本，高 20～60cm，全株无毛，光滑，基部被纤维状叶鞘包被。根粗壮，须根多条，扭结或粘结成一个圆柱形的根。茎少数丛生，斜升或直立，黄绿色或有时上部带红紫色，圆柱形。基生叶较大，披针形，稀长椭圆形，长 6～28cm，宽 1.5～6cm，先端钝或急尖，基部渐狭，边缘平滑，叶脉 5～7 条，在两面均明显，并在下面突起，叶柄较宽，长为 3～5cm，包被于残存的纤维状叶鞘中；茎生叶较小，椭圆状披针形或狭椭圆形，长 4.5～15cm，宽 1.2～3.5cm，先端钝或急尖，基部钝，边缘较平滑，叶脉 3～5 条，在两面均明显，并在下面突起，无叶柄至叶柄长达 4cm。聚伞花序簇生于茎顶呈头状或腋生作轮状，花多数，无花梗；花萼筒膜质，黄绿色或有时带紫色，长 5～9mm，一侧开裂呈佛焰苞状，先端截形或圆形，萼齿 4～5 个，稀 1～3 个，较小，锥形，长 0.5～1mm；花冠筒部黄绿色，冠淡蓝色或蓝紫色，壶形，长 1.8～2.0cm，裂片 5，卵形或卵圆形，长 3～4mm，先端钝或钝圆，全缘，褶整齐，三角形，长 1～1.5mm 或截形，全缘；雄蕊 5，着生于冠筒中下部，整齐，花丝线状钻形，长 2～2.5mm；子房无柄，椭圆状披针形或狭椭圆形，长 9～11mm，先端渐狭，花柱短，线形，连柱头长 1.5～2mm，柱头 2 裂，裂片矩圆形。蒴果内藏或先端外露，长椭圆形，长 15～20mm；种子红褐色，有光泽，矩圆形，长 1.2～1.4mm，表面具细网纹。花期 7～8 月，果期 8～9 月（彩图 27）。

2. 麻花秦艽（*G. straminea*）

多年生草本，高 8～35cm，全株光滑，无毛，基部被纤维状叶鞘包裹。根粗壮，须根多数，扭结成一个粗大、圆锥形的根。基生叶披针形至宽披针形，长 5～20cm，宽 0.8～4cm，叶脉 3～5 条，下面突起，两面均明显，叶柄宽，膜质，长 2～4cm，包被于枯存的纤维状叶鞘中；茎生叶小，对生，条状披针形，长 2.5～8cm，宽 0.5～1cm，基部合生，抱茎。聚伞花序顶生或腋生，排列成疏松的花序；花梗斜伸，黄绿色，稀带紫红色，不等长，总花梗长达 9cm，小花梗长达 4cm；花萼筒膜质，黄绿色，长 0.5～2.8cm，一侧开裂呈佛焰苞状，萼齿 2～5 个，不等长，齿状或钻形，长 0.5～1mm；花冠筒状钟形，淡黄白色，喉部及筒的基部有绿色斑点，裂片 5，三角状卵形或卵形，长 5～6mm，先端钝，全缘，褶宽三角形，长 2～3mm，先端具短齿；雄蕊 5，着生于花冠筒中下部，整齐，花丝线状钻形，长 11～15mm，花药狭矩圆形；子房披针形或线形，花柱极短，柱头 2 裂。蒴果内藏，椭圆状披针形，长 2.5～3cm，先端渐狭，基部钝，柄长 7～12mm；种子多数，褐色，有光泽，狭矩圆形，长 1.1～1.3mm，表面有细网纹。花期 7～8 月，果期 8～10 月。

3. 小秦艽（*G. dahurica*）

多年生草本，高 10～25cm，全株光滑，无毛，基部被枯存的纤维状叶鞘包裹。根粗壮，须根多条，向左扭结成一个圆锥形的根，浅黄棕色。茎多数丛生，斜升，黄绿色或紫红色，近圆形。基生叶披针形或狭披针形，长 5～15cm，宽 0.8～1.5cm，先端渐尖，基部渐狭，边缘粗糙，具脉 3～5 条，在两面均明显，并在下面突起，叶柄膜质，长 2～4cm，包被于枯存的纤维状叶鞘中；茎生叶少数，小，线状披针形至线形，长 2～5cm，宽 0.2～0.5mm，具叶脉 1～3 条。聚伞花序顶生或叶腋生，排列成疏松的花序；花梗斜伸，黄绿色或紫红色，极不等长，总花梗长至 5.5cm，小花梗长至 3cm；花萼钟形，膜质，黄绿色或带紫红色，长 7～20mm，顶端 5 裂，不整齐，线形，绿色，长 3～8mm；花冠筒状钟形，深蓝色，有时喉部具多数黄色斑点，长 3.5～4.5cm，5 裂，裂片卵形或卵状椭圆形，长 5～8mm，先端钝，褶三角形或卵形，边缘具齿状缺刻；雄蕊 5，着生于花冠筒中下部，花丝线状钻形，花药矩圆形；子房上位，无柄，披针形或线形，花柱线形，连柱头长 2～4mm，柱头 2 裂。蒴果内藏，无柄，倒卵状长椭圆形，与花冠几等长；种子淡褐色，有光泽，矩圆形，长 1.3～1.5mm，表面有细网纹。花期 7 月，果期 8～9 月（彩图 28）。

4. 粗茎秦艽（*G. crassicaulis*）

多年生草本，高 30～40cm，全株光滑无毛，基部被残存的纤维状叶鞘包裹。根粗壮，须根多条，扭结或粘结成一个粗的根。茎少数丛生，粗壮，斜升，黄绿色或带紫红色，近圆形。基生叶卵状椭圆形或狭椭圆形，长 12～20cm，宽 4～6.5cm，具叶脉 5～7 条，在两面均明显，并在下面突起，叶柄宽，包被于枯存的纤维状叶鞘中；茎生叶卵状椭圆形至卵状披针形，长 6～16cm，宽 3～5cm，具叶脉 3～5 条，在两面均明显，并在下面突起，叶柄宽，愈向茎上部叶愈大，柄愈短，至最上部叶密集呈苞叶状包被花序。花多数，无花梗，在茎顶簇生呈头状，稀腋生作轮状；花萼筒膜质，长 4～6mm，一侧开裂呈佛焰苞状，先端截形或圆形，萼齿 1～5，甚小，锥形，长 0.5～1mm；花冠筒部黄白色，冠檐蓝紫色或深蓝色，内面有斑点，壶形，长 2～2.2cm，裂片卵状三角形，先端钝，全缘，褶偏斜，三角形，边缘有不整齐细齿；雄蕊着生于冠筒中部，整齐，花丝线状钻形，花药狭矩圆形；子房无柄，花柱线形，连柱头长 2～2.5mm，杜头 2 裂，裂片矩圆形。蒴果内藏，无柄，椭圆形，长 1.8～2cm；种子红褐色，有光泽，矩圆形，长 1.2～1.5mm，表面具细网纹。该种在宁夏没有分布。

三、原植物检索表

1. 雄蕊有长短 2 型；花淡黄色，有黑色条纹 ······························条纹龙胆 G. striata Maxim.
1. 雄蕊整齐，等长 ·· 2
2. 一年生草本；花冠较短，长不超过 1.5cm ··· 3
2. 多年生草本；花冠较长，长超出 2cm ·· 4
3. 植株被短腺毛；花萼裂片卵形或卵圆形，常反折 ·················· 鳞叶龙胆 G. squarrosa Ledeb.
3. 植株无毛；花萼裂片披针形，直立 ················· 假水生龙胆 G. pseudoaquatica Kusnez.
4. 花簇生枝顶成头状或腋生成轮状 ··· 5
4. 聚伞花序顶生或腋生，不成头状或轮状 ·· 6
5. 叶宽，卵状椭圆形或狭椭圆形；花冠壶状或筒形；蒴果无柄 ····························· 7
5. 叶窄，线形至宽线形；花冠筒状钟形；蒴果具柄 ········· 管花秦艽 G. siphonantha Maxim. ex Kusnez.
6. 花冠淡黄色；萼裂片 2～5，甚小，齿状钻形····················· 麻花秦艽 G. straminea Maxim.
6. 花冠蓝色；萼裂片 5，线形·· 小秦艽 G. dahurica Fisch.
7. 花萼筒长 5～9mm；花冠壶状，长 1.8～2.0cm ··················· 秦艽 G. macrophylla Pall.
7. 花萼长为花冠之半，长（0.7）1～1.2（1.4）cm；花冠筒形，长 2～2.5cm ························· 大花秦艽 G. macrophylla var. fetissowii（Regel et Winkl.）Ma et K. C. Hsia

（赵云生　林丽珍）

第二节　栽 培 要 点

一、产地与生物学特性

1. 产区生境特点

野生秦艽生长在海拔较高，气候较湿润，年均气温较低的区域，一般年均气温 1～9℃，年降水量 400～670mm。多生长在山坡、高山草甸、草丛、河滩、沟渠边等处，土壤类型多为山地荒漠土、山地栗钙土、山地灰褐土及亚高山草甸土、高山寒漠土等，伴生植物以禾草、莎草及小灌木为主。

在宁夏，秦艽和小秦艽主要产于六盘山、南华山和罗山，多生长于海拔 1500～2900m 的山坡草地及林缘。麻花秦艽多产南华山,生于 2000m 左右的山坡草地。土壤以富腐殖质的草甸土、荒漠土及砂质壤土为多,也有的在含碎石发育较浅的淋溶灰褐土壤上生长。所以,气候凉爽,雨量充沛,土壤肥沃,是秦艽生长的良好环境。

2. 生长习性

喜温暖湿润气候。耐寒、耐旱、怕涝、宜选干燥山坡,土层深厚、疏松肥沃、富含腐殖质的砂质壤土栽培。不宜在黏土和低洼地栽种。种子宜在较低温条件下萌发,发芽适温 20℃左右。通常每年 5 月下旬返青,6 月下旬开花,8 月种子成熟,年生育期 100d 左右。种子寿命 1 年。

二、选地整地

宜种植在海拔 1500～2200m,年降雨量 450～600mm 的阴湿地区。在土质疏松、肥沃的壤土中种植为好。

三、播种方法

1. 仿野生栽培

(1)地块选择:选择土层厚 25cm 以上、质地为壤土、坡度小于 15° 的林下地块或山坡地块。

(2)播种期:选择 8～9 月中秋季节进行,秋天雨量充足,有利于提高秦艽种子发芽率。

(3)播种量:山坡地块种子用量为 0.5kg/亩。林下地块种子用量为 1kg/亩。

(4)播种:撒播在山地土层较厚处,用钉耙适当耙搂,播后镇压。秦艽种子萌发需要遮阴条件,可以考虑间种油菜等一年生高秆作物。

2. 直播栽培

(1)整地施肥:整地前施入腐熟的农家肥 2～3m³/亩,复合肥 10～15kg/亩,耕翻 20～30cm,耙糖平整。

(2)播种期:选择中秋季节 8～9 月进行,秋天雨量充足,有利于提高秦艽种子发芽率。

(3)播种量:直播用种量为 1～2kg/亩。

(4)播种方法:播深 1～2cm,将种子用细河沙拌匀撒入播种沟内,浅覆土,重镇压。秦艽种子萌发需要遮阴条件,播种后用长麦草覆盖,厚 1～2cm,进行遮阴保墒和防止土壤板结,可以考虑间种油菜等一年生高秆作物。

四、田间管理(彩图 29)

1. 苗期管理

视降雨和土壤墒情,及时补水,保持土壤湿润,直至出苗。齐苗后分 2～3 次揭去覆盖的麦草。

2. 中耕锄草

根据杂草生长情况中耕除草每年 2～3 次。于 5 月中、下旬进行第 1 次除草,此时幼苗易受伤,必须操作细致,除草应在杂草的开花期或结实期前进行,以减少杂草种子的撒播。

3. 追肥

每年结合中耕除草于 6 月中、下旬追施尿素或水溶性好的复合肥 15～20kg/亩，宁夏中南部干旱区，在肥料的选择上，更要选择施用易溶解、易吸收的复合肥。

五、病虫害防治

1. 叶斑病

叶斑病多发生在高温高湿季节，发病时注意通风除湿，可用代森铵可湿性粉剂 800 倍液，每 7d 1 次，喷洒 2～3 次。

2. 锈病

锈病发生初期叶片出现淡黄色小斑点，后期斑点逐渐由淡黄色变为黄褐色，至深褐色。防治方法：选择排水良好的田块种植，发病地块用 75%百菌清粉剂 600 倍液或三唑酮可湿性粉剂 50～100g 兑水 50～70kg 喷雾，7～10d 1 次，连续 3 次。

3. 蚜虫

蚜虫病害发生初期，连续叶面喷雾处理 2 次，间隔 7～10d，药液量 450L/hm^2。

六、采收加工

播种后 3～5 年采收。春、秋季均可采挖，但以秋季质量较好。挖出后去掉茎叶，晒至柔软时，堆成堆，使自然发热，至根内部变成肉红色时，晒干。也可在挖根后，直接晒干。

七、贮藏与养护

置通风干燥处贮藏。秦艽药材易受潮发霉，贮藏期间应定期检查，发现霉变、虫蛀要及时晾晒。有条件的地方，可以密封臭氧充氮养护。

（张新慧　张文晋）

第三节　质量评价与饮片生产

一、药材鉴定

1. 性状鉴定

（1）秦艽：呈类圆柱形，上粗下细，扭曲不直，长 10～30cm，直径 1～3cm。表面黄棕色或灰黄色，有纵向或扭曲的纵皱纹，顶端有残存茎基及纤维状叶鞘。质硬而脆，易折断，断面略显油性，皮部黄色或棕黄色，木部黄色。气特异，味苦、涩。

（2）麻花艽：呈类圆锥形，由多个裂生根缠聚而成麻花状，直径可达 7cm。表面棕褐色，粗糙，有裂隙呈网状孔纹。质松脆，易折断，断面略显油性多呈枯朽状。

（3）小秦艽：呈类圆锥形或类圆柱形，长 8～15cm，直径 0.2～1cm。表面棕黄色。主根通常 1 个，残存的茎基有纤维状叶鞘，下部多分枝。断面黄白色。

2. 理化鉴定

（1）取本品粉末少量，加甲醇超声提取，滤过，取滤液作为供试品溶液。另取龙胆苦苷对照品，加甲醇制成每 1ml 含 1mg 的溶液，作为对照品溶液。按照《中国药典》（2020 年版四部）"薄层色谱法试验"（通则 0502），吸取供试品溶液 5μl、对照品溶液 1μl，分别点于同一硅胶 GF254 薄层板上，以乙酸乙酯-甲醇-水（10∶2∶1）为展开剂，展开，取出，晾干，置紫外光灯（254nm）下检视。供试品色谱中，在与对照品色谱相应的位置上，显相同颜色的斑点。

（2）取本品粉末少量，加甲醇超声提取，滤过，取滤液作为供试品溶液。取枥瘿酸对照品，加三氯甲烷制成每 1ml 含 0.5mg 的溶液，作为对照品溶液。按照《中国药典》（2020 年版四部）"薄层色谱法"（通则 0502），吸取供试品溶液 5μl 和对照品溶液 1μl，分别点于同一硅胶 G 薄层板上，以三氯甲烷-甲醇-甲酸（50∶1∶0.5）为展开剂，展开，取出，晾干，喷以 10%硫酸乙醇溶液，在 105℃ 加热至斑点显色清晰。供试品色谱中，在与对照品色谱相应的位置上，显相同颜色的斑点。

3. 显微鉴定

（1）秦艽：粉末黄棕色，栓化细胞多成片，草酸钙针晶散在于薄壁细胞中，晶体微小，呈颗粒状、杆状。主要为螺纹及网纹导管。

（2）麻花艽：根横切面皮部外侧细胞多颓废或破碎，厚壁网纹细胞较多，内皮层明显，韧皮部宽广，多有裂隙，木质部位于中央，放射状排列。

（3）小秦艽：厚壁网纹细胞较多，栓化细胞成片，偶见内皮层细胞，草酸钙针晶细小，散在于薄壁细胞中，导管为网纹或螺纹导管加厚。

二、化学成分

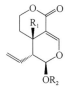

a R₁=OH，R₂=Glc 獐牙菜苦苷
b R₁=H，R₂=Glc 獐牙菜苷

图 9-1　獐牙菜苦苷与獐牙菜苷结构式

1. 环烯醚萜苷类

根据环烯醚萜母核中环戊烷环的 C7—C8 键是否发生断裂，环烯醚萜苷类进一步分为裂环环烯醚萜苷和环烯醚萜苷，主要成分有獐牙菜苦苷（图 9-1a）、獐牙菜苷（图 9-1b）、三花苷和大叶苷 A 等。

2. 黄酮类

秦艽中含有苦参酮与苦参新醇等成分；用微波提取辅助高速逆流色谱法，可从粗茎秦艽中分离得到异红草苷。

3. 生物碱类成分

秦艽中含有枥瘿酸、熊果酸等三萜类成分，以及少量的挥发油、糖类等。其生物碱类成分秦艽甲素（龙胆碱，gentianine）、秦艽乙素（龙胆次碱，gentianidine）、秦艽丙素（gentianol）是在提取处理过程中由裂环环烯醚萜苷类成分与氨作用转化而来的，是体内产生抗炎、镇痛作用的活性成分。

三、含量测定

采用《中国药典》（2020 年版四部）"高效液相色谱法"（通则 0512）测定，按干燥品计算，含龙胆苦苷（$C_{16}H_{20}O_9$）和马钱苷酸（$C_{16}H_{24}O_{10}$）的总量不得少于 2.5%。以十八烷基硅烷键合硅胶为填充剂；以乙腈-0.1%醋酸溶液（9∶91）为流动相；检测波长为 254nm。理论板数按龙胆苦苷峰计算应不低于 3000。取龙胆苦苷对照品、马钱苷酸对照品适量，精密称定，加甲醇分别制成每 1ml 含龙胆苦苷 0.5mg、马钱苷酸 0.3mg 的溶液，即得对照品溶液。取本品粉末（过三号筛）约 0.5g，精密称定，置具塞锥形瓶中，精密加入甲醇 20ml，超声处理（功率 500W，频率 40kHz）30 分钟，放冷，再称定重量，用甲醇补足减失的重量，摇匀，滤过，取续滤液，即得供试品溶液。分别精密吸取两种对照品溶液与供试品溶液各 5～10μl，注入液相色谱仪，测定，即得。

四、炮制方法

秦艽的炮制方法，在历代医药典籍中收录很少，资料相对较少。秦艽的炮制工艺分为牛乳制、酒制、童便制、炙制等。牛乳制主要是将秦艽与牛乳同煮或同煎；酒制又分为酒拌、酒洗、酒浸、酒煎等；童便制包括童便浸晒、童便浸炒、童便浸焙等；炙制主要有炙、炙熟、焙等。现代秦艽炮制工艺主要是酒制和清炒。酒制包括酒拌与酒炒，所用黄酒、白酒、料酒的用酒量也不尽相同。清炒秦艽的方法基本相同，即以文火炒至表面颜色微有焦斑时，取出放凉，筛去碎屑即成。

五、商品规格

根据不同基原及来源，将秦艽药材分为"野生萝卜艽""野生麻花艽""野生小秦艽""栽培萝卜艽""栽培麻花艽""栽培小秦艽"六个规格。

1. 野生萝卜艽

等级为统货。干货。呈圆锥形或圆柱形，有纵向皱纹。主根明显，多有弯曲，根下有细小分枝。芦下直径≥1.0cm，表面灰黄色或黄棕色。质坚而脆。断面皮部棕黄色，中心土黄色，断面黄白色。气特殊，味苦涩。

2. 野生麻花艽

干货。常有数个小根聚集交错缠绕，多向左扭曲，下端几个小根逐渐合生。表面棕褐色或黄棕色，粗糙，有裂隙呈网状纹，体轻而疏松。断面常有腐朽的空心。气特殊，味苦涩。一等级品为芦下直径≥1.0cm；二等级品为芦下直径 0.3～1.0cm。

3. 野生小秦艽

干货。呈细长圆锥形或圆柱形，牛尾状，常有数个小根纠合在一起，扭曲，有纵沟，下端小根逐渐合生。芦头下膨大不明显。表面黄褐色或黑褐色，体轻疏松，断面黄白色或黄棕色，气特殊，味苦。一等级品为芦下直径≥0.8cm；二等级品为芦下直径 0.2～0.8cm。

4. 栽培萝卜艽

干货。呈圆锥形或圆柱形，有纵向或略向左扭的皱纹，主根粗大似鸡腿、萝卜，末端有多数分枝。表面灰黄色或黄棕色。质坚而脆。断面皮部棕黄色或棕红色，中心土黄色。气特殊，味苦涩。一等品为芦下直径≥1.8cm；二等级品为芦下直径 1.0～1.8cm。

5. 栽培麻花艽

干货。常由数个小根聚集交错缠绕呈辫状或麻花状，有显著的向左扭曲的皱纹。表面棕褐色或黄褐色、粗糙。有裂隙呈网纹状，体轻而疏松。断面常有腐朽的空心，气特殊，味苦涩。一等级品为芦下直径≥1.8cm；二等级品为芦下直径 0.5～1.8cm。

6. 栽培小秦艽

干货。呈细长圆锥形或圆柱形，芦头下多有球形膨大，黄白色小突起较多，多纵向排列于凹槽。表面黄色或黄白色，体轻质疏松。断面黄白色或黄棕色。气特殊，味苦涩。一等级品为芦下直径≥1.0cm；二等级品为芦下直径 0.2～1.0cm。

（付雪艳　董　琳）

第四节　临　床　应　用

一、性能功效

1. 性味归经

辛、苦，平。归肝、胆、胃经。

2. 功效

祛风湿，清湿热，退虚热，止痹痛。

二、现代药理作用

1. 抗炎

秦艽具有明显的抗炎作用，其有效成分主要为秦艽碱甲，抗炎作用与可的松相似，较水杨酸钠强，抗炎机制可能是通过兴奋下丘脑-垂体-肾上腺轴（HPA），使促肾上腺皮质激素（ACTH）分泌增加，从而增强肾上腺皮质功能。秦艽醇提物能显著减轻佐剂性关节炎大鼠的关节肿胀，降低关节炎指数。

2. 抗过敏

秦艽碱甲能明显减轻豚鼠因组胺所致的哮喘、抽搐，对组胺所致的豚鼠休克有一定的保护作用，还能降低注射蛋清而致大鼠毛细血管通透性增高，其作用机制可能与其抗组胺作用有关。

3. 镇痛

秦艽水提物、醇提物和秦艽碱甲可明显抑制乙酸所致小鼠扭体反应，减轻热感或光热刺激所致小鼠和大鼠的疼痛反应，且随剂量增加，镇痛作用增强，但作用持续时间短暂，与延胡索和草乌配伍可增强其镇痛作用。

4. 解热、镇静

秦艽碱甲对酵母所致大鼠发热有解热作用，小剂量对大鼠、小鼠有镇静作用，能增强戊巴比妥钠的催眠作用，但较大剂量则有中枢兴奋作用，出现兴奋、惊厥，甚至导致麻痹死亡。

5. 其他药理作用

秦艽还具有保肝、利胆，降血压，升血糖，抗菌和利尿等作用。

三、临床主治

1. 风湿痹证

治疗风湿热痹，关节红肿疼痛，多配防己、牡丹皮、络石藤等；治风寒湿痹，肢节疼痛拘挛，配天麻、羌活、当归、川芎等，如秦艽天麻汤。

2. 脑卒中半身不遂

治脑卒中半身不遂，口眼歪斜，四肢拘急，舌强不语等，单用大量水煎服即能奏效。治疗脑卒中口眼歪斜，言语不利，恶风恶寒者，配升麻、葛根、防风、芍药等祛风散寒药，如秦艽升麻汤；治血虚脑卒中者，配当归、熟地黄、白芍等补血药，如秦艽汤。

3. 骨蒸潮热，疳积发热

治骨蒸潮热，配青蒿、地骨皮、知母等，如秦艽鳖甲散；治小儿疳积发热，配薄荷、炙甘草，即秦艽散。

4. 湿热黄疸

治湿热黄疸，单用为末服；亦可配伍茵陈、栀子、大黄等，如山茵陈丸。

四、用法用量及使用注意

1. 用法用量

煎服，3～10g。

2. 使用注意

久病虚羸，溲多，脾虚便溏者忌服。

五、常用处方

1. 大秦艽汤

秦艽9g，川芎、川独活、当归、白芍、药石膏、甘草各6g，川羌活、防风、吴白芷、黄芩、白术、白茯苓、生地黄、熟地黄各3g，细辛2g。

2. 加味秦艽汤

秦艽、桑枝、当归各15g，天麻、川芎、桂枝、柴胡、法半夏10g，羌活、陈皮各9g，黄芪20g，白芍30g，炙甘草6g，生姜3片。

六、名医临证用药经验

秦艽辛散苦泄，质偏润而不燥，为风药之润剂，有祛风湿，通经络，止痹痛的功效，凡风湿痹痛，筋脉拘挛，骨节酸痛，无问寒热新久均可配伍应用，因其性平偏凉，兼有清热作用，故对热痹尤为适宜。又能"活血荣筋"，可用于脑卒中半身不遂等。尚能退虚热，除骨蒸，为治虚热证之要药，并可清肝胆湿热而退黄疸，用于湿热黄疸。《神农本草经》记载"主寒热邪气，寒湿风痹，肢节痛，下水，利小便"；《冯氏锦囊秘录》记载"秦艽风药中之润剂，散药中之补剂，故养血有功。中风多用之者，取祛风通络，养血疏筋，盖治风先治血，血行风自灭耳"。例如：①临床常用蠲痹汤来治疗风湿性肩周炎，处方为黄芪20g，甘草6g，当归15g，羌活、防风、姜黄、赤芍各10g。随症加减，初期上肢冷痛患者可加桂枝6g、细辛3g、桑枝15g；久病且反复发作的患者，可加全蝎与蜈蚣各3g，川草乌6g；肢体麻木患者可加白芍、威灵仙、延胡索、鸡血藤各20g，达到祛风止痛、益气养血的目的；阴虚患者可加生地黄20g，知母10g，可达到清热养阴的目的。②临床常用独活寄生汤治疗风湿性腰腿痛，处方为桑寄生15g、秦艽10g、当归10g、独活15g、细辛4g、防风10g、白芍15g、牛膝15g、川芎10g、杜仲15g、熟地黄15g、党参20g、甘草6g、肉桂3g、茯苓15g。随着临床症状进行剂量加减，疼痛剧烈患者可加全蝎与蜈蚣各3g，延胡索20g，用以行气止痛、祛风通络；寒重患者可加川草乌6g，可达到散热止痛的目的；湿重患者可加苍术10g、防己15g，可达除湿止痛效果；兼并有热象患者去肉桂，再加忍冬藤和桑枝各15g，可达到清热疏风的目的。

（李卫强　牛　阳　王丽玮）

第五节　中成药生产与产品开发

一、中成药生产

《中国药典》2020年版一部收录了秦艽及含秦艽的中成药，中成药剂型占比及信息见图9-2、表9-1。总结发现，含秦艽的中成药大多数与其祛风湿，清湿热，止痹痛的功效有关，用于治疗因风寒湿痹所引起的疾病，如关节疼痛、四肢麻木等。

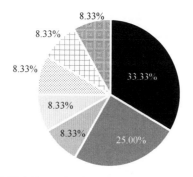

图9-2　秦艽中成药剂型占比

表 9-1　秦艽相关中成药处方组成及其功效

名称	复方组成	功效	应用
十三味榜嘎散	榜嘎、波棱瓜子、秦艽花、印度獐牙菜、巴夏嘎、苦荬菜、洪连、小檗皮、节裂角茴香、金腰草、人工牛黄、红花、止泻木子	清热解毒，凉肝利胆	用于热性"赤巴病"，胆囊炎、黄疸性肝炎
郁金银屑片	秦艽、当归、石菖蒲、黄柏、香附（酒制）、醋郁金、莪术（醋制）、雄黄、马钱子粉、皂角刺、桃仁、红花、乳香（醋制）、硇砂、玄明粉、大黄、土鳖虫、青黛、木鳖子	疏通气血，软坚消积，清热解毒，燥湿杀虫	用于银屑病（牛皮癣）
骨刺消痛片	制川乌、制草乌、秦艽、白芷、甘草、粉萆薢、穿山龙、薏苡仁、制天南星、红花、当归、徐长卿	祛风止痛	用于风湿痹阻、瘀血阻络所致的痹病，症见关节疼痛、腰腿疼痛、屈伸不利；骨性关节炎、风湿性关节炎、风湿痛见上述证候者
复方夏天无片	夏天无、夏天无总碱、制草乌、人工麝香、乳香（制）、蕲蛇、独活、豨莶草、安痛藤、威灵仙、丹参、鸡矢藤、鸡血藤、山楂叶、牛膝、当归、防己、苍术、五加皮、川芎、没药（制）、秦艽、羌活、木香、赤芍、防风、骨碎补、制马钱子、僵蚕、全蝎、麻黄、三七、冰片	祛风活血，疏经活络	用于风邪中络，口眼歪斜，肌肉麻木，筋骨疼痛
追风透骨丸	制川乌、白芷、制草乌、香附（制）、甘草、白术（炒）、没药（制）、麻黄、川芎、乳香（制）、秦艽、地龙、当归、茯苓、赤小豆、羌活、天麻、赤芍、细辛、防风、天南星（制）、桂枝、甘松	祛风除湿，通经活络，散寒止痛	用于风寒湿痹，肢节疼痛，肢体麻木
独活寄生合剂	独活、桑寄生、秦艽、防风、细辛、当归、白芍、川芎、熟地黄、盐杜仲、川牛膝、党参、茯苓、甘草、桂枝	养血舒筋，祛风除湿，补益肝肾	用于风寒湿痹阻、肝肾两亏、气血不足所致的痹病，症见腰膝冷痛、屈伸不利
祛风舒筋丸	防风、桂枝、麻黄、威灵仙、制川乌、制草乌、麸炒苍术、茯苓、木瓜、秦艽、烫骨碎补、牛膝、甘草、海风藤、青风藤、穿山龙、老鹳草、茄根	祛风散寒，除湿活络	用于风寒湿闭阻所致的痹病，症见关节疼痛、局部畏恶风寒、屈伸不利、四肢麻木、腰腿疼痛
寄生追风酒	独活，白芍，槲寄生，熟地黄，杜仲（炒），牛膝，秦艽，桂枝，防风，细辛，党参，甘草，当归，川芎，茯苓	补肝肾，祛风湿，止痹痛	用于肝肾两亏，风寒湿痹，腰膝冷痛，屈伸不利；风湿性关节炎、腰肌劳损、跌打损伤后期见上述证候者
颈复康颗粒	羌活、川芎、葛根、秦艽、威灵仙、麸炒苍术、丹参、白芍、地龙（酒炙）、红花、乳香（制）、黄芪、党参、地黄、石决明、煅花蕊石、关黄柏、炒王不留行、燀桃仁、没药（制）、土鳖虫（酒炙）	活血通络，散风止痛	用于风湿瘀阻所致的颈椎病，症见头晕、颈项僵硬、肩背酸痛、手臂麻木
痛风定胶囊	秦艽、黄柏、延胡索、赤芍、川牛膝、泽泻、车前子、土茯苓	清热祛湿，活血通络定痛	用于湿热瘀阻所致的痹病，症见关节红肿热痛，伴有发热，汗出不解，口渴心烦，小便黄，舌红苔黄腻，脉滑数；痛风见上述证候者
疏风活络丸	制马钱子、秦艽、麻黄、木瓜、虎杖、甘草、菝葜、防风、桂枝、桑寄生	祛风散寒，除湿通络	用于风寒湿闭阻所致的痹病，症见关节疼痛、局部畏恶风寒、四肢麻木、腰背疼痛
豨莶通栓丸	豨莶草（蜜酒炙）、胆南星、清半夏、酒当归、天麻、秦艽、川芎、三七、桃仁、水蛭、红花、冰片、人工麝香	活血祛瘀，祛风化痰，舒筋活络，醒脑开窍	用于缺血性中风痰瘀痹阻脉络引起的中经络，症见半身不遂、偏身麻木、口舌歪斜、语言謇涩

二、申请专利

在国家知识产权局专利检索及分析数据库，以检索因素"秦艽"进入药物检索项，在方剂组成中搜索"秦艽"，共检索到4834条数据（专利检索日期为1988年1月～2020年10月）。以检索因素"秦艽"进入常规检索项，检索式为"复合文本"，共检索到6439条数据，随后将5339条数据添加到专利分析库中进行专利分析（申请号相同的数据取最晚公开日期，加入数据总量会减少，结果见图9-3～图9-7）。

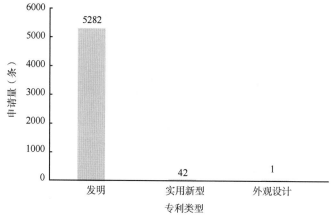

图 9-3　秦艽专利类型分析结果

图 9-4　秦艽专利分年度申请变化趋势

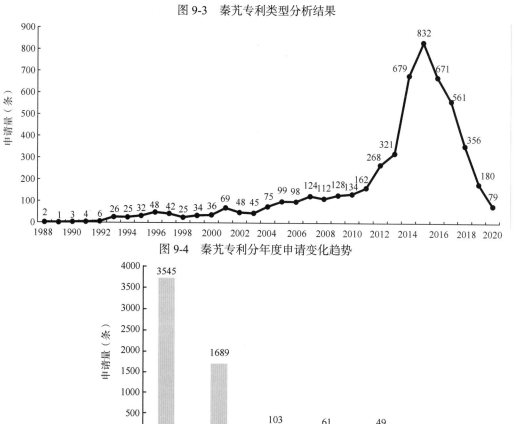

图 9-5　秦艽专利申请机构属性分析

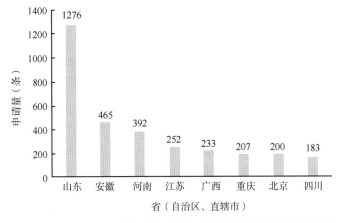

图 9-6　各省（自治区、直辖市）秦艽专利申请量分析（取排名前八）

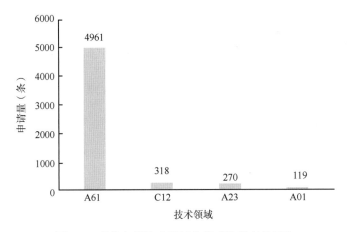

图 9-7　秦艽专利技术领域分析（取排名前四）

A61 为医学或兽医学、卫生学；C12 为生物化学、啤酒、酶、醋等；A23 为其他类不包括的食物或食料、水果、蔬菜、牛奶等；A01 为农业、林业、畜牧业等。

　　秦艽相关专利大多是属于医学或兽医学、卫生学，秦艽专利数量在 A61 领域下 2015 年申请专利数量最多，达到 783 篇，但从 2015 年之后 A61 领域下秦艽专利的申请量逐年下降。由于秦艽的相关专利申请的数量不多，因此具有较大的开发潜力，提示宁夏相关企业在秦艽的研发上应加大力度，及时保护其创新产品，最终开发出秦艽相关产品并提高其经济价值。

三、综合利用

　　秦艽药材作为祛风湿的常用中药，在西北地区分布广泛，其生物活性较丰富。临床广泛应用于治疗风湿关节炎、中风半身不遂、筋脉拘挛、骨节酸痛、湿热黄疸、骨蒸潮热、小儿疳积发热等症。以秦艽为主药的抗风湿病方剂，能够降低患者的关节疼痛指数、压痛指数、肿胀指数，最终显著改善患者临床症状。将忍冬藤和秦艽两药合用能够治疗系统性红斑狼疮。秦艽软膏具有消炎镇痛作用，临床上用于治疗风湿痹证所表现的炎症疼痛。

　　秦艽在古方中的应用有大秦艽汤、独活寄生汤、三痹汤、五藤仙汤；自拟汤应用有秦艽乌头汤、痹证 1 号、止痛如神汤、祛风蠲痹汤、温经通痹汤、壮腰祛风镇痛汤、风湿痹痛汤；

与秦艽相关中成药有产后风湿康胶囊、祛风除痹胶囊。

　　大秦艽汤可以治疗颈椎病性高血压，可改善患者颈椎功能、血压水平和节律变化；还能够抑制血管的通透性从而减轻局部水肿，起到抗炎作用；大秦艽汤治疗面神经麻痹的疗效确切，可以促进面神经功能恢复；应用大秦艽汤对急性缺血性中风患者采取加减治疗，可以有效地改善患者神经功能的损伤程度。

　　由秦艽、防己、延胡索等组成的痛风灵胶囊已成为当代医疗中治疗痛风的主要中成药，镇痛效果很明显，有临床应用止痛如神汤治疗痔疮，其中秦艽起到祛风除湿的作用。

　　秦艽中的龙胆低聚糖可当作食品添加剂使用。秦艽还可以作为兽用药，治疗马因体格过瘦、负载过重、走路太远之后出现的尿血症状，秦艽综合利用情况见图9-8。

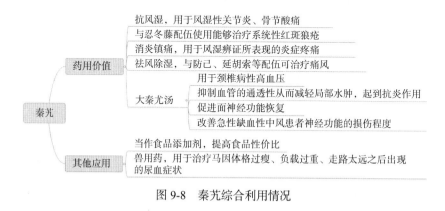

图9-8　秦艽综合利用情况

（赵启鹏　张佳妮　盂金妮）

第十章

板蓝根的生产与现代应用

板蓝根为我国传统常用中药,药用历史悠久,宁夏是我国板蓝根主产区之一,已获得国家GAP基地备案,2013年宁夏板蓝根种植面积达3978.8hm²,不仅满足宁夏的用药需求,而且销往全国,2019年,受市场影响,宁夏板蓝根种植面积为1507hm²。

第一节 品 种 来 源

一、基原

板蓝根为十字花科植物菘蓝 *Isatis indigotica* Fort.的干燥根。

菘蓝属植物我国产6种1变种,宁夏仅1种,为上述正品药材基原 *I. indigotica*,该种原产我国,全国各地均有栽培,宁夏无野生菘蓝属植物分布。

二、形态特征

菘蓝(*I. indigotica*)为二年生草本植物,根(板蓝根)、叶(大青叶)均供药用,高30～100cm,主根深长,圆柱形,灰黄色。茎直立,绿色,上部多分枝,无毛,带白粉霜;叶互生,基生叶莲座状,具柄,叶片长圆状椭圆形,长5～15cm,宽1～4cm,蓝绿色,先端圆形,基部渐狭,全缘或略具波齿状牙;茎生叶无柄,长圆形至长圆状倒披针形,下部叶较大,渐上渐小,长2～11cm,宽0.5～3.0cm,先端钝,基部箭形,半抱茎,全缘。阔总状花序,花小,直径5mm,无苞,花梗细长,花后下垂或成弧形;花萼4,绿色,萼片宽卵形或宽披针形;花瓣4,黄色,倒卵状披针形,长3～4mm,顶端近平截,具短爪,基部楔形;雄蕊6,雌蕊1。短角果矩圆形,扁平翅状,无毛,具中肋,果梗细长,微下垂。种子1枚,长圆形,长3～3.5mm,淡褐色。花期5～6月,果期6～7月(彩图30)。

三、原植物检索表

1. 花瓣白色;短角果提琴状,具宽翅,果长为宽的2倍,顶端截状尖凹,密生短柔毛 ……………………………………………………………………………宽翅菘蓝 *I. violascens* Bunge

1. 花瓣黄色;短角果非提琴状,果长为宽的2～5倍,无毛或有毛 ……………………… 2

（赵云生　林丽珍）

第二节　栽 培 要 点

一、产地与生物学特性

1. 分布与产地

菘蓝原产于我国，全国各地均有栽培。近年来，宁夏中部干旱带的盐池县、同心县、红寺堡区到六盘山区的隆德、彭阳、西吉、泾源、原州都有较大规模的种植。

2. 生态习性

菘蓝适应性很强，对自然环境和土壤要求不严。菘蓝是深根植物，喜温暖环境，耐寒、怕涝，宜种植于土层深厚，疏松肥沃，排水良好的砂质土壤上。对土壤酸碱度要求不严，pH 值在 6.5～8 的土壤都能适应，一般以内陆或沿海一带的微碱性的土壤最为适宜。主产区之一的安徽亳州，年平均气温 14.5℃，全年 0℃以上积温 5338℃，10℃以上活动积温 4758.7℃，无霜期 209d，年极端最低温-14℃，年降水量 860mm，年平均日照时数 2500h，低温年平均值 17℃。虽然宁夏中部干旱带和宁夏六盘山区的环境、气候条件与此不同，但亦适于菘蓝的种植。

3. 生长发育习性

菘蓝为越年生，长日照型植物。种子在 15～30℃萌发良好。当年只能营养生长，形成莲座状叶簇，露地越冬，经过春化阶段，于翌年 3 月上旬抽薹，3 月中旬为开花期，4 月下旬至 5 月下旬为结果期，6 月上旬即可收获种子，全生育期为 9～10 个月。生产上为了利用植株的根和叶片，往往延长营养生长时间，因而多于春季播种，秋季或冬初收根，其间还可收割 1～3 次叶片，以提高经济效益（彩图 31）。

二、选地整地

菘蓝对土壤质地的适应范围较广，适宜在地下水位较低，地势平坦，排灌良好，疏松肥沃的沙质壤土种植。忌在黏土及低洼易涝的地块种植，以免烂根。播前深翻土地 30～40cm。

三、繁殖方法

采用种子繁殖。选择籽粒饱满、发芽率为 80% 以上的种子，4 月上旬播种，播种前用 40～50℃温水浸泡 4h，采用条播，行距 20cm，播深 2～3cm，覆土 2cm，稍加镇压。用种量 1～2kg/亩。或进行覆膜穴播机械专用播种机播种。

四、田间管理（彩图 32）

定苗：出苗后按株距 7～10cm 定苗。

中耕除草：为了促进幼苗更好地生长，应及时除草，结合间苗、定苗及时进行中耕除草，松土。

浇水：干旱时结合追肥适量浇水。

追肥：结合灌水，在第 2 水和第 3 水每次追施尿素或水溶性好的复合肥 15～20kg/亩。宁夏中南部干旱区，在肥料的选择上，更要选择施用易溶解、好吸收的复合肥。

五、病虫害防治

霜霉病，主要表现为发病初期茎及茎叶呈水浸状，有不明显的病斑，直到腐烂。在发病初期用 50% 代森锰锌 500 倍液或 15% 粉锈宁可湿性粉剂 1000 倍液喷雾防治，每周 1 次，连续 3 次。

六、采收加工

春播菘蓝可在 7 月上旬前后收割 1 次大青叶。割茬离地面 3～4cm，避免伏天高温季节收割。10 月下旬地上茎叶枯萎时采挖根。采挖时在畦一侧开挖 50cm 深的沟，然后依次向前挖取。收获的根，去除泥土、茎叶，晾晒至含水量降至 20% 时，打捆，继续晒至全干。

七、贮藏与养护

菘蓝一般贮藏在干燥通风处，适宜温度在 28℃以下，相对湿度 65%～75%。商品安全水分为 11%～13%。本品易受虫蛀、受潮发霉、泛油、变色、散味、吸潮变软，两端及折断面易出现白色或绿色霉斑；泛油品断面颜色加深，溢出油状物，气味散失。为害的仓虫主要有黑毛皮蠹、花斑皮蠹、锯谷盗、长头谷盗、药材甲、粉斑螟、印度谷螟等。蛀品表面可见蛀孔、虫粪，严重时空壳。贮藏期间应定期检查，发现初霉、虫蛀要及时晾晒或用溴甲烷、磷化铝等熏蒸。有条件的地方，可以密封臭氧充氮养护。

（张新慧　张文晋）

第三节　质量评价与饮片生产

一、药材鉴定

1. 性状鉴定

呈圆柱形，稍扭曲，长 10～20cm，直径 0.5～1cm。表面淡灰黄色或淡棕黄色，有纵皱纹、横长皮孔样突起及支根痕。根头略膨大，可见暗绿色或暗棕色轮状排列的叶柄残基和密集的疣状突起。体实，质略软，断面皮部黄白色，木部黄色。气微，味微甜后苦涩。以条长、粗大、质坚实者为佳。

2. 理化鉴定

（1）取本品粉末少量，加稀乙醇超声提取，滤过，滤液蒸干，残渣加稀乙醇 1ml 使溶解，作为供试品溶液。另取板蓝根对照药材少量，同法制成对照药材溶液。再取精氨酸对照品，加稀乙醇制成每 1ml 含 0.5mg 的溶液，作为对照品溶液。按照《中国药典》（2020 年版四部）"薄层色谱法"（通则 0502），吸取上述 3 种溶液各 1～2μl，分别点于同一硅胶 G 薄层板上，以正丁醇-冰醋酸-水（19：5：5）为展开剂，展开，取出，热风吹干，喷以茚三酮试液，在 105℃加热至斑点显色清晰。供试品色谱中，在与对照药材色谱和对照品色谱相应的位置上，显相同颜色的斑点。

（2）取本品粉末适量，加 80%甲醇超声提取，滤过，滤液蒸干，残渣加甲醇 1ml 使溶解，作为供试品溶液。另取板蓝根对照药材适量，同法制成对照药材溶液。再取（R，S）-告依春对照品，加甲醇制成每 1ml 含 0.5mg 的溶液，作为对照品的溶液。按照《中国药典》"薄层色谱法"（通则 0502），吸取上述 3 种溶液各 5～10μl，分别点于同一硅胶 GF254 薄层板上，以石油醚（60～90℃）-乙酸乙酯（1：1）为展开剂，展开，取出，晾干，置紫外光灯（254nm）下检视。供试品色谱中，在与对照药材色谱和对照品色谱相应的位置上，显相同颜色的斑点。

3. 显微鉴定

横切面：木栓层为数列细胞。栓内层狭。韧皮部宽广，射线明显。形成层成环。木质部导管黄色，类圆形，直径约至 80μm；有木纤维束。薄壁细胞含淀粉粒。

二、化学成分

板蓝根主要化学成分有核苷类、木脂素类、氨基酸类、生物碱类、有机酸类、多糖等。核苷类成分主要有尿苷、鸟苷、腺苷等。氨基酸类成分主要有精氨酸、脯氨酸、苏氨酸、丙氨酸、γ-氨基丁酸、缬氨酸等。板蓝根生物碱类成分包括脂溶性的靛蓝、靛玉红和水溶性成分（R，S）告依春（图 10-1）等。有机酸类成分包括丁香酸、邻氨基苯甲酸、水杨酸、棕榈酸和苯甲酸等。

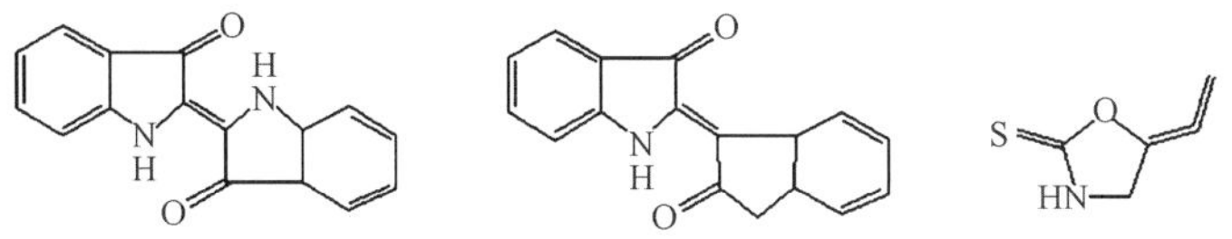

图 10-1　靛蓝、靛玉红与（R，S）-告依春结构式

三、含量测定

采用《中国药典》（2020 年版四部）"高效液相色谱法"（通则 0512）测定，本品按干燥品计算，含（R，S）-告依春（C_5H_7NOS）不得少于 0.020%。以十八烷基硅烷键合硅胶为填充剂；以甲醇-0.02%磷酸溶液（7∶93）为流动相；检测波长为 245nm。理论板数按（R，S）-告依春峰计算应不低于 5000。取（R，S）-告依春对照品适量，精密称定，加甲醇制成每 1ml 含 40μg 的溶液，即得对照品溶液。取本品粉末（过四号筛）约 1g，精密称定，置圆底瓶中，精密加入水 50ml，称定重量，煎煮 2h，放冷，再称定重量，用水补足减失的重量，摇匀，滤过，取续滤液，即得供试品溶液。分别精密吸取对照品溶液与供试品溶液各 10～20μl，注入液相色谱仪，测定，即得。

目前，对于板蓝根主要成分含量测定的研究，主要基于高效液相色谱和高效毛细管电泳的方法。取板蓝根药材适量，加入 20%甲醇超声提取其核苷类成分，以 Prevail C18 柱为色谱柱，采用 HPLC 法，以水和乙腈为流动相梯度洗脱测定核苷类成分的含量。板蓝根中的氨基酸类成分测定，常用氨基酸分析仪测定或衍生化法。用 70%乙醇超声提取板蓝根中氨基酸类成分，以茚三酮溶液作为显色剂，采用分光光度法在 570nm 波长处测定药材中总氨基酸的含量。对板蓝根中各种有机酸的测定方法主要有高效毛细管电泳法、HPLC 法、电位滴定法和离子色谱法等。采用酸碱滴定法测定总有机酸含量，并以 Kromasil C18 柱为色谱柱，以乙腈-1%乙酸水溶液（25∶75，V/V）为流动相，采用反向高效液相色谱法测定板蓝根提取物中水杨酸含量。

四、炮制方法

板蓝根的炮制始见于宋代，其后的炮制方法比较固定、单一，且一直沿用至今。宋代，板蓝根的炮制方法为麸炒，《小儿卫生总微论方》记载"麸炒，令黄色"，明代以"洗，晒干"、"洗净，晒干"两种炮制方法。现代板蓝根的炮制方法，摒弃了"麸炒，令黄色"的方法，沿袭了后一种炮制方法，全国各地的炮制规范中收载的也为此种方法，在表述方式上差别不大。例如，河南地区的炮制规范为拣去杂质，清水洗净，捞出，润透后，切片 0.4～0.6cm，晒干。浙江地区的炮制规则为将原药用水洗净，捞出，放在箩内润软，切片，晒干，即成。

五、商品规格

根据市场流通情况，对药材进行等级划分，将板蓝根分为"选货"和"统货"两个规格。选货：中部直径 0.8cm 以上，长度 10cm 以上，几乎不带根头。

统货：中部直径 0.5～1.5cm，长度 5～20cm，多带有根头。

（付雪艳　董　琳）

第四节　临 床 应 用

一、性能功效

1. 性味归经

苦、寒。归心、胃经。

2. 功效

清热解毒，凉血利咽。

二、现代药理作用

1. 抗病原微生物

①抗菌：板蓝根具有光谱抗菌作用。板蓝根煎剂、丙酮提取物、注射液对多种革兰氏阳性菌和阴性菌均有抑制作用，板蓝根对金黄色葡萄球菌、甲型链球菌、流感杆菌、大肠杆菌、铜绿假单胞菌等常见致病菌均有不同程度体外抑制作用，并对耐药葡萄球菌均有效。②抗病毒：板蓝根抗病毒作用确切，体内体外实验证明，板蓝根水提取物、醇提取物、总生物碱对流感病毒、肝炎病毒、乙型脑炎病毒等均有一定抑制作用，板蓝根注射液对肾病综合征出血热病毒在体外有杀灭作用；板蓝根通过不同化学成分、不同作用靶点综合实现对病毒的抑制或杀灭作用，保护正常细胞免受病毒侵袭。

2. 抗毒素

板蓝根、板蓝根注射液及板蓝根中分离的多种组分均有抗内毒素的作用。板蓝根抗内毒素主要有效成分包括邻氨基苯甲酸、水杨酸、丁香酸。板蓝根对内毒素攻击小鼠有保护作用，可抑制内毒素发热，抑制内毒素诱导的细胞因子及炎症介质生成与释放，降低致死率，而且对内毒素所致家兔急性血管内凝血也有保护作用。

3. 增强免疫功能

板蓝根多糖对特异性和非特异性免疫功能均有一定的促进作用，可增加正常小鼠脾脏重量、白细胞总数及淋巴细胞数，促进单核巨噬细胞系统功能，可使氢化可的松所致脾脏萎缩恢复正常水平。

4. 抑制血小板聚集

板蓝根所含的尿苷、次黄嘌呤、尿嘧啶、水杨酸等对腺苷二磷酸（ADP）诱导的家兔血小板聚集有抑制作用。

5. 其他药理作用

板蓝根还具有保肝、抗氧化、调血脂等作用。此外药理研究还表明板蓝根具有抗肿瘤、抗炎解热等功效，对平滑肌和心血管系统也有明显的作用。

三、临床主治

1. 温病发热，头痛，喉痛或身发斑疹

治温病发热，头痛喉痛或身发斑疹，常与金银花、连翘、生石膏等配伍，以清热泻火，凉血解毒。

2. 大头瘟，丹毒，痄腮

治大头瘟，头面红肿，咽喉不利，以及丹毒、痄腮，常与连翘、牛蒡子、玄参等清热解毒、散结消肿药配伍，如普济消毒饮。

此外，临床上板蓝根还用于治疗乙型脑炎、小儿呼吸道感染、麻疹合并肺炎、水痘、急性黄疸性肝炎、慢性粒细胞白血病、银屑病、带状疱疹等各型病症。

四、用法用量及使用注意

1. 用法用量

煎服，9～15g。

2. 使用注意

脾胃虚寒者、体虚而无实火热毒者忌服。

五、常用处方

1. 普济消毒饮

黄芩15g，黄连15g，橘红（去白）3g，人参9g，玄参、生甘草、连翘、牛蒡子、板蓝根、马勃各3g，白僵蚕（炒）2g，升麻2g，柴胡6g，桔梗6g。

2. 板蓝根汤

板蓝根12g，金银花12g，连翘12g，蒲公英15g，车前子12g，泽泻6g，黄芩3g，夏枯草9g，薄荷4g，茯苓9g，冬瓜皮12g。

3. 板蓝根复方

板蓝根15g，蒲公英15g，连翘15g，黄芩9g，朱茯神9g，柏子仁9g，茯苓9g，甘草9g。

六、名医临证用药经验

冯先波重用板蓝根治咳嗽：贵阳名老中医冯先波先生善用板蓝根治疗咳嗽，无论外感、内伤咳嗽，凡属于热或者夹有热象者恒用之，特别对慢性咽炎感染后引起的咽痒、干咳有较好的疗效，对于这类咳嗽，若单纯只敛肺止咳，虽有一时之效，但停药后必将咳嗽，用板蓝根清热解毒利咽，解决咳嗽之病源，方能收功；在用量上，冯老亦有心得，一般用板蓝根者，多在10～15g，冯老认为板蓝根性寒无毒，小量运用不能奏效，常用20g以上，对于咽痛明显者甚至达30g，并未见不良反应，而疗效往往3剂则咳止。

（李卫强　牛　阳　王丽玮）

第五节 中成药生产与产品开发

一、中成药生产

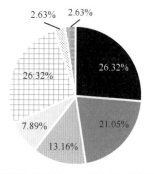

图 10-2 板蓝根中成药剂型占比

在国家药品监督管理局中以"板蓝根颗粒"为关键词检索到 969 条药品记录。板蓝根颗粒已被纳入国家基本药物（2018 年版）中，属于医保目录甲类药物。《中国药典》2020 年版一部中收录了板蓝根及板蓝根相关中成药，其中成药具有多种剂型，具体剂型占比见图 10-2，中成药具体信息见表 10-1。分析发现，含板蓝根的中成药大多与其清热解毒的功效相关，大多用来治疗火热毒盛相关疾病。

表 10-1 组方中含有板蓝根的部分中成药相关信息

名称	复方组成	功效	应用
二丁颗粒	紫花地丁、半边莲、蒲公英、板蓝根	清热解毒	用于火热毒盛所致的热疖痈毒、咽喉肿痛、风热火眼
儿童清肺丸	麻黄、炒苦杏仁、石膏、甘草、蜜桑白皮、瓜蒌皮、黄芩、板蓝根、橘红、法半夏、炒紫苏子、葶苈子、浙贝母、紫苏叶、细辛、薄荷、蜜枇杷叶、白前、前胡、石菖蒲、天花粉、煅青礞石	清肺，解表，化痰，止嗽	用于小儿风寒外束、肺经痰热所致的面赤身热、咳嗽气促、痰多黏稠、咽痛声哑
儿感退热宁口服液	青蒿、板蓝根、菊花、苦杏仁、桔梗、连翘、薄荷、甘草	解表清热，化痰止咳，解毒利咽	用于小儿外感风热，内郁化火，发热头痛，咳嗽，咽喉肿痛
小儿肺热咳喘口服液	麻黄、苦杏仁、石膏、甘草、金银花、连翘、知母、黄芩、板蓝根、麦冬、鱼腥草	清热解毒，宣肺化痰	用于热邪犯于肺卫所致发热、汗出、微恶风寒、咳嗽、痰黄，或兼喘息、口干而渴
小儿宝泰康颗粒	连翘、地黄、滇柴胡、玄参、桑叶、浙贝母、蒲公英、南板蓝根、滇紫草、桔梗、莱菔子、甘草	解表清热，止咳化痰	用于小儿风热外感，症见发热、流涕、咳嗽、脉浮
小儿咳喘灵口服液	麻黄、金银花、苦杏仁、板蓝根、石膏、甘草、瓜蒌	宣肺、清热、止咳、祛痰	用于上呼吸道感染引起的咳嗽
小儿退热合剂	大青叶、板蓝根、金银花、连翘、栀子、牡丹皮、黄芩、淡竹叶、地龙、重楼、柴胡、白薇	疏风解表，解毒利咽	用于小儿外感风热所致的感冒，症见发热恶风、头痛目赤、咽喉肿痛；上呼吸道感染见上述证候者
小儿热速清口服液	柴胡、黄芩、板蓝根、葛根、金银花、水牛角、连翘、大黄	清热解毒，泻火利咽	用于小儿外感风热所致的感冒，症见发热、头痛、咽喉肿痛、鼻塞流涕、咳嗽、大便干结
小儿清肺止咳片	紫苏叶、菊花、葛根、川贝母、炒苦杏仁、枇杷叶、炒紫苏子、蜜桑白皮、前胡、射干、栀子（姜炙）、黄芩、知母、板蓝根、人工牛黄、冰片	清热解表，止咳化痰	用于小儿外感风热、内闭肺火所致的身热咳嗽、气促痰多、烦躁口渴、大便干燥

续表

名称	复方组成	功效	应用
小儿感冒口服液	广藿香、菊花、连翘、大青叶、板蓝根、地黄、地骨皮、白薇、薄荷、石膏	清热解表	用于小儿外感风热所致发热重、微恶风寒、头痛、有汗或少汗、咽红肿痛、口渴、舌尖红、苔薄黄而干、脉浮数
牛黄净脑片	人工牛黄、金银花、连翘、黄芩、黄连、石膏、蒲公英、珍珠、朱砂、煅石决明、煅磁石、赭石、猪胆膏、冰片、雄黄、麦冬、天花粉、葛根、地黄、板蓝根、玄参、栀子、大黄、郁金、甘草	清热解毒，镇惊安神	用于热盛所致的神昏狂躁，头目眩晕，咽喉肿痛等症。亦用于小儿内热，惊风抽搐等
连花清瘟片	连翘、金银花、炙麻黄、炒苦杏仁、石膏、板蓝根、绵马贯众、鱼腥草、广藿香、大黄、红景天、薄荷脑、甘草	清瘟解毒，宣肺泄热	用于治疗流行性感冒属热毒袭肺证，症见发热、恶寒、肌肉酸痛、鼻塞流涕、咳嗽、头痛、咽干咽痛、舌偏红、苔黄或黄腻
抗病毒口服液	板蓝根、石膏、芦根、地黄、郁金、知母、石菖蒲、广藿香、连翘	清热祛湿，凉血解毒	用于风热感冒，温病发热及上呼吸道感染，流感、腮腺炎病毒感染疾患
护肝片	柴胡、茵陈、板蓝根、五味子、猪胆粉、绿豆	疏肝理气，健脾消食	用于慢性肝炎及早期肝硬化
利肝隆颗粒	板蓝根、茵陈、郁金、五味子、甘草、当归、黄芪、刺五加浸膏	疏肝解郁，清热解毒，益气养血	用于肝郁湿热、气血两虚所致的两胁胀痛或隐痛、乏力、尿黄；急、慢性肝炎见上述证候者
利咽解毒颗粒	板蓝根、金银花、连翘、薄荷、牛蒡子（炒）、山楂（焦）、桔梗、大青叶、僵蚕、玄参、黄芩、地黄、天花粉、大黄、浙贝母、麦冬	清肺利咽，解毒退热	用于外感风热所致的咽痛、咽干、喉核红肿、两腮肿痛、发热恶寒；急性扁桃体炎、急性咽炎、腮腺炎见上述证候者
肝炎康复丸	茵陈、郁金、板蓝根、当归、菊花、金钱草、丹参、滑石、拳参	清热解毒，利湿化郁	用于肝胆湿热所致的黄疸，症见目黄身黄、胁痛乏力、尿黄口苦；急、慢性肝炎见上述证候者
辛夷鼻炎丸	辛夷、薄荷、紫苏叶、甘草、广藿香、苍耳子、鹅不食草、板蓝根、山白芷、防风、鱼腥草、菊花、三叉苦	祛风宣窍，清热解毒	用于风热上攻、热毒蕴肺所致的鼻塞、鼻流清涕或浊涕、发热、头痛；慢性鼻炎、过敏性鼻炎、神经性头痛见上述证候者
板蓝大青片	板蓝根、大青叶	清热解毒，凉血消肿	用于流行性乙型脑炎、流感、流行性腮腺炎、传染性肝炎及麻疹等病毒性疾病见热毒内盛证候者
板蓝根茶	板蓝根	清热解毒，凉血利咽	用于肺胃热盛所致的咽喉肿痛、口咽干燥腮部肿胀；急性扁桃体炎、腮腺炎见上述证候者
板蓝根颗粒	板蓝根	清热解毒，凉血利咽	用于肺胃热盛所致的咽喉肿痛、口咽干燥腮部肿胀；急性扁桃体炎、腮腺炎见上述证候者
金嗓开音颗粒	金银花、连翘、玄参、板蓝根、赤芍、黄芩、桑叶、菊花、前胡、煨苦杏仁、牛蒡子、泽泻、胖大海、炒僵蚕、蝉蜕、木蝴蝶	清热解毒，疏风利咽	用于风热邪毒引起的咽喉肿痛，声音嘶哑；急性、亚急性咽炎、喉炎见上述证候者
金嗓散结丸	马勃、醋莪术、金银花、煨桃仁、玄参、醋三棱、红花、丹参、板蓝根、麦冬、浙贝母、泽泻、炒鸡内金、蝉蜕、木蝴蝶、蒲公英	清热解毒，活血化瘀，利湿化痰	用于热毒蕴结、气滞血瘀所致的声音嘶哑、声带充血、肿胀；慢性喉炎、声带小结、声带息肉见上述证候者

续表

名称	复方组成	功效	应用
茵山莲颗粒	茵陈、半枝莲、五味子、栀子、甘草、板蓝根	清热解毒利湿	用于湿热蕴毒所致的胁痛、口苦、尿黄、舌苔黄腻、脉弦滑数;急、慢性肝炎,胆囊炎见上述证候者
复方双花口服液	金银花、连翘、穿心莲、板蓝根	清热解毒,利咽消肿	用于风热外感、风热乳蛾。症见发热、微恶风、头痛、鼻塞流涕、咽红而痛或咽喉干燥灼痛、吞咽则加剧、咽扁桃体红肿、舌边尖红苔薄黄或舌红苔黄、脉浮数或数
复方芩兰口服液	金银花、黄芩、连翘、板蓝根	辛凉解表,清热解毒	用于外感风热引起的发热、咳嗽、咽痛
复方金黄连颗粒	连翘、蒲公英、黄芩、金银花、板蓝根	清热疏风,解毒利咽	用于风热感冒,症见发热、恶风、头痛、鼻塞、流浊涕、咳嗽、咽痛
复方鱼腥草合剂	鱼腥草、黄芩、板蓝根、连翘、金银花	清热解毒	用于外感风热所致的急喉痹、急乳蛾,症见咽部红肿、咽痛;急性咽炎、急性扁桃体炎见上述证候者
健民咽喉片	玄参、麦冬、蝉蜕、诃子、桔梗、板蓝根、胖大海、地黄、西青果、甘草、薄荷素油、薄荷脑	清利咽喉,养阴生津,解毒泻火	用于热盛津伤、热毒内盛所致的咽喉肿痛、失音及上呼吸道炎症
羚羊清肺颗粒	浙贝母、蜜桑白皮、前胡、麦冬、天冬、天花粉、地黄、玄参、石斛、桔梗、蜜枇杷叶、炒苦杏仁、金果榄、金银花、大青叶、栀子、黄芩、板蓝根、牡丹皮、薄荷、甘草、熟大黄、陈皮、羚羊角粉	清肺利咽,除瘟止嗽	用于肺胃热盛,感受时邪,身热头晕、四肢酸懒、咳嗽痰盛,咽喉肿痛,鼻衄咳血,口干舌燥
清开灵注射液	胆酸、珍珠母、猪去氧胆酸、栀子、水牛角(粉)、板蓝根、黄芩苷、金银花	清热解毒,化痰通络,醒神开窍	用于热病,神昏,中风偏瘫,神志不清;急性肝炎、上呼吸道感染、肺炎、脑血栓形成、脑出血见上述证候者
清降片	蚕沙、大黄、青黛、玄参、皂角子、赤芍、板蓝根、麦冬、连翘、牡丹皮、地黄、甘草、白茅根、金银花、薄荷脑、川贝母	清热解毒,利咽止痛	用于肺胃蕴热所致咽喉肿痛,发热烦躁,大便秘结;小儿急性咽炎、急性扁桃体炎见以上证候者
清热解毒片	生石膏、金银花、玄参、地黄、连翘、栀子、甜地丁、黄芩、龙胆、板蓝根、知母、麦冬	清热解毒	用于热毒壅盛所致的发热面赤、烦躁口渴、咽喉肿痛;流感、上呼吸道感染见上述证候者
喉疾灵胶囊	人工牛黄、板蓝根、诃子肉、桔梗、猪牙皂、连翘、天花粉、珍珠层粉、广东土牛膝、冰片、山豆根、了哥王	清热解毒,散肿止痛	用于热毒内蕴所致的两腮肿痛、咽部红肿、咽痛;腮腺炎、扁桃体炎、急性咽炎、慢性咽炎急性发作及一般喉痛见上述证候者
疏风解毒胶囊	虎杖、连翘、板蓝根、柴胡、败酱草、马鞭草、芦根、甘草	疏风清热,解毒利咽	用于急性上呼吸道感染属风热证,症见发热、恶风、咽痛、头痛、鼻塞、流浊涕、咳嗽等
蒲地蓝消炎胶囊	黄芩、蒲公英、苦地丁、板蓝根	清热解毒,消肿利咽	用于疖肿、腮腺炎、咽炎、扁桃体炎
复方益肝丸	茵陈、板蓝根、龙胆、野菊花、蒲公英、山豆根、垂盆草、蝉蜕、苦杏仁、人工牛黄、夏枯草、车前子、土茯苓、胡黄连、牡丹皮、丹参、红花、大黄、香附、青皮、枳壳、槟榔、鸡内金、人参、桂枝、五味子、柴胡、炙甘草	清热利湿,疏肝理脾,化瘀散结	用于湿热毒蕴所致的胁肋胀痛、黄疸、口干口苦、苔黄脉弦;急、慢性肝炎见上述证候者

二、申请专利

在国家知识产权局专利检索及分析数据库，以检索因素"板蓝根"进入药物检索项，在方剂组成中搜索"板蓝根"，共检索到 7625 条数据（专利检索日期为 2010 年 1 月至 2020 年 10 月）。以检索因素"板蓝根"进入常规检索项，检索式为"复合文本"，共检索到 15 022 条数据，过滤条件选择日期筛选为 2010 年到 2020 年，文献类型选择授权公告文献，发明类型全选，选择有效专利后进行检索，最终检索到 1086 条相关数据，随后将此 1086 条数据添加到专利分析库中进行专利分析，结果见图 10-3～图 10 7。

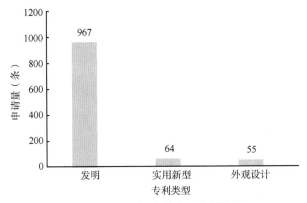

图 10-3 板蓝根专利类型分析结果

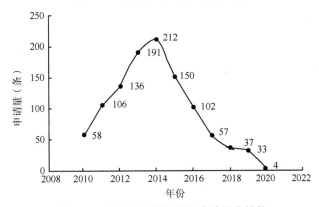

图 10-4 板蓝根专利分年度申请变化趋势

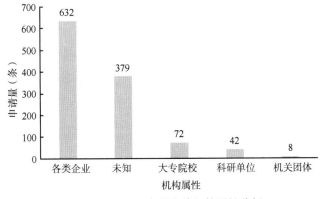

图 10-5 板蓝根专利申请机构属性分析

部分专利有多家申请机构。

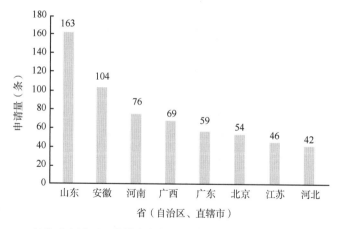

图 10-6 各省（自治区、直辖市）板蓝根专利申请量分析（取排名前八）

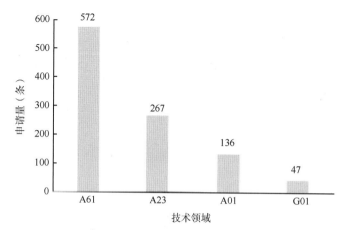

图 10-7 板蓝根专利技术领域分析（取排名前四）

A61 为医学或兽医学、卫生学；A23 为其他类不包括的食物或食料、水果、蔬菜、牛奶等；

A01 为农业、林业、畜牧业等；G01 物理测量测试

2010 年到 2020 年板蓝根的专利申请数量在 2014 年达到顶峰，专利所申请的技术领域大多在 A61 方向。

三、综合利用

关于板蓝根的临床应用很广泛，板蓝根主要应用于呼吸和消化系统疾病，常见应用于普通感冒患者发热、咽喉肿痛、扁桃体炎以及口腔溃疡的治疗；板蓝根是抗病毒中药的代表，板蓝根相关中成药疏风解毒胶囊（颗粒）可用于治疗新型冠状病毒感染；板蓝根能够治疗泌尿系统结石、病毒性肝炎、病毒性心肌炎、流行性结膜炎、口疮以及换季引起的腹泻和小儿肠胃炎等。近年来，也有学者将板蓝根用于白喉、红眼病、狐惑病、肋软骨炎、水痘和面瘫等疾病的治疗。总体来说，板蓝根相关制剂的疗效确切，应用前景较好，但制剂的质量还需深入研究以降低不良反应的发生概率。

关于板蓝根的国产保健品不多，以下列举两种板蓝根相关保健品，如天元牌亚克口服液，主要原料为西洋参、山楂、枸杞子、龙眼肉、乌梅、板蓝根、菊花、白砂糖，其保健功能为免

疫调节；洪声咽喉健冲剂，其主要原料为生地黄、木蝴蝶、胖大海、金钱草、麦冬、玄参、霍斛、黄芩、板蓝根、桔梗、川贝母、赤芍、甘草等，保健功能为清咽润喉。

　　板蓝根当作兽用药具有很好的疗效，可以预防和治疗鸡传染性法氏囊病、鸡新城疫病毒、鸡痘、禽霍乱、鸡肌骨糜烂、畜禽腹泻等。将板蓝根应用于羊的病毒性感冒、传染性胸膜肺炎和病毒性结膜炎均有较好效果。在羊的日常养殖保健中，给饲料中添加一定量的板蓝根，可以很大程度降低羊群链球菌病、巴氏杆菌病、传染性胸膜肺炎等疾病的发生率，板蓝根综合利用情况见图 10-8。

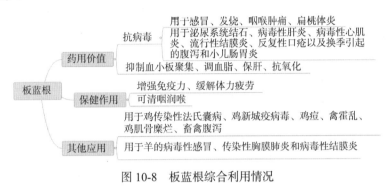

图 10-8　板蓝根综合利用情况

（赵启鹏　张佳妮　孟金妮）

参 考 文 献

阿依木古丽，蔡勇，2006. 中药菟丝子的生物学研究[J]. 西北民族大学学报（自然科学版），（3）：75-78.

安巍，2010. 枸杞栽培发展概况[J]. 宁夏农林科技，（1）：26，34-36.

白凤鹏，2010. 宁夏枸杞的保健功能及科学研发[C]//中国营养学会老年营养分会、复旦大学附属华东医院. 中国营养学会老年营养分会第七次全国营养学术交流会"营养与成功老龄化"暨国家级继续教育项目"神经系统疾病医学营养治疗"资料汇编.

白生明，2012. 特大枸杞品种"宁杞5号"及其栽培要点[J]. 农村百事通，（12）：41-42.

蔡艳芳，2015. 中药麻黄的现代研究进展[J]. 黑龙江科技信息，（6）：69.

陈芳，包·照日格图，庄馨瑛，等，2013. 浅析小茴香在中、蒙及维医药中临床应用的异同[C]//第六次临床中药学学术年会暨临床中药学学科建设经验交流会论文集：325-327.

陈利国，1989. 小茴香的药理作用[J]. 中草药，20（7）：41-42.

陈士林，索风梅，韩建萍，等，2007. 中国药材生态适宜性分析及生产区划[J]. 中草药，38（4）：481-487.

陈蔚文，2012. 中药学[M]. 2版. 北京：人民卫生出版社.

陈亚双，孙世伟，2014. 柴胡的化学成分及药理作用研究进展[J]. 黑龙江医药，27（3）：630-633.

陈云志，刘俊，2013. 中医不传之秘在于量：寻找中药重剂取效的秘诀[M]. 北京：人民军医出版社.

陈云志，刘俊，2015. 中医不传之秘在于量2：寻找中药重剂取效的秘诀[M]. 北京：人民军医出版社.

邓乔华，2010. 白云山板蓝根颗粒产品特点简介[J]. 世界中医药，5（4）：304.

丁自勉，石凤敏，2013. 中国中草药饲料添加剂的现状与展望[J]. 世界科学技术——中医药现代化，15（3）：446-454.

杜茂波，张敏，沈硕，等，2020. 黄芪中黄芪甲苷含量测定的新方法探讨[J]. 中国实验方剂学杂志，26（6）：132-137.

高鸿彬，刘浩，夏厚浩，等，2020. 近红外光谱法快速测定甘草饮片中甘草酸和甘草苷的含量[J]. 第二军医大学学报，41（8）：921-925.

高京宏，于龙，王翠娟，2019. 大秦艽汤治疗颈椎病性高血压临床研究[J]. 陕西中医，40（5）：597-599，603.

郭凤根，李扬汉，2000. 云南省菟丝子的同工酶分析[J]. 西南农业学报，13（4）：118-121.

郭靖，王英平，2015. 北方主要中药材栽培技术[M]. 北京：金盾出版社：135-137.

郭伟，2013. 小柴胡汤治疗妇产科疾病的临床应用现状[J]. 云南中医中药杂志，34（2）：57-59.

郭喜平，2009. "蒙杞1号"枸杞的生物性状及嫩枝扦插育苗技术的研究[D]. 北京：中国农业科学院.

国家药典委员会，2020. 中华人民共和国药典（2020版一部）[S]. 北京：中国医药科技出版社.

何微微，韦翡翡，吕蓉，等，2019. 秦艽的资源现状和可持续利用[J]. 时珍国医国药，30（7）：1754-1756.

贺美忠，王瑞军，李洪，等，2020. 高产高效绿色板蓝根栽培技术要点[J]. 江西农业，（8）：6-7.

洪霞，2012. 大秦艽汤加减治疗急性缺血性中风的临床研究[D]. 北京：中国中医科学院.

胡忠庆，周全良，谢施祎，2005. "宁杞4号"的选育[J]. 宁夏农林科技，（4）：11-13.

黄虹芝，肖平，2017. 秦艽多糖体外抗肿瘤的量效与时效关系研究[J]. 安徽科技学院学报，31（3）：43-47.

黄璐琦，刘根喜，滕训辉，2017. 黄芪生产加工适宜技术[M]. 北京：中国医药科技出版社.

黄璐琦，张春红，张娜，2017. 甘草生产加工适宜技术[M]. 北京：中国医药科技出版社.

黄璐琦，赵云生，彭励，2018. 银柴胡生产加工适宜技术[M]. 北京：中国医药科技出版社.

黄钰馨，马玲，李苗，等，2020. 枸杞子中甜菜碱含量测定方法的建立和提取方法的优化[J]. 中国药房，31
　　（14）：1700-1703.

黄远，董福越，李楚源，2020. 板蓝根中主要化学成分含量测定方法研究进展[J]. 中国药业，29（7）：150-156.

黄志峰，李得堂，2019. 补气类中药抗肿瘤的研究现状[J]. 中医肿瘤学杂志，1（5）：78-81.

贾琳，冷静，陈敏，等，2020. 甘草酒、酥、蜜制历史沿革及现代炮制研究进展[J]. 中国中医药信息杂志，
　　27（4）：133-136.

姜建明，姜文德，柳月琴，等，2018-12-14. 秦艽最佳炮制条件的改进研究[Z]. 宁夏回族自治区，宁夏明德
　　中药饮片有限公司.

姜玲玲，刘灿坤，2012. 乌鸡白凤丸的药效与临床应用研究[J]. 中医临床研究，23（4）：3133.

姜潇，彭玲，陈蓉，2020. 小柴胡汤临床应用研究进展[J]. 实用中医药杂志，（5）：683-685.

焦红红，陈杰，白德涛，等，2018. 黄芪炮制历史沿革研究[J]. 中国现代中药，20（7）：899-905.

金鑫奇，2019. 加味秦艽天麻汤联合功能锻炼治疗风寒痹阻型肩周炎62例[J]. 浙江中医杂志，54（10）：732.

康玮，张丽霞，高健生，2007. 庞赞襄用银柴胡治疗眼病之探讨[J]. 中国中医眼科杂志，（4）：229-230.

李静，敖亮，2018. 银柴胡的生物碱成分及其抗炎活性研究[J]. 中草药，49（22）：5259-5263.

李明，张新慧，2019. 宁夏栽培中药材[M]. 银川：阳光出版社.

李翼，2012. 方剂学[M]. 3版. 北京：中国中医药出版社.

梁国成，段文贵，陈舒茵，等，2020. 秦艽治疗类风湿关节炎的机制及临床应用研究进展[J]. 风湿病与关节
　　炎，9（7）：71-73.

廖柳，黄远程，陈晖，等，2020. 含柴胡中成药的用药规律研究[J]. 山东中医药大学学报，44（4）：366-372.

林红强，杨娜，王涵，等，2018. 黄芪的化学成分、药理活性及临床应用研究进展[J]. 世界最新医学信息文
　　摘，18（38）：45-47，49.

林慧彬，林建群，路宁，等，2007. 菟丝子及南方菟丝子的质量控制研究[J]. 中药材，30（11）：1446-1449.

林倩，贾凌云，孙启时，2009. 菟丝子的化学成分[J]. 沈阳药科大学学报，26（12）：968-971.

林玉榕，郑丽燕，2014. 中药菟丝子药理研究[J]. 生物技术世界，（2）：84.

刘德鹏，王云，张雪，等，2019. 柴胡产地加工及炮制方法研究进展[J]. 中国实验方剂学杂志，25（19）：204-211.

刘建顺，2013. 板蓝根中成药临床应用的研究进展[J]. 中国现代药物应用，7（17）：222.

刘霜琪，李冰菲，苏慧，等，2016. 中药黄芪在保健品中的应用概述[J]. 黑龙江科技信息，（6）：75-76.

刘午霞，滕健昌，1983. 银柴胡的粉末显微鉴定[J]. 中草药，14（8）：33-34，37.

刘增辉，曹晓虹，2014. 栽培黄芪的研究综述[J]. 甘肃农业科技，（6）：54-56.

卢有媛，郭盛，严辉，等，2020. 生态因子与化学成分相关联的药用和食用枸杞子适宜生产区划研究[J]. 药
　　学学报，55（10）：1-18.

陆燕萍，刘佳丽，巩晓宇，等，2013. 麻黄药理作用及含量测定的研究进展[J]. 中国医药导报，34（24）：3840.

吕景晶，陈朝霞，徐景娜，等，2018. 清热除湿汤与皮炎汤治疗面部脂溢性皮炎的临床疗效评价[J]. 中国中
　　医药现代远程教育，16（18）：88-90.

马德滋，刘惠兰，胡福秀，2007. 宁夏植物志[M]. 2版. 银川：宁夏人民出版社.

马金平，李建国，王文华，等，2009. "宁杞1号"枸杞提纯复壮技术研究[J]. 北方园艺，（8）：257-259.

茅玉炜，2018. 枸杞子炮制工艺及其科学内涵研究[D]. 北京：北京中医药大学.

梅杰，杨剑，康磊，等，2016. 枸杞专利情报研究——基于Innography专利分析平台[J]. 中国科技信息，（16）：
　　104-105，107.

南雄雄，王锦秀，常红宇，等，2014. 枸杞新品种'宁杞8号'[J]. 林业科学，50（12）：170.

南雄雄，王锦秀，刘思洋，等，2015. 叶用枸杞新品种'宁杞9号'[J]. 园艺学报，42（4）：811-812.

聂安政，林志健，王雨，等，2017. 秦艽化学成分及药理作用研究进展[J]. 中草药，48（3）：597-608.

聂凌云，2003. 中药材小茴香质量标准研究[D]. 上海：第二军医大学.

宁夏农林科学院枸杞研究所，2006. 绿色、营养型菜用枸杞——宁杞菜1号[J]. 农业新技术，（2）：47.

宁夏食品药品监督管理局，2018. 宁夏中药材标准[M]. 银川：阳光出版社.

彭成，2018. 中药药理学[M]. 4版. 北京：中国中医药出版社.

秦垦，2013. 鲜干两用枸杞新品种"宁杞5号"[J]. 北方果树，（1）：60.

秦垦，2013. 制干用枸杞新品种"宁杞7号"[J]. 北方果树，（2）：59-60.

秦泠曦，吕文亮，2020. 柴胡温胆汤临床应用进展[J]. 世界中医药，15（16）：2511-2514，2518.

任万海，顾敏，任慧霞，2006. 宁夏海原特色作物小茴香种植技术[J]. 中国农技推广，22（9）：31-33.

邵建柱，郭杏林，张婧，等，2019. 菟丝子临床应用及其用量[J]. 吉林中医药，39（1）：36-39.

孙琛，2020. 甘草的化学成分研究进展[J]. 科技资讯，18（2）：64-65.

孙文丽，Mohamad Hesam Shahrajabian，程奇，2020. 枸杞化学成分及药用价值国外研究现状[J]. 中医药信息，37（3）：116-120.

滕光寿，刘曼玲，毛峰峰，韩燕，杨鹏，石磊，畅敏，2011. 小茴香挥发油的抗炎镇痛作用[J]. 现代生物医学进展，11（02）：344-346.

王焕江，赵金娟，刘金贤，等，2012. 菟丝子的药理作用及其开发前景[J]. 中医药学报，40（6）：123-125.

王娇，刘卉，2017. 菟丝子在妇科疾病中的典型应用[J]. 中国中医药现代远程教育，15（13）：156-158.

王美玲，崔文成，2021. 大柴胡汤治疗消化系统疾病应用[J]. 辽宁中医药大学学报，23（1）：163-166.

王明，2019. 甘草主要有效成分医药用途的专利技术分析[J]. 中国科技信息，（7）：19-21.

王莎莎，张钊，陈乃宏，2018. 枸杞子主要活性成分及药理作用研究进展[J]. 神经药理学报，8（6）：53.

王婷，苗明三，苗艳艳，2015. 小茴香的化学、药理及临床应用[J]. 中医学报，30（6）：856-858.

王秀芬，由会玲，2012. 银柴胡的药理作用与临床应用研究[J]. 河北中医药学报，27（3）：43-44.

王亚琦，葛秀允，2018. 板蓝根饮片产地加工炮制技术研究[J]. 中国药房，29（5）：656-658.

王娅丽，2012. 鲜食枸杞新品种——宁杞6号[J]. 山西果树，（5）：56.

王翼天，赵林华，邸莎，等，2019. 枸杞子临床应用及其用量[J]. 吉林中医药，39（11）：1452-1455.

魏文扬，万海同，虞立，等，2018. 麻黄汤体外抗甲型H1N1流感病毒作用及机制研究[J]. 中国中药杂志，43（3）：563-570.

席家文，金大勇，2000. 珲春地区菟丝子种类、分布、为害以及主要寄主的调查[J]. 延边大学农学学报，22（4）：275-279.

夏卉芳，李啸红，2012. 菟丝子的药理研究进展[J]. 现代医药卫生，28（3）：402-403.

肖冬梅，2014. 中药治疗风湿性痹痛的处方用药研究[J]. 亚太传统药，10（21）：112-113.

邢世瑞，2006. 宁夏中药志[M]. 2版. 银川：宁夏人民出版社.

熊英，马逾英，2002. 一种伪品秦艽的鉴别[J]. 成都中医药大学学报，（3）：49-50.

徐常青，刘赛，徐荣，等，2014. 我国枸杞主产区生产现状调研及建议[J]. 中国中药杂志，39（11）：1979-1984.

徐雅莉，李毛加，马琦，等，2020. 甘草炮制的历史沿革考证[J]. 中国中药杂志，45（8）：1859-1865.

薛姣，李黎，齐洁，2017. 日本企业围绕小柴胡复方的专利布局研究[J]. 广东化工，44（16）：162-163.

闫丽丽，2019. 黄芪炮制方法研究进展[J]. 农业科技与装备，（2）：65-66.

燕宇真，王慧春，曾阳，2019. 不同炮制方法对菟丝子总黄酮和多糖含量及抗氧化能力的影响[J]. 农产品加工，（3）：53-56.

杨太新，谢晓亮，2017. 河北省30种大宗道地药材栽培技术[M]. 北京：中国医药科技出版社：143-144.

叶方，杨光义，王刚，等，2012. 银柴胡的研究进展[J]. 医药导报，31（9）：1174-1177.

佚名，1999. 枸杞特优品种——宁杞1号[J]. 吉林农业，（7）：3-5.

佚名，2013. 银柴胡——治疗疳热之王[J]. 中国中医药现代远程教育，（19）：32-32.

于凯强，焦连魁，任树勇，等，2015. 中药银柴胡的研究进展[J]. 中国现代中药，17（11）：1223-1229.

袁伟东，2003. 中药小茴香妙用杂谈[J]. 中国药物与临床，（1）：76.

张凡，李淑玲，崔秀梅，2011. 宁南山区枸杞优新品种"宁杞 4 号"丰产栽培技术研究[J]. 北方园艺，（24）：220-221.

张红梅，梁茂新，范颖，等，2015. 秦艽潜在功用的考察与分析[J]. 世界科学技术——中医药现代化，17（5）：1031-1035.

张启立，崔治家，杨毛毛，等，2019. 基于 HPLC 指纹图谱的不同产地枸杞子的差异性评价[J]. 国际药学研究杂志，46（3）：232-237.

张强，康琛，李曼玲，2008. 板蓝根饮片炮制沿革的研究[J]. 中国实用医药，（30）：203-204.

张尚智，杨声，2014. 秦艽炮制历史沿革研究[J]. 中国药房，25（43）：4119-4121.

张伟，陈素红，吕圭源，2010. 菟丝子功效性味归经与现代药理学的相关性研究[J]. 时珍国医国药，21（4）：4.

张文海，付兆柱，姜金凤，2011. 麻黄及其常见伪品性状鉴别[J]. 求医问药（下半月），9（4）：125.

张文华，张景明，2014. 中药秦艽治疗风湿痹症的综述[J]. 中医文献杂志，32（6）：58-60.

张娴荣，2020. 中药黄芪防治骨质疏松研究进展[J]. 甘肃科技，36（14）：151-153.

张彦丽，赵薇，靳梦亚，等，2020. 中医药防治新型冠状病毒肺炎的用药监护[J]. 中国药业，29（5）：27-34.

张永清，杜弢，2015. 中药栽培养殖学[M]. 北京：中国医药科技出版社.

张永清，刘合刚，2013. 药用植物栽培学[M]. 北京：中国中医药出版社.

张悦，邓爱平，方文韬，等，2019. 果实种子类药材商品规格等级标准——以枸杞子枳壳栀子柏子仁等 6 种药材为例[J]. 中国现代中药，21（6）：717-722.

赵佳琛，翁婷婷，张悦，等，2020. 经典名方中柴胡药材的本草考证[J]. 中国中药杂志，45（3）：697-703.

中国科学院植物研究所，1972. 中国高等植物图鉴：第二册[M]. 北京：科学出版社.

中华中医药学会，2018. 中药材商品规格等级——菟丝子：T/CACM 1021. 77—2018 [S/OL]. [2023-01-04].《中药材商品规格等级 菟丝子》.pdf（https://www.kmzyw.com.cn/pages/channel_11400/20181218/ 1545096132000. 4334/affix/TCACM1021.77—2018《中药材商品规格等级 菟丝子》.pdf）

中华中医药学会，2018. 中药材商品规格等级——银柴胡：T/CACM 1021. 142—2018 [S/OL]. [2023-01-04].《中药材商品规格等级 银柴胡》.pdf（https://www.kmzyw.com.cn/pages/channel_11400/20181218/ 1545096132000.4334/affix/TCACM 1021.142—2018《中药材商品规格等级 银柴胡》.pdf）

中科院中国植物志编辑委员会.1978. 中国植物志[M]. 北京：科学出版社.

钟海森，覃骊兰，刘真真，等，2020. 过敏煎加减方治疗过敏性疾病组方规律分析[J]. 山东中医药大学学报，44（2）：111-118.

朱燕飞，2005. 枸杞子药理作用概述[J]. 浙江中西医结合杂志，25（5）：322-323.

彩　图

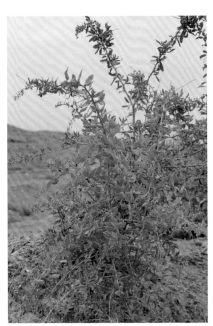

彩图 1　野生宁夏枸杞

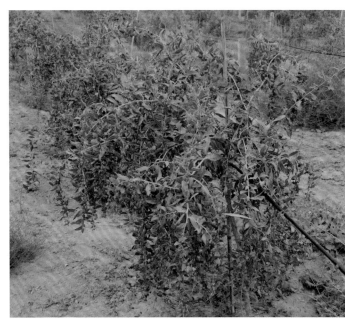

彩图 2　宁杞 1 号

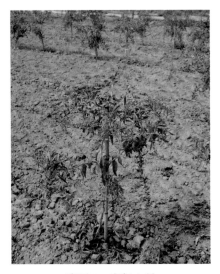

彩图 3　宁杞 8 号

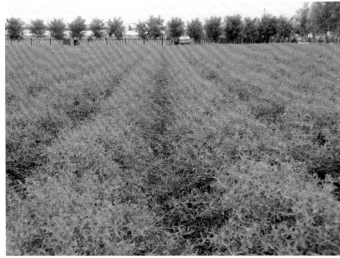

彩图 4　宁杞 9 号

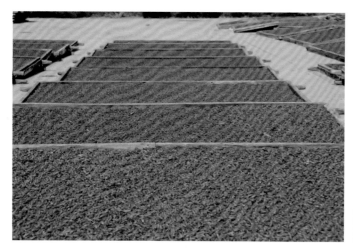

彩图 5　枸杞日光晒干

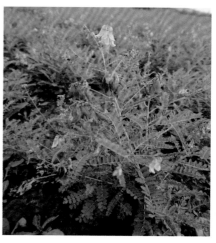

彩图 6　蒙古黄芪

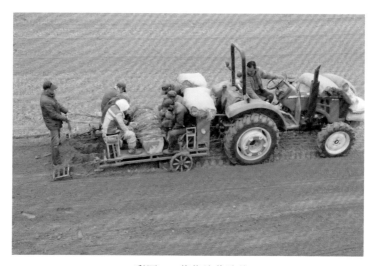

彩图 7　黄芪幼苗移栽

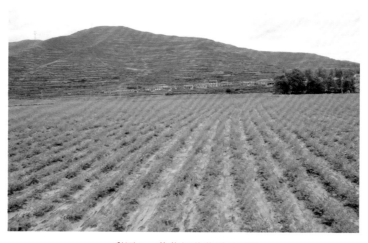

彩图 8　黄芪规范化种植基地

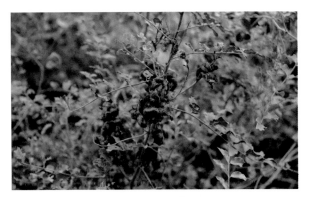

彩图 9　甘草荚果

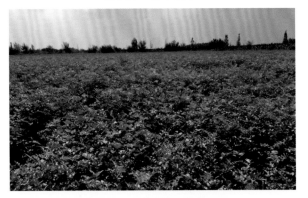

彩图 10　甘草规范化种植基地

彩图 11　银柴胡

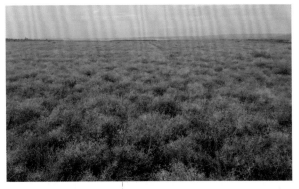

彩图 12　银柴胡种植田

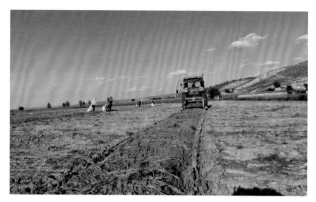

彩图 13　银柴胡机械采收

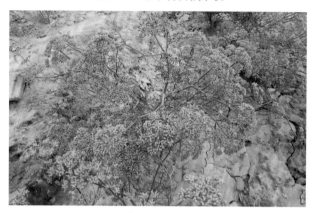

彩图 14　茴香

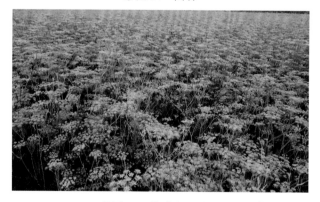

彩图 15　茴香大田种植

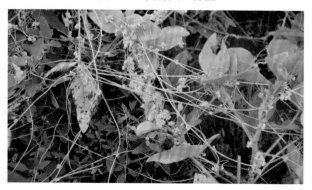

彩图 16　南方菟丝子

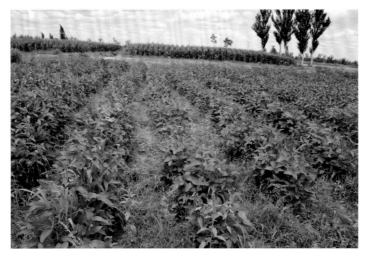

彩图 17　菟丝子栽培基地

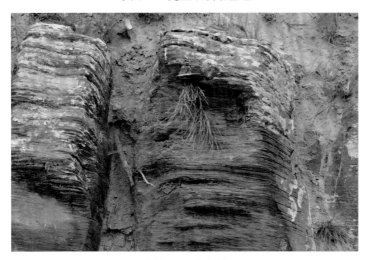

彩图 18　草麻黄

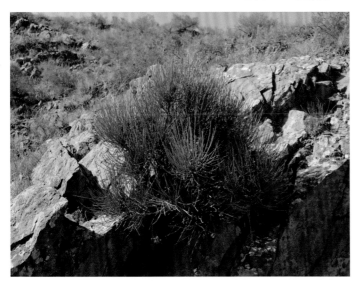

彩图 19　中麻黄

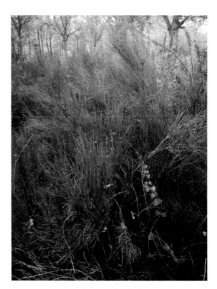

彩图 20　木贼麻黄

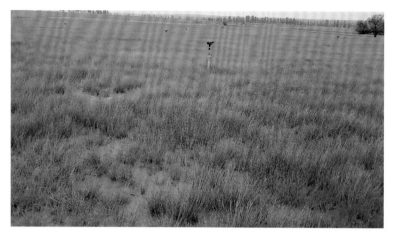

彩图 21 草麻黄规范化栽培田

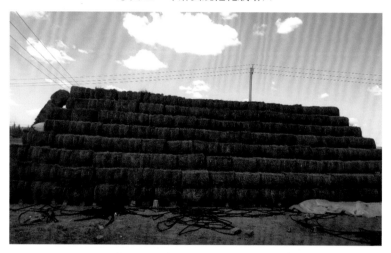

彩图 22 采收后草麻黄打包堆垛

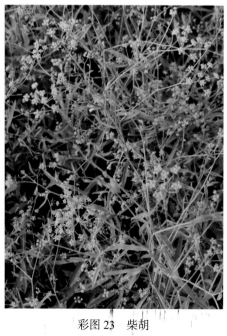

彩图 23 柴胡

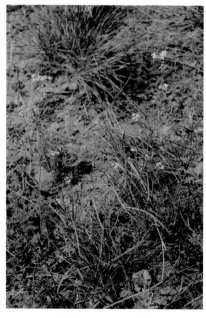

彩图 24 狭叶柴胡

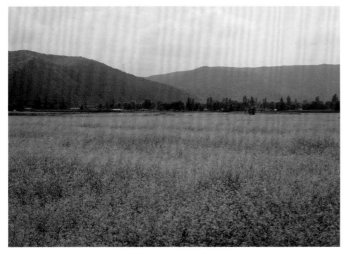

彩图 25 柴胡栽培基地

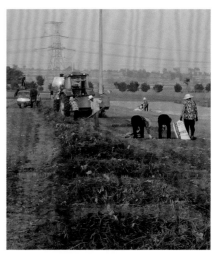

彩图 26 柴胡机械采收

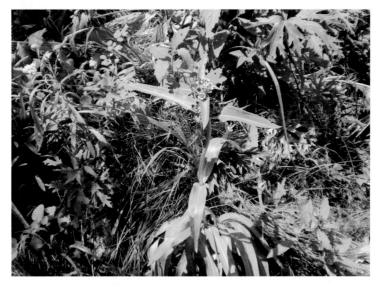

彩图 27 秦艽

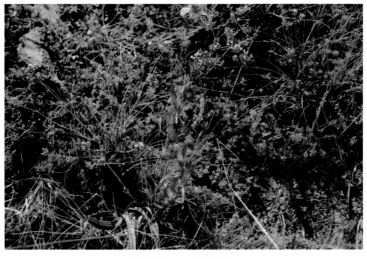

彩图 28 小秦艽

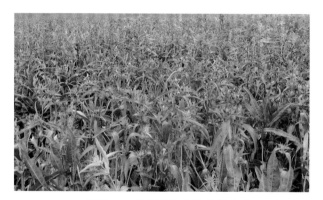

彩图 29　秦艽规范化种植基地

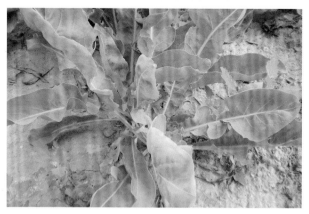

彩图 30　菘蓝

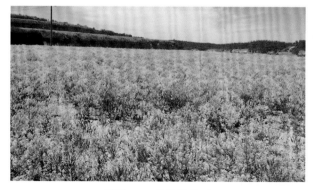

彩图 31　菘蓝留种田

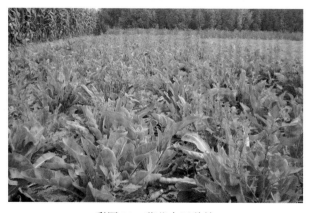

彩图 32　菘蓝大田种植